3ステップで推論する

副作用のみかた・考えかた

編著
川口　崇・岸田 直樹

じほう

推薦の言葉

　薬物療法が発展し，ポリファーマシーが増えているなかで，薬の副作用のケースが増えています。水戸市の急性期病院で評者らが行った研究では，救急室からの高齢患者の入院の原因の5%は薬の副作用のケースでした。関西で有名な総合内科系の勉強会で登場するケースの約20%は薬の副作用のケースでした。このような背景のなか，さまざまな病状の原因が薬の副作用であることを常に疑う状況になっています。病棟や救急室などで，薬剤師さんがチーム医療のメンバーとして常に参加することが多くなった現場では，薬の副作用についての意見を求められる場面が多くなっていると思います。

　そんななか，本書が登場しました。病棟や救急外来などで医療チームのメンバーとして活躍する薬剤師の皆様にお勧めの本です。

　薬の副作用が原因となる病態に特化した臨床推論の考え方について，総論的な解説と，実際にあったケースに対する具体的な推論の行い方をやさしく解説する本です。総論では，有害事象と副作用との違い，副作用のタイプ分類，薬物相互作用などについて臨床現場でよく遭遇する薬の例を挙げながら解説されています。このうち薬物相互作用の発現機構では，薬物動態学的相互作用と薬力学的相互作用の違いについてわかりやすく説明されています。薬力学的相互作用は，薬物の体内動態には変化がないものの，受容体などの作用部位での相互作用によって効果の増強や減弱が起こる場合とされています。ここで評者がさらに追加したい点は，臨床的に同一の症候として現れるさまざまな機序に作用することによって効果が増強する場合もよくあるということです。同一の受容体をお互いに刺激するようなものではありませんが，これは臨床的によく経験するケースであり，有名なグッドマン・ギルマンの教科書にも記載されているので，これも薬力学的相互作用と呼んでもよいと考えています。

　実践編では，実際に遭遇したケースについてのリアルタイム的な展開が行われており，薬の副作用が疑われるケースでの具体的な臨床推論の方法を学習できるよう工夫されています。評者が水戸の急性期病院で行った研究でも，薬の副作用ケースで関連する薬剤の種類は特徴的な分布があり，これらは世界的な研究でもほぼ同じようなパターンを見ています。抗凝固薬や非ステロイド消炎鎮痛薬，化学療法薬，抗菌薬，抗精神病薬などです。本書ではそのような代表的な薬剤を取り扱っており，臨床現場で大変役に立つと考えます。

　臨床推論では，患者の臨床情報を正確に集め，疫学的情報に加え，緊急性や重篤度なども考慮して，確率を考えていきます。ここで，薬の副作用を考える場合は，その起こり方のパターンについて臨床推論でのロジックが必要となります。本書を読むことによってそのロジックが学習できます。薬剤師はもちろんのこと，医師や研修医，医学生にも役に立つ，お勧めしたい好著です。

群星沖縄臨床研修センター センター長

徳田安春

推薦の言葉

　チーム医療に参加し薬の専門職として臨床に勤務する薬剤師には，患者の薬物療法に責任をもち最大限の効果と安全性を提供できるよう薬学的な処方設計や副作用モニタリングを実践することが求められている。

　お一人おひとりの薬物療法について，ベネフィット・リスクバランスを最適化するためには，患者と医師が期待する治療効果が得られていると同時に，副作用が患者の生命や健康，QOLに及ぼすリスクが許容範囲内であることを薬学的に評価し，懸念があればリスク最小化の方策を立案する必要がある。

　しかし，臨床経験の浅い薬剤師にとっては，副作用モニタリングといわれても"言うは易く行うは難し"と感じる場面も少なくないのではないだろうか。

　薬剤を投与中に起こる有害事象のうち，合理的な関連があり因果関係が否定できないものが副作用と定義されている。この合理的な関連を薬学的に評価するためには，良質の医薬品情報と有害事象に関連した個々の患者の臨床情報が必要である。

　本書は，この合理的な関連と因果関係を薬学的に評価し，推論するトレーニングを可能とする書籍である。

　第1章において副作用の考え方の基本知識が示され，続く第2章では副作用を3ステップで推論する思考法に沿って，実際に経験した事例に基づき薬剤師・医師から解説されている。ステップ1では『被疑薬が原因である確からしさ』を医薬品情報に基づき評価し，ステップ2では『疾患など被疑薬以外が原因である確からしさ』を臨床経過に基づき評価し，ステップ3では総合的な判断を行って，副作用については処方提案や安全対策の立案を行う過程が紙上で体験できる構成となっている。

　本書の執筆・編纂に関わったすべての薬剤師・医師の皆さんのご努力に敬意を表したい。

　患者の期待に応え副作用リスクから患者を守る薬学的患者ケアを実践したいと考える薬剤師にとって，その精度と品質を向上させる助けとなる書籍であり，ぜひご活用いただきたい。

虎の門病院 薬剤部長・治験事務局長

林　昌洋

推薦の言葉

　薬物療法はどんどん進化し，長生きができたり，苦痛な症状と付き合いやすくなったりと，その恩恵は計り知れない。しかし，そのためか，薬剤についてのトラブルも増えているように思う。

　有害事象について，薬剤性なのか病状の進行なのかのアセスメント（臨床推論）とともに，薬剤師や医師との話し合いが求められる場面が増えている。薬剤の恩恵を長く持続するためには，薬剤が本当に悪者なのか，適切な薬剤の使用ができていなかったのではないかなどなど，看護師といえども考える能力は必須となってきた。

　症状マネジメントにおいて，その人の体験している症状を導き出すことは，看護の重要な役割である。その症状を捉えるとき，薬剤についての知識は推論の幅を広げるが，無知は不適切なバイアスのもととなり，推論を狂わせてしまうだろう。本書の第1章「副作用の考え方のキホン」は，職種を問わず必須の内容である。薬剤については学習してきたつもりであったが，知らない内容も含まれ，改めてキホンを押さえることができた。また，本書の目玉である第2章の各Caseにまとめられた思考のプロセスは，納得の内容で，面白くどんどん読み進めることができた。思考の訓練に最適ではないだろうか。

　起こっていることの推論を，看護の思考も交えて導き出すことができれば，もっと早く効果的に効率的に対策につなぐことができるだろう。薬剤の恩恵を長くもたらすことができるチームの一員に，看護師も加わりたいものだ。そのためには努力が必要である。本書を使った勉強会などの企画はいかがだろうか。

昭和大学保健医療学部看護学科 教授

梅田　恵

まえがき

本書は……

> **こんな本です！**
> ◎知ってるようで意外と知らない？　副作用の診かた・考えかたを示した本
> ◎副作用の考え方にもサイエンスがあり，臨床へ応用を！
>
> **こんな人に読んでもらいたい！**
> ◎医学生や薬学生，看護学生といった医療系の学生さん
> ◎研修医や若手の医師，薬剤師，看護師といった医療職

　薬学領域での臨床推論は，2012年に月刊薬事（じほう）で連載が開始され，そこから徐々に薬学の世界でも認知されていきました（と思っています）。その頃，医学領域ではすでに診断推論の教育が盛んでしたが，看護領域では薬学とほぼ同時期に臨床推論に取り組まれるようになったと（勝手に）思っています。医師以外の職種が臨床推論に取り組むようになっているのは，そこに共通言語としての学びが多く，臨床にいる一人として活用できることがあるからだと，私は考えています。共通言語というだけに，医学領域で発展している臨床推論から学べることがかなり多い状況ですが，薬学領域で臨床推論の教育コンテンツを作成する過程で，薬剤師ならではの内容を考えるようになりました。それが本書で取り扱っている，副作用の考え方です。わかりやすくなるように落とし込みをしているので，いわゆる本格的な臨床推論のようにはなっていませんが，肩の力を抜いて読んでいただければと思います。

　薬剤師が『副作用』を疑ったときに参照する基本的な情報源として，添付文書，インタビューフォーム，学術論文などがあります。『副作用』といえば，「目的として期待する主作用と，それ以外の副作用」というような概念で習った記憶があるのですが，添付文書などに記載のある『副作用』は，この定義による情報なのか？？？　本書はそんな基本的なところから出発します。

さて，医師や看護師，そして患者さんも，薬剤師に「これって副作用ですか？」という質問をしたことがありませんか？　きっとあるんじゃないかなぁと思います。薬剤師はよくされる質問の一つです。もし，質問された薬剤師が添付文書を見て，記載があったら「副作用だと思います」，記載がなかったら「副作用じゃないと思います」といった返答をしているとしたら，聞いた方はどう思うでしょうか。期待しているのは記載の有無ではなく，薬剤師がどう考えるか，という一つの意見を聞きたいわけですよね。でも，やっぱり副作用かどうかを考えることは，医薬品の（マニアックな！?）知識を有する薬剤師であっても簡単でないことが多いのです。読者の方は言わないかもしれませんが，薬剤師は「すぐ薬剤師は薬が原因っていうよね」という言葉におびえている（かもしれない）のです。病態を考え，他の疾患の可能性もあることを考えなければいけないのですが，そこがなかなか難しいことを理解しているからかもしれません。医薬品の特性に関する知識と，病態生理などの両側面を考える必要があるわけです。本書は，この臨床で副作用を考えるということに，どのようにアプローチするかに取り組んだものです。

　臨床推論のアプローチの一つとして，患者の主訴，病歴，身体所見などから鑑別すべき疾患を想起し，さらに必要な情報を得て鑑別すべき疾患を「あう・あわない」と，そのもっともらしさを検討する方法があります。副作用を疑う状況は，この鑑別すべき疾患に，医薬品に起因する疾患と，その他の疾患が含まれることになります。本書では，この副作用を疑う状況で考えるべき3つのステップで考察をしていきます。

　1つ目は，被疑薬が原因であるもっともらしさを検討することです。病態生理に加え，薬剤師が得意とする医薬品の特性（薬理や薬物動態など）を加味した考察をします。

　2つ目は，被疑薬以外が原因であるもっともらしさを検討することです。副作用だ！　と決めつけるのではなく，他の疾患の可能性もしっかり吟味しましょう。

　最後の3つ目のステップは，考えをまとめてアクションする，です。上述したとおり，副作用かどうかの判断は容易でない場合も少なくありません。実際には副作用かどうかグレーであっても，その被疑薬を中止するのか，減

量するのかなどの判断が迫られます。副作用を含めた鑑別すべき疾患とその
もっともらしさを以て，自分で，もしくは仲間と悩み，判断していくわけで
す。決して綺麗にはおさまらない，臨床の不確かさをそのまま記述してもら
えるよう，執筆陣にはお願いしました。副作用かなと思ったときに，短絡的
に決めつけることなく，こうしたステップで考えることを習慣にしてしまい
ましょう！

　本書で解説されている副作用を疑う症例は，若手から何らかの専門や認定
資格をもつ人まで，実に多様な薬剤師が執筆しています。熟練した医師から
みれば甘い部分もあるかもしれませんが，そこも含めて，薬剤師の思考のリ
アルが覗けると思います。逆に，薬剤師がここまで考える，というのを示し
ている側面もあり，本書を読んで薬剤師を頼ってみようと思う医師や看護師
が増えることを期待しています。

　最後に，「副作用をサイエンスとして学び，臨床に応用する」という本書
の切り口，これができたのは，薬学で臨床推論に取り組む仲間，医薬品の安
全性に取り組む先生方，臨床試験をともにする仲間の協力があったからで
す。多くの方々に支えられ本書が成り立っています。関係の皆様方に感謝す
るとともに，私自身も歩みを止めずチャレンジし続けようと思います。
　本書が読者の先生方の一助となりますように。

東京薬科大学 医療実務薬学教室

川口　崇

執筆者一覧

■ 編　集

川口　　崇	東京薬科大学医療実務薬学教室 助教
岸田　直樹	総合診療医・感染症医／北海道科学大学薬学部 客員教授

■ 執　筆 （執筆順）

第1章

小宮山　靖	ファイザー株式会社レギュラトリー・ポリシー部 担当部長
原　　満良	IQVIAサービシーズ株式会社ライフサイクルセイフティー
川口　　崇	東京薬科大学医療実務薬学教室
大野　能之	東京大学医学部附属病院薬剤部 助教・副薬剤部長
増田　陽介	札幌東徳洲会病院看護部 診療看護師
赤羽根秀宜	中外合同法律事務所 弁護士／薬剤師

第2章 （薬剤師）

山田　和範	中村記念南病院薬剤部 係長
川田　　亮	埼玉医療生活協同組合 羽生総合病院薬剤科
前田　幹広	聖マリアンナ医科大学病院薬剤部
鈴木　信也	神奈川県警友会けいゆう病院薬局
岩井　　大	東京西徳洲会病院薬剤部 副薬局長
臼井　浩明	杏林大学医学部付属病院薬剤部
梶原　洋文	大分三愛メディカルセンター薬剤部
今井　　徹	日本大学医学部附属板橋病院薬剤部 主任
佐古　守人	東住吉森本病院薬剤科 主任
東　加奈子	東京医科大学病院薬剤部
金子　裕美	千葉大学医学部附属病院薬剤部
中田　英夫	慶應義塾大学病院薬剤部
北原加奈之	昭和大学病院薬剤部
平井　浩二	東京女子医科大学病院薬剤部

第2章（医師）

光増　　智	中村記念南病院リハビリテーション科 診療本部長
平山　　伸	埼玉医療生活協同組合 羽生総合病院 呼吸器外科部長
髙松　由佳	聖マリアンナ医科大学救急医学
小堺　有史	神奈川県警友会けいゆう病院神経内科
小林ゆかり	千葉徳洲会病院 外科部長
池田　　真	埼玉医療生活協同組合 羽生総合病院 副院長／日本保健医療大学 臨床教授
成毛　大輔	杏林大学医学部内科学腫瘍内科
一瀬　正志	大分春日内科循環器・エコークリニック 院長
佐野　次夫	東京西徳洲会病院 副院長・歯科口腔外科部長
久保寺　翔	東京西徳洲会病院歯科口腔外科
岸田　直樹	総合診療医・感染症医／北海道科学大学薬学部 客員教授
松山　宗樹	東住吉森本病院内科 医長
鋪野　紀好	千葉大学医学部附属病院総合診療科
西野　　誠	神奈川県警友会けいゆう病院呼吸器内科
高橋　　良	昭和大学病院リウマチ・膠原病内科 助教
羽田　圭佑	東京女子医科大学病院泌尿器科

コラム

山田　和範	中村記念南病院薬剤部 係長
鈴木　信也	神奈川県警友会けいゆう病院薬局
岩井　　大	東京西徳洲会病院薬剤部 副薬局長
今井　　徹	日本大学医学部附属板橋病院薬剤部 主任
柏谷　優子	辻仲病院柏の葉緩和ケア病棟 看護師長
新田　理恵	杏林大学医学部付属病院看護部
板垣　友子	昭和大学病院総合相談センター 退院調整看護師

Contents

まえがき　　　　　　　　　　　　　　　　　　　　　　　川口　崇　vii

巻頭Lecture 実際どうする？
医療者が'副作用かも？'と思ったときのみかた・考えかた
　　　　　　　　　　　　　　　　　　　　　　　　　岸田直樹　xv

第1章　副作用の考え方のキホン

Lesson 1 「有害事象」が「副作用」とよばれるように
なるには　　　　　　　　　　　　　　　　　小宮山　靖　2

Lesson 2 どうやって副作用かどうかを見極める？　　小宮山　靖　10

Lesson 3 副作用情報の使い方を考える　　　　　　　　原　満良　19

Lesson 4 副作用情報活用の実際　　　　　　　　　　　原　満良　26

Lesson 5 3ステップで考える副作用，本書の読み方・使い方　川口　崇　38

Lesson 6 知っておきたい薬物相互作用の考え方・とらえ方　大野能之　50

Lesson 7 看護師の視点で考える薬の副作用　　　　　　増田陽介　61

Lesson 8 臨床推論において医療従事者が知っておきたい
法的観点　　　　　　　　　　　　　　　　　赤羽根秀宜　67

第2章　実践！3ステップで推論する副作用

Case 1 この「めまい」はミノサイクリンによるものですか？
　　　　　　　　　　　　　　　　　　　山田和範／光増　智　78

Case 2 この「口内炎からの出血」はワルファリンによるものですか？
　　　　　　　　　　　　　　　　　　　川田　亮／平山　伸　92

Case 3 この「呼吸困難」はトラスツズマブによるものですか？
　　　　　　　　　　　　　　　　　　　前田幹広／髙松由佳　110

Contents

Case 4 この「横紋筋融解症」はβ刺激薬によるものですか？
鈴木信也／小堺有史　124

Case 5 この「嘔吐」はがん化学療法誘発性の悪心・嘔吐ですか？
岩井　大／小林ゆかり　142

Case 6 この「高熱」「筋強剛」「CK高値」は抗精神病薬による
悪性症候群ですか？
鈴木信也／小堺有史　156

Case 7 この「心窩部痛」「胸やけ」はNSAIDs潰瘍によるものですか？
川田　亮／池田　真　170

Case 8 この「ふらつき」はがん化学療法によるものですか？
臼井浩明／成毛大輔　186

Case 9 この「徐脈」はジギタリス製剤によるものですか？
梶原洋文／一瀬正志　206

Case 10 この「過敏症状」はパクリタキセルによるアナフィラキシー
ショックですか？
岩井　大／佐野次夫，久保寺　翔　224

Case 11 この「痙攣」はニューキノロン系抗菌薬誘発性の痙攣ですか？
今井　徹／岸田直樹　242

Case 12 この「せん妄」はオピオイドの増量によるものですか？
佐古守人／松山宗樹　254

Case 13 この「舌の動かしづらさ」はコリン作動薬によるものですか？
東　加奈子／岸田直樹　272

Case 14 この「低カリウム血症」は利尿薬によるものですか？
金子裕美／鋪野紀好　285

Case 15 この「下痢」は化学療法によるものですか？
中田英夫／西野　誠　302

Case 16 この「呼吸苦」はNSAIDs過敏喘息によるものですか？
北原加奈之／高橋　良　322

Case 17 この「めまい」はオピオイドによるものですか？
平井浩二／羽田圭佑　340

編著者が語るあとがき　353

索　引　358

xiii

コラム一覧

薬看連携の一コマ──外来治療室にて	新田理恵	109
添付文書に頼る前に……薬剤師へ!!	今井　徹	140
ほーら，ねっ！	柏谷優子	168
「先生に言ってないんだけど…」は信頼の証!?	岩井　大	204
副作用に関して，こんなときは薬剤師を頼ってみよう	鈴木信也	240
医師・看護師からも頼りになる薬剤師の存在	板垣友子	270
真実はいつも一つ！ とは限らないけれど…	山田和範	300
この薬を服用してから○○の症状が出た！薬の副作用では？	今井　徹	338

巻頭 Lecture

実際どうする？
医療者が'副作用かも？'と思ったときの
みかた・考えかた

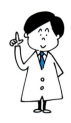

岸田直樹
総合診療医・感染症医／北海道科学大学薬学部 客員教授

薬剤性の基本は除外診断

　治療が行われている患者さんにはさまざまな変化が起こるが，起こった事象は大きく次の3つに分類することができる。「①新規の疾患を発症した」か，「②原疾患の増悪および合併症が起こった」か，「③治療の合併症（特に薬の副作用）」か，だ。患者さんに発生した事象の原因を探る際，患者さんに薬が投与されている場合は薬の可能性が常にあがることになる。ところが，この副作用の判断の多くは臨床の現場では簡単でない。なぜなら，副作用が起こってもそのほとんどは副作用として特異的な検査異常などない。院内発症の新規の皮疹，特にerythema multiforme（多形紅斑）があれば薬剤性を強く疑うが，膠原病など現病次第ではその増悪でもよい。肝機能が悪化したとしても薬剤性は肝機能を悪化させる病態の一つにすぎない。好酸球が上がってほしいが副作用が起こった場合に上がる頻度は決して高くはない。つまり，「薬剤性は除外診断」であることが多く，被疑薬をやめてその事象が改善するか，もしくは再投与してその事象が増悪するかの判断が求められている。

　しかし，被疑薬として疑われている薬剤を"中止する"という選択肢は極めて重たい臨床判断となることが多い。もし気軽にやめられる薬剤であれば，もともとその薬剤の適応があったのか？ から見直してほしい。いわゆる不適切使用で薬の副作用が起こったということはあってはいけないと考えたい。そして，1．副作用の可能性ありとして中止すると判断した理由，2．中止した場合の患者のメリット・デメリット，そして，3．代替薬の有無を

丁寧に医療者みなで考えること，が重要となる。これらをすべて論理的に医療者同士で考えディスカッションをして初めて，「中止する」という判断になるであろうと思いたいが，臨床の現場では決してそうではないことが多い。どの医療者でも構わないが，誰かが「薬の副作用は否定できませんよね」と言うことは多いが，この言葉は1～3のどれも伴ってはいない。

情報収集の6つのポイント

ではどうしたらよいか？ だが，そこにもツールはある。副作用かもと思った場合にまずすべきことは，副作用を判断する臨床推論を駆使するための情報収集である（図1）。副作用の判断はスナップショット的に行うものではなく，この緻密な情報収集が重要となる。そしてそれは医師だけではなく薬

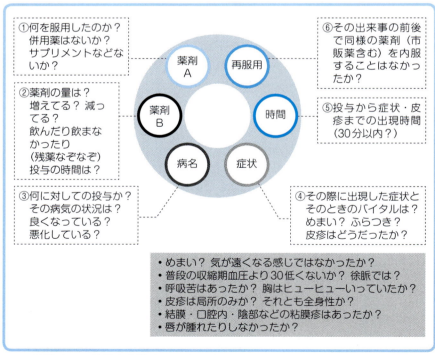

図1　副作用での薬学臨床推論：問診のポイント

剤師・看護師みなが集めることが重要である。

　図の①はあたりまえの情報に見えるが，臨床の現場では最も抜けが多い。複数の病院に通院している場合に各医師はすべての薬剤を把握していないことが多い。また，サプリメントなども副作用に関与するが，患者本人がサプリメントと認識しないで使用している健康食品も多く，情報漏れが多いと感じる。

　②の情報も重要である。薬が減っていて起こった事象であれば副作用の可能性はゼロにはならないが下がる。増えていれば副作用の可能性は上がる。また，副作用が疑われていたが実は患者さんは薬を飲んでいなかった，ということが意外に多い。医師には飲めていなかったとは言いにくいが，薬剤師や看護師には言ってくれることが多い。この情報だけで副作用が鑑別からなくすことが可能なのだ。

　③も副作用の可能性を高くするか低くするかに重要な情報である。原疾患が良くなっているのに起こった事象であれば副作用の可能性はかなり高まる。

　④は，副作用のなかでも致死的な結果につながるものではないか？　という中止の判断をするうえでとても重要な情報である。めまいもただ"めまい"とせずに，失神前めまい（気が遠くなる感じ），浮動性めまい（ふわふわする感じ），回転性めまい（ぐるぐる回る感じ）と分けることで，他の類似した疾患との鑑別に役立つ。

　⑤は④にもつながるが，最も重篤な薬剤アレルギーの一つであるＩ型アレルギーかどうかの判断をしている。

　そして，最後に⑥が臨床現場を一気にひっくり返す判断につながる情報となるのだが，意外にあるあるである。被疑薬として疑われていた薬剤が，カルテを見直すと以前にも投与されていた…，という病歴である。よくあるのは，ペニシリン系抗菌薬にアレルギーと言われている人が，昔の救急受診時にペニシリン系薬が処方されていて問題なかった…という，ある意味リチャレンジテストがインシデントとして起こっているのだが，このような出来事がいまの日本の医療では意外と多い。近年ではOTCで買える医薬品も増えている。ロキソプロフェンのアレルギーが疑われたが，OTC医薬品でしょっちゅう服用していた，ということもよく見かけ，医療機関からの薬剤以外の内服歴も重要となる。

巻頭 Lecture

可能性（確率）の軸と重症度の軸で考える

　このように，副作用かもと思ってすぐそれに飛びつくのではなく，さらにそれを判断するための情報収集をし，「これらがあるからより副作用と考える」という判断を，医師だけではなく薬剤師や看護師もすることが特に高齢者診療・在宅などの現場では求められている。そして，医療者同士でディスカッションをする際に，その副作用らしさから次のように考えるとよい（図2）。

　副作用かもと思った場合には，①薬の中止を考える閾値にあるか，②中止の判断が難しく，対症療法として注意深く経過をみることができる閾値か，③薬の副作用の可能性は極めて低く，中止する必要はない閾値か，の3段階のどこに位置するかを考えるとよい。また，起こっている事象の重症度によりこの閾値は図のように変化することも理解したい。つまり，起こっている事象が重症の場合は，副作用の可能性が高くなくても中止を判断することになる。改めて考えてほしいのは，「副作用＝薬の中止」では必ずしもないということだ。例えば，抗がん薬で副作用が起こっても多くの場合，抗がん薬治療は中止とはならない。"副作用止め（対症療法薬）"を使って治療は継続

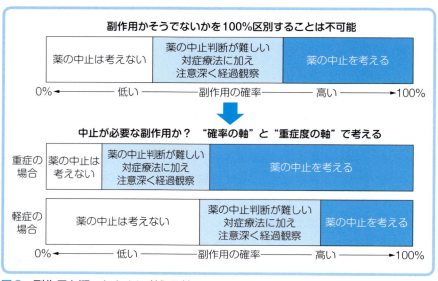

図2　副作用を疑ったときに考える軸

実際どうする？　医療者が'副作用かも？'と思ったときのみかた・考えかた

されるであろう。このように，図1で集めた情報をもとに，中止が必要な副作用か？　として医師へ情報提供するコミュニケーションが重要となる。重症の場合としては，Ⅰ型アレルギーや血管浮腫を疑う病歴，粘膜疹を伴う薬疹の病歴があれば，中止と提示するのは妥当であるどころか，中止を判断しなかった場合の責任問題にもなろう。

　図1の情報収集をもとにして，図2の考え方で副作用へアプローチすると，「副作用の可能性は否定できません」などという，何も言っていないに等しいような発言は出ないであろう。大切なのは正しい判断だけではなく，適切な情報を医療者同士で上手にコミュニケーションする能力である。副作用は患者さんにとっても医療者にとっても起こらないに越したことはない。よって，医療みなで早期発見・情報収集して，臨床推論を駆使して薬の中止の判断を話し合えるようになることが患者さんの真の治療・Goalに役立つことは間違いない。

xix

本書のご利用にあたって

　本書の記載内容が最新かつ正確であるよう最善の努力をしておりますが，診断・治療法，医薬品添付文書・インタビューフォーム等は最新の知見に基づき変更されることがあります。そのため，本書を利用される際は十分な注意を払われるようお願い申し上げます。

株式会社じほう

第1章 副作用の考え方のキホン

第1章　副作用の考え方のキホン

Lesson 1
「有害事象」が「副作用」とよばれるようになるには

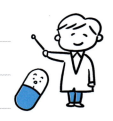

 副作用？　いまさら，なぜ？

　「有効で安全な薬」という言葉を耳にすることはありますが，ちょっと説明が不足しているかもしれません。どんな人にも絶対有効で，絶対安全な薬など存在しません。あるのは，その薬によって得られるかもしれない恩恵（ベネフィット）と，起こるかもしれない副作用（リスク）のバランスが患者さんにとって，社会にとって受け入れ可能な薬だけです。

　薬に副作用は付き物です。薬剤師の皆さんの業務には，注意しなければならない副作用があるからこそ発生している業務がたくさんあるはずです。副作用と対峙する日々といえるかもしれません。しかし，副作用は情報としては知っているし，その情報に毎日触れてはいるけれど，その情報は誰かから与えられるものと考えていませんか？　その薬の副作用であることがどうやって見極められたのかを考えたことはありますか？

　本章では，「その副作用，ホントにその薬のせいですか？」という問いに対して，どうやったら答えを与えられるかを考えてみたいと思います。もちろん，一人ひとりの患者さんにとっては「イヤな副作用が自分に起こるか？　起きたらどうするか？」が最大の興味でしょうし，薬剤師の皆さんはそういう患者さん個々人のレベルでの対応が最重要でしょう。しかし，副作用であることの見極め，あるいは与えられた副作用情報をいかに活用するかを考えるとき，患者さん個々人のレベルと，その薬を使用する患者さん全体，つまりその薬を使用する患者集団のレベルの両方をみる視点が必要になります。この章を読んでいただければ，きっと目の前の患者さんへの情報提供に役立つでしょう。さらには，同じ薬を使っている患者さん，将来使うことになるすべての患者さんの助けになるかもしれない副作用報告にも役立つはずです。

薬剤師の皆さんは，添付文書，医薬品インタビューフォーム，製品情報概要，緊急安全性情報などの媒体を通じて副作用情報を得ていますが，それらにはたくさんの副作用があげられています。その薬の副作用であることを誰もが知っている副作用，明らかにその薬に対する免疫反応であると考えられる副作用，その薬の使用なしには決して起こることはないであろうと考えられる副作用から，その薬以外の原因でも起こりうる事象（しかし副作用として情報提供されている）まで，多種多様です。副作用として情報提供されている事象はすべて同じレベルの丁寧さで注意を払うべきなのかというと，そうでもなさそうだということは，経験的にご存知でしょう。おそらく皆さんは，事象が起きてしまった場合の臨床的な重要性，その事象が発生する可能性の高さを組み合わせた"リスク"というものを考え，優先順位を考えて対応されているのではないでしょうか。添付文書も，リスクの優先順位，対処すべきことの優先順位を考え，それを反映するように記載順序が定められています。

有害事象と副作用

　医薬品はそれぞれの「効能・効果」を期待して使用されますが，どんな薬であれ，薬を使用した患者さんには，期待していなかった，意図していなかった，好ましくない「できごと（事象）」が起こる可能性があります。そのようなできごと（事象）を，有害事象（adverse event）といいます。有害事象は特定の薬との因果関係を問いません。「その薬を使用した患者さんに起きた」というただし書き付きですが，これは，その薬を使用する前に起きていた事象をすべて排除するという意味ではありません。たとえ患者さんがその薬を使用する以前に経験したことのある事象でも，その薬を使用し始めた後に生じた場合には，有害事象として扱われます。その薬がその事象を起こさせるリスクを高めたり，薬を使用しはじめる前からあった症状を悪化させたりする可能性もあるからです。

　さまざまな情報を総合的に判断し，有害事象の原因が薬であると認められたとき，その薬の副作用（adverse drug reaction）とよばれるようになります。副作用は有害事象の部分集合です。副作用なのかを検討するためのテーブルにのせる情報，副作用の候補が有害事象です。

第1章　副作用の考え方のキホン

簡単ではない因果関係の評価

　情報提供されているそれぞれの副作用の原因はその薬であると，きっちり解明されているのかというと，話はそう単純ではありません。「○人に起きたら副作用だ」，「○人中，○人（○%の人）に起きたら副作用だ」というような一律の基準があるわけでもありません。「その薬が原因である」と信じられる証拠がどの程度得られているのかは，事象によって相当違います。

　その薬が原因で副作用という結果がもたらされたのかどうかが，因果関係（causal relationship）です。本来，「その薬が原因である」と因果関係が確立されたときに副作用とよばれるべき[1]であるのに，日本では因果関係の証拠が十分でないものまで含めて副作用とよばれています。医療現場にいる方々のなかには，有害事象と副作用の区別がよくわからない方も多くいらっしゃるようです。無理もありません。本来は副作用とよぶべきでない有害事象まで含めて，副作用という言葉が情報提供で用いられていることが原因ではないでしょうか。

　薬と事象の因果関係は，いつも容易に判断できるとは限りません。原因としての薬，結果としての事象があって，これらの一対一対応が誰の目にも明らかであるなら，因果関係があると容易に判断できるでしょう（図1）。例えば以下のような場合です。

- その薬の副作用だとよく知られている事象が，その薬を飲んだ患者に起きた。
- 明らかにその薬に対するアレルギー反応であった。
- その薬を使い始めたら，人生で経験したことがないような事象が起きた。
- その薬を飲むたびに繰り返し同じ事象が起きた。
- その薬を使わなければおよそ起きることはなかっただろう事象が起きた。
- 歴史的に薬剤性であることが知られている事象が起きた。

1 「有害事象」が「副作用」とよばれるようになるには

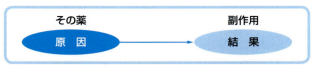

図1　薬と副作用（有害事象）の因果関係がわかりやすい場合

　一方，因果関係の判断が難しい場合もあります。例えば以下のような場合です。

- 普段からときどき経験する頭痛が，その薬を飲んだ後にも起きた。
- ある病気の治療のためにその薬を飲んでいたが，その病気の症状として知られている事象が起きた。
- その薬を飲んでいたおじいちゃんが心筋梗塞で倒れた。
- インフルエンザにかかった子どもがその薬を飲んでいたが異常行動をした。

　これらの判断を難しくさせているのは，その薬以外の原因（例えば併用治療，患者特有の背景，治療の対象となっている疾患や合併症など）が共存していることです。このように事象（結果）に対して複数の原因が考えられ，どれが本当の原因なのか特定できない状態を，交絡（こうらく）といいます（図2）。

　交絡が起きている場合，臨床推論によってその薬以外の原因を否定できるならば，あるいはその薬以外の要因が原因である可能性が低いと判断できるならば，原因と結果の一対一対応が見えてきて，因果関係判断が容易な場合と同様の形になります。臨床推論によって原因の絞り込みができない場合は，その薬を使った患者集団とその薬を使わなかった患者集団を比較しなければ，因果関係判断ができません（図3）。対照集団との比較でしか因果関係が判断できない副作用はタイプCの副作用＊とよばれます（図4）。

＊：タイプAの副作用は，作用機序が想定でき，多くの患者で発現し，用量反応関係（薬の用量が多くなるほどその副作用の発現割合が高くなったり重症度が増したりする関係）がある副作用です。タイプBの副作用は，特異体質的で，ごく一部の患者でしか発現せず，重症薬疹のように臨床的に大きな問題となる場合が多い副作用です。タイプA，B，Cの副作用分類は，世界保健機関（WHO）の職員だったMeyboomが提案した分類[2]で，古典的な分類として広く知られています。

第1章　副作用の考え方のキホン

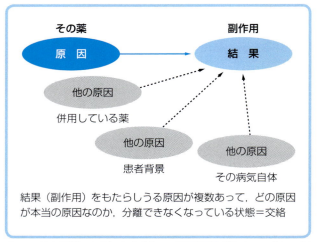

図2　薬と副作用（有害事象）の因果関係がわかりづらい場合（交絡）

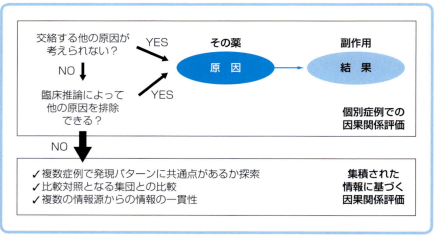

図3　個別症例での因果関係評価と集積された情報に基づく因果関係評価

　タイプCの副作用は，その薬を使う患者集団では薬を使わなくても一定の割合で発現するような事象であって，その薬を使うことによって発現割合が高まったり重症度が重くなったりする事象ともいえます。タイプCの副作用や，タイプCの副作用の候補は多いです。任意の薬の添付文書を見てくださ

1 「有害事象」が「副作用」とよばれるようになるには

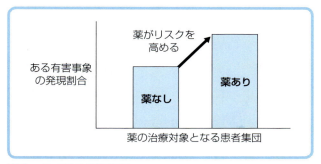

図4 タイプCの副作用

い。どんな薬でも副作用として記載されている事象がたくさんありますが，「その薬を使う患者集団では，その薬を使わなくても一定の割合で発現するような事象」に印を付けてみてください。大まかにいって半分くらい，薬によってはもっと印が付くこともあります。特に添付文書の後半にある「その他の副作用」にはたくさん印が付く傾向があります。印が付けられた副作用こそがタイプCの副作用，あるいは本章で解説する因果関係評価が十分に行われていないタイプCの副作用の候補です。

因果関係評価は学習過程

　ある有害事象が副作用であるか副作用でないのかを見極めるまでの道のりは，因果関係があることの確信を強めていく学習過程，因果関係のエビデンスを積み上げていく学習過程であるといえます。図5を見てください。頂には「因果関係が確立された状態」があります。頂に至った有害事象は，副作用であると結論づけられることになります。上に上れば上るほどエビデンスレベルが高くなる階段が，事象ごとにいくつか描かれています。たった1例の個別症例でほぼ確実に因果関係ありと判断できる場合は，副作用aのように一気に上り切ってしまうでしょう。多くの場合は，同じ事象を経験した複数の症例，対照との比較を行った複数の研究結果など，個々の情報のエビデンスの重みを評価し階段を上っていくことになります。1例のエビデンスの重み，1つの研究結果から得られたエビデンスの重みは，事象によって異な

第1章 副作用の考え方のキホン

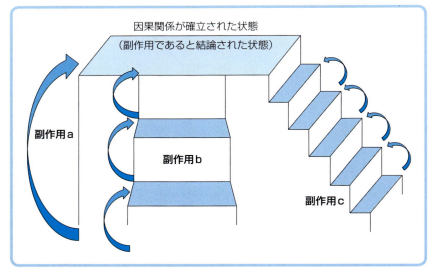

図5 因果関係のエビデンスを高めていく階段

りますから，事象ごとに階段の上り方はさまざまです。

この階段を上っていくための原則は，「同じ方向を指し示す"手がかり"が多いほどエビデンスは高まっていく」という考え方です[3]。複数の情報源から得られた所見や結果の整合性，一致性，一貫性を確かめることによって，人間は確信の度合いを高めていくのです。1例では判断できなくとも，同じ事象を経験した複数の症例に共通する背景，状況証拠，発見までのパターンが見つかれば，階段を上ることになりますし，タイプCの副作用のように，興味の対象となっているその薬を使用した集団と使用していない集団の比較によって階段を上ることもあります。

おわりに

特定の薬と有害事象に因果関係があることのエビデンスレベルが十分に高まったときに，その有害事象は副作用とよばれます。また因果関係評価は，個別症例のレベルだけではなく集積された情報のレベルでも行う，重層的な評価プロセスです。本来そうあるべきです。しかしわが国においては，エビ

デンスレベルがそれほど高くない事象まで含めて副作用とよばれています。つまり，副作用として情報提供されている事象には，特定の薬との因果関係が確立された事象から，因果関係を示唆するエビデンスが十分でないものまで含まれています。なぜそのようなことになっているのか，また因果関係評価は実際どのようになされるべきかについては，次のLesson 2で解説します。規制を含めて，情報提供する側の改善も必要ですが，情報を受け取る医療関係者の皆さんにも情報を見る目を養っていただきたいと思います。

【引用文献】

1) 久保田　潔・監訳：医薬品安全性監視入門；ファーマコビジランスの基本原理．じほう，2011
2) Meyboom RHB, et al：Principles of signal detection in pharmacovigilance. Drug Saf, 16：355-365, 1997
3) 小宮山　靖，他・監訳：くすりの安全性を科学する．サイエンティスト社，2012

第1章 副作用の考え方のキホン

Lesson 2
どうやって副作用かどうかを見極める？

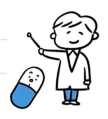

「因果関係を否定できない」vs.「因果関係に合理的な可能性がある」

　Lesson 1では，特定の薬と有害事象に因果関係があることのエビデンスレベルが十分に高まったときに，その有害事象は副作用とよばれるべきであること，因果関係評価は個別症例のレベルだけではなく集積された情報のレベルでも行う**重層的な評価プロセス**であることを解説しました。個別症例のレベルでも因果関係評価を行いますが，1例でエビデンスの階段を上り切れる場合はそう多くはないので，多くの場合は集積された情報のレベルでも因果関係評価を行う必要があります。この重層的な評価プロセスのなかのどの段階に参加する人々も，因果関係を見極めるための基本的な考え方，エビデンスの階段を上っていくにあたっての基本的な考え方を共通にもっているべきです。しかし，その基本的な考え方として2つの考え方があり，混乱をもたらしています。1つは「因果関係を否定できない」ときに副作用であると考えようとする考え方，もう1つは「因果関係に合理的な可能性がある」ときに副作用であると考えようとする考え方です。現在の薬事規制上，日本では「因果関係を否定できない」を重要視しています。

　2つの考え方を説明しましょう。図1の真ん中には因果関係のエビデンスレベルが描かれています。因果関係があることの確信の度合いと言ってもよいかもしれません。左側が**「因果関係を否定できない」**の考え方です。因果関係を否定できる積極的な理由があれば「因果関係はない」と言うことができますが，そうでないなら原因が不明な場合も含めて，有害事象はすべて「因果関係を否定できない」となり，これが「副作用」とよばれるようになります。因果関係を否定できるエビデンスを探すという考え方ともいえますが，因果関係を明確に否定できる状況は限られていますから，大半の有害事

2 どうやって副作用かどうかを見極める？

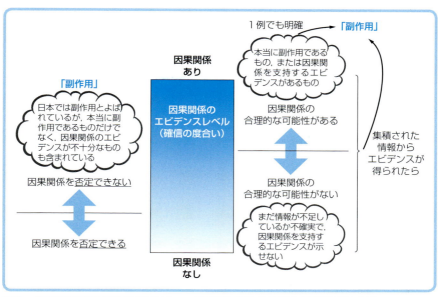

図1 「因果関係を否定できない」 vs. 「因果関係に合理的な可能性がある」

象は副作用ということになってしまいます．一方，右側に描かれているのは**「因果関係に合理的な可能性がある」**の考え方です．こちらは因果関係を支持するエビデンスを探そうとしています．因果関係を支持するエビデンスがあれば，たった1例の症例でも「因果関係がある」と言えたり，「因果関係がある可能性が高い」と言えたりします．これが，個別症例のレベルで「因果関係に合理的な可能性がある」ことの意味です．因果関係を支持するエビデンスが見つからなければ，「合理的な可能性はない」と当座のところ**仮の判断**をします．これは因果関係を否定しているのではありません．判断しきれないのです．「因果関係を支持するエビデンスが見つかるまでは明確な判断ができないので，現時点では保留にしておこう」という意味です．たった1例の症例でも揺るぎない因果関係が説明できるなら，直ちに「副作用」と呼んでよいのですが，それ以外の多くの場合は，集積された情報による因果関係評価を行い，エビデンスの階段を頂か，頂に近いところ（8合目か9合目？）まで上ることができたとき「副作用」と呼ぶようになります．

このように「因果関係に合理的な可能性がある」という考え方は，因果関

係を支持するエビデンスの探求が続けられることを促し，Lesson 1で述べたような因果関係の重層的な評価を促す考え方です。これに対して，「因果関係を否定できない」という考え方で行う因果関係評価は，たとえ個別症例のレベルであっても「因果関係を否定できない」と判断されたら，スゴロクでいえば"あがり"で，副作用になってしまいます。この考え方は，因果関係を支持するエビデンスを探求していこうという動機に結びつきません。因果関係を見極めるための学習過程のなかで，そこに関わる人々に思考停止を促してしまう考え方です。

「因果関係を否定できない」は，いまや古い考え方

　医薬品の製造販売承認を得るための開発や，製造販売後の安全性監視に関する規制要件は，医薬品規制調和国際会議（The International Council for Harmonisation of technical requirements for pharmaceuticals for human use；ICH）で国際調和が図られています。ICHは1990年から日米欧の3極が主導して活動が開始されましたが，今日では世界中の規制当局が参加する，まさに国際的な会議となっています。有害事象の因果関係評価に関わる副作用という用語の定義は，ICH活動の初期，1994年に合意された「治験中に得られる安全性情報の取り扱いについて（ICH-E2Aガイドライン）」で述べられました（表1）。

　本項の説明を読んだ方は「おや？」と思われるかもしれません。最後の文章が因果関係評価の基本的な考え方を説明したものですが，「因果関係に合理的な可能性がある」と「因果関係を否定できない」が"つまり"でつながれています。いわば真逆の考え方である2つの考え方が両論併記されています。このガイドラインを合意した当時，日本と米国は「因果関係を否定でき

表1　「治験中に得られる安全性情報の取り扱いについて（ICH-E2Aガイドライン）」より抜粋（英文和訳）

副作用（Adverse Drug Reaction）
病気の予防，診断もしくは治療，または生理機能を変える目的で投与された（投与量にかかわらない）医薬品に対する反応のうち，有害で意図しないもの。
医薬品に対する反応とは，当該医薬品との因果関係に，**少なくとも合理的な可能性があること**，つまり**因果関係を否定できないこと**を意味する。

ない」を，欧州は「因果関係に合理的な可能性がある」を採用していました。考え方が違う規制当局間で合意するためにはこう書かざるをえなかったのでしょうが，"つまり"でつなぐのはひどすぎませんか？　まるで同じ意味であるかのようです。

　ICH-E2Aガイドラインが合意された1994年以降も，日本と米国は「因果関係を否定できない」という考え方を採用し続けました。ところが，大きな変化が2010年に起こりました。米国が「因果関係に合理的な可能性がある」という考え方を採用するという，方針の大転換を行ったのです。米国連邦規則21条312（21CFR312）は改定され，公表からしばらく時間をおいて2011年9月28日から施行されました。米国は過去の安全性情報を振り返り，「因果関係を否定できないという考え方に基づいた安全性情報の報告は，新たな安全性シグナルを発見しようとするわれわれのシステムにノイズを混入させるだけだった」とし，今後は「因果関係に合理的な可能性がある」という考え方を採用すると宣言したのです。その結果，ICHの創始3極のなかで日本だけが「因果関係を否定できない」という考え方に取り残される格好になりました。多くの医薬品はいまや世界共同で開発され，製造販売後も集積された世界の安全性情報で評価されているのに，副作用を見極めるための基本的な考え方が異なっているのです。このことが世界で事業展開している製薬企業に混乱をもたらしていますし，海外展開を考えず日本の規制だけに従っていればよいと考える企業は「因果関係を否定できない」という考え方で仕事をしています。このような状況は，医療従事者への情報提供にも良くない影響をもたらしかねません。「因果関係を否定できない」という考え方は，いまや古い考え方と言わざるをえません。日本の規制は直ちに改めるべきです。

有害事象が副作用とよばれるようになるまでの道のり

　「因果関係に合理的な可能性がある」という基本的な考え方を採用したとして，個々の有害事象と特定の医薬品との因果関係がどのような場合に合理的な可能性があると判断されるのかの基準を説明します。因果関係の判断基準は，古典的なものはAustin Bradford Hillの基準[1]ですが，より実用的な基準としてCIOMS Ⅵワーキンググループが整理したものが公表されていま

第1章　副作用の考え方のキホン

す（CIOMSはWHOとユネスコが共同で設立した国際医学協議会です）[2]。
以下に示す判断基準は，CIOMS Ⅵワーキンググループの判断基準を筆者が
さらに整理したものです。因果関係評価には個別症例のレベルと集積された
情報のレベルがあって，それぞれで着目点が異なります。

1．個別症例のレベルでの因果関係判断基準

表2〜3に個別症例のレベルでの因果関係判断基準を示します。

表2　個別症例における因果関係判断基準

判断基準	説　明
●因果関係が確立されており明らか	これは疑いの余地があまりないでしょう。抗ヒスタミン薬を飲んだ患者に口内乾燥や眠気が発現したなどです。
●リチャレンジ陽性（投与再開で再発）	同じ背景をもつ個人にある事象が起きるということの再現が確認された場合で，エビデンスは強いといわれています。再発を確認するための再投与は通常ありえませんが，受動的に情報が得られる場合があります。
●デチャレンジ陽性（投与中止で消失）	ある薬を使っている間に発現していた事象が投与中止により消失したり，症状が改善したりした場合です。他の原因でも消失などが起こりうるかに注意が必要で，リチャレンジ陽性ほどの強いエビデンスは与えないと考えられています。
●交絡するリスク因子がない ✓他に説明できる原因がない ✓臨床推論により他の原因を否定できる	Lesson 1で説明した因果関係の判断がわかりやすい場合です。薬以外の他の原因では説明できないものです。
●■発現までの時間に説得力がある（時間的関連性） ✓投与開始から事象発現までの時間が短いほど，その薬が原因である可能性が高まる（即時型の反応の場合） ✓曝露量や曝露期間との整合性がある ✓投与開始直後に見つかった固形がんは生物学的に説明できない	遅発性の副作用は判断が難しい場合が多いです。「投与開始から事象発現までの時間が短いほど，その薬が原因である可能性が高まる」というロジックが使えないこと，一般に時間が経過すればするほど，交絡するリスク因子が増えることが判断を難しくします。遅発性の副作用の例は，COX-2阻害薬による心血管イベント，サリドマイドによるアザラシ肢症，核酸アナログによる肝障害（ミトコンドリアDNA損傷由来）などです。
■正確な既往歴の裏づけがあってほぼ間違いなく説明可能	患者特有の背景が原因であると説明できる場合です。特定の抗原に対するアレルギー反応など。
●■その他，医師による判断	患者と接している医師だからこそ可能な判断もありえます。

●：因果関係の肯定材料となる判断基準　■：因果関係の否定材料となる判断基準

14

2　どうやって副作用かどうかを見極める？

表3　既知の知見の再現

●既知の作用機序
●過量投与，薬物相互作用の結果として知られている
●対象となる患者集団で，その薬なしで起こることはまれな事象である
●歴史的に，薬剤性の事象であることが知られている
　✓Stevens-Johnson症候群，好中球減少症など
●既知のdrug class効果（同種同効薬で知られている）
●動物モデル，in vitroモデルでの同様な所見
●その事象を引き起こす他の薬剤との分子構造的な類似性

　また，表3のように既知の知見があって，ある患者でそれが確認された場合も，因果関係を支持するエビデンスを与えます。既知の知見があるならば，ある薬で初めて報告されるような事象であっても，エビデンスの階段の中腹のどこかにあって，そこから階段を一段上ったことになります。薬なしで起こることがまれな事象や，歴史的に薬剤性の事象であることが知られている事象については，厚生労働省医薬食品局安全対策課が公表している「重篤副作用疾患別対応マニュアル」[3] を参照してください。

　これらの基準に基づいて，医療従事者あるいは研究者が，薬が有害事象に関連するかもしれないと個々の症例において判断したとき，つまり因果関係の合理的な可能性があると判断したとき，その有害事象は**副作用の疑い**（**suspected adverse drug reaction**）とよばれます。たった1例でもエビデンスの階段を上りきってしまうような場合を除き，「副作用の疑い」と判断されたとしても，まだ副作用と呼べるほどエビデンスは十分ではありません。医療従事者あるいは研究者が個別症例でどう判断しようとも，情報は集積されて，集積された情報を用いて因果関係評価がさらに行われる。それが本来あるべき姿です。

　集積された情報のレベルでの因果関係判断基準（表4）におけるキーワードは**「比較」**と**「一貫性」**です。これらの観点から比較を行ったり一貫性を確認したりして，エビデンスレベルの階段を上っていきます。例えば，表4の一番上には「対照群に比べて，その事象の発現割合が高い」という基準があります。このような検討をするために，ある薬（開発段階の治験では被験薬）とプラセボを比較するランダム化比較試験の結果について，「その薬を投与された群で発現割合が5％以上かつプラセボ群の発現割合の2倍以上」

第1章 副作用の考え方のキホン

表4 集積された情報のレベルでの因果関係判断基準

・対照群に比べて，その事象の発現割合が高い ・対照群に比べて，その事象がより早期に発現している ・対照群に比べて，その事象の重症度が高い ・対照群に比べて，その事象が原因で当該治療を中止した症例の割合が高い ・用量反応関係が認められる	対照群との**比較**
・上記のような所見や傾向が，複数の試験で一貫している ・関連する症状のパターンに一貫性がある ・発現までの時間に一貫性がある	複数の情報の**一貫性**

という基準を設け，これに合致するような有害事象を探します＊。

複数の情報の一貫性を確認する作業としては，複数の試験結果，研究結果が同じ傾向を示しているかを確認することもあります。また，ある種の重篤な有害事象のように，発現頻度が低い場合には，同じ事象を経験した患者さんの背景や，発現に至るまでの時間，発現に至るまでに随伴する症状や徴候のパターンの一貫性を確認することもあります。

集積された情報のレベルで因果関係があるかもしれないと判断された事象は，**潜在的な副作用（potential adverse drug reaction）** とよばれ[4]，個別症例のレベルでの判断結果であった「副作用の疑い」と区別します。

以上で説明した因果関係評価の全体像をまとめたものが図2です。この図で改めて伝えたいことは3つあります。

1. 因果関係評価は，個別症例のレベルだけではなく，集積された情報のレベルでも行う**重層的な評価プロセス**であること
2. 「副作用」は因果関係が確立された場合に用いる用語で，安易に用いるべきでないこと
3. 「副作用でないこと」のエビデンスを積み上げる道筋（図の右下に流れていくプロセス）は常に存在すること

＊：この方法は，米国FDAの安全性専門審査官向けガイドライン（引用文献4）で紹介されている方法です。

2 どうやって副作用かどうかを見極める？

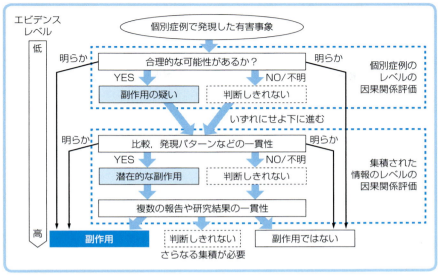

図2　因果関係評価の全体像

　1と2はこれまで述べてきたところです。ここで強調したいことは3です。わが国では「副作用でないこと」のエビデンスを積み上げるというプロセスが健全に機能していません。「因果関係を否定できない」という考え方で副作用とよばれるようになり，それらが添付文書などに記載されると，まるで石に刻んだ文字であるかのように，なかなか消えることはありません。任意の添付文書で「その薬を使う患者集団ではその薬を使わなくても一定の割合で発現するような事象」に印を付けてみてくださいとLesson 1で述べました。古い薬，多くの患者さんに使われていて使い方が熟知された薬でも，そのような印を付けた事象が添付文書では増える一方です。そんな状況を生んだ原因がここにあります。

おわりに

　因果関係評価は，個々の所見のエビデンスの重みを見極め，エビデンスを積み上げていく学習過程です。「因果関係を否定できない」という副作用の定義が，個別症例の因果関係判定に強く依存し，副作用かどうかもわからな

第1章　副作用の考え方のキホン

いノイズ情報が氾濫した現在の状況を生んだ原因の一つです。時代遅れになった日本の規制は見直すべきです。薬剤師の皆さんにはショックかもしれませんが，添付文書はノイズを多く含んでいます。特に「その他の副作用」はその傾向が顕著です。その薬を使う患者集団では一定の割合で発現してもおかしくない事象は，因果関係を支持する何らかのエビデンス（対照群との比較，複数の報告に一貫する発現パターンなど）が説明されていない限りノイズの可能性があります。規制の問題も，製薬企業側の問題もありますが，情報を受け取る皆さんの情報リテラシーに頼らざるをえないのがいまの悲しい現実です。どうか情報を見る目を養ってください。

　本項では，患者さんで有害事象が発生してから，医療従事者の皆さんに情報提供されるまでのプロセスにおいて，そこに関わるすべての人々が，どのような考え方に基づいて因果関係評価を行っていくべきなのか，現状ではどのような課題があるのかを説明しました。次のLesson 3は，提供された情報を医療現場で使う，そして副作用報告に貢献しようと考える薬剤師の皆さんに役立つお話になります。

【引用文献】
1) Hill AB：The environment and disease：association or causation? Proc R Soc Med, 58：295-300, 1965
2) CIOMS Ⅵ Working Group：Management of safety information from clinical trials. 2005
3) 厚生労働省：重篤副作用疾患別対応マニュアル（http://www.mhlw.go.jp/topics/2006/11/tp1122-1.html）
4) FDA：Reviewer guidance：conducting a clinical safety review of a new product application and preparing a report on the review. 2005

第1章 副作用の考え方のキホン

Lesson 3
副作用情報の使い方を考える

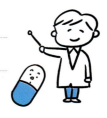

はじめに

Lesson 1, 2をお読みになった読者の皆さまには，薬の副作用が疑われる場合の因果関係評価が，さまざまな問題を含む複雑なプロセスだということが十分ご理解いただけたものと思います。本項では，因果関係以外の問題も含めて，副作用の評価に関する問題をもう少し掘り下げ，さらに医療関係者の皆さまに提供されている副作用に関する情報が，どのようにして収集・整理され，どのように用いられるのかといった側面について考えてみたいと思います。

どんな場面で副作用評価を行うか

副作用評価において考慮すべき事項は因果関係だけではありません。観察された症状をどのように呼ぶか，その病態をどう解釈するか，どんな事象名で呼ぶべきかなど，いろいろと考慮すべきことがあります。そして，何をどのように評価するかは目的により場面により違いがあります。そこで，因果関係評価が実際にはどのような場面で行われるのか，場面によってどのような違いがあるのかについて，表1にまとめてみました。

1．診療方針の決定

読者の皆さまにとっておそらく最もなじみがあるのが，実際に副作用が疑われる症状・徴候（つまり有害事象です）を発現された患者さんに関して，薬剤との関係を考慮して診療方針を決定しようとする場合です。この場合，患者さんにおいてその症状が医薬品の副作用なのかどうかということも大切なのですが，それ以上に問題となる症状から患者さんを解放することが最重

第1章　副作用の考え方のキホン

表1　さまざまな場面における副作用評価

評価主体	評価対象	評価時期	評価目的	因果関係の表現	事象名の取扱い	追加情報収集
医療関係者	個別症例	即時的	診療方針決定	多段階・連続	自由に解釈	必要に応じて収集
法曹関係者	個別症例	事後的	損害賠償訴訟	あり/なし（51%ルール）	争点となりうる	原告・被告が独自に収集
製薬企業	個別症例	即時〜事後的	報告要否判定	否定できる/否定できない（0%ルール）	変更不可	限定的
企業・当局	集積症例	事後的	安全対策の立案	多面的・多元的	変更は限定的	基本的に不可

要事項です。ですので，結果として決定する診療方針には，その薬を休薬・減量あるいは継続すべきかどうかといった処置のほかに，因果関係を確認するため薬剤誘発性リンパ球刺激検査（DLST）をするというような方向もあります。

　したがって，因果関係評価の結果はあり・なしの二者択一ではありません。どの程度可能性が高いかを，確実・おそらく・五分五分・もしかしたら・絶対ない，というような多段階的なスケールを用いたり，65%というような連続的な値で表現したりすることが多いです。

　診療方針の決定においては，その薬の薬効がその患者さんにとって現在どれくらい必要か，その薬に替わって処方することができる代替薬はあるのかといったことも考慮して，因果関係の可能性とのバランスによって判断されます。よって，因果関係評価はあくまで情報の一つという位置づけです。

　現に進行中の患者さんのことですので，手元にある情報だけで判断しづらい場合には，すぐに決断しないで必要な情報を収集することも可能です。臨床経過に伴い追加情報が得られて，病態の理解が深まり有害事象名が変わることもあります。こういう場面で適切な判断を行うには，何が重要な情報なのかを知っている必要があります。これについては第2章「実践！ 3ステップで推論する副作用」をご参照ください。

2. 損害賠償訴訟

　あまりありがたくないことですが，医事紛争において医薬品との因果関係が争点になる場合があります。そもそもこのような訴訟事例がそんなに多いとは考えにくいのですけれど，特殊な考え方になると思われるので，ここで取り上げました。

　この場合，問題になるのは特定の症例における薬剤と健康被害の事後的な因果関係評価です。事後的というのは，つまり，臨床的にはすっかり片が付いた後の段階で，カルテなどの証拠に基づいて議論するということです。訴訟ですから，原告・被告の各当事者が，自分にとって都合の良い情報のみを証拠として提出します。裁判所は，それらに加えて双方が提出する意見書や，裁判官との三者合意に基づき選任された鑑定人の意見を参考に，因果関係の判断を行います。ここでは，実際に起きた事象にどのような名前を付けるか，すなわち有害事象・副作用の種類は主要な争点ではありません。原告側・被告側の双方が異なる病態解釈を行うこともしばしばです。

　裁判官の判断の結果はあり・なしの二者択一です。因果関係の確率は50％だから半額賠償でOK，というような考え方は用いられません。どの程度の確からしさで線引きするかについては，必ずしも明確な基準はないのですが，例えば米国では少しでも確からしいと思われる結論をとる，すなわち証拠の優越とよばれるような考え方になるようです。

3. 製薬企業による症例報告

　読者の皆さまのお耳にはあまりなじみがないと思いますが，製薬企業にとって重要なのが，医薬品副作用・感染症報告制度に基づく個別症例報告の要否決定のための因果関係判定です。医薬品副作用・感染症報告制度では，企業が入手した自社医薬品にかかる有害事象症例について，その症例を報告された方（医師・薬剤師などの医療関係者に限らず，消費者なども含む）あるいはその製薬企業の両方またはどちらかが，因果関係が否定できないと考える場合には，医薬品医療機器総合機構（PMDA）にその症例を報告することになっています。最近では医療関係者の皆さまからPMDAへの直接報告も増加してきているのですが，いまでも企業からの報告がはるかに多いのが実情です。

ここで製薬企業が行う因果関係評価では，因果関係を否定できる場合以外のすべてが，因果関係が否定できないことになります。訴訟の場合と同様，二者択一なのですが，その線引きのレベルは非常に低い水準です。さらに，企業に元の症例を報告した方による因果関係評価が得られない場合は，すべて因果関係が否定できないものとして取り扱うルールになっています。

企業はその症例に関して不明点がある場合には，報告された方に追加情報のご提供をお願いするのですが，ご協力がいただけない場合は情報不足のため，因果関係を評価できないこともあります。そのような場合にも因果関係が否定できないものと評価することになります。

一般に，ある患者さんに発現した有害事象と医薬品との因果関係を否定するには，否定できる根拠となる情報が必要です。図1に示したとおり，情報量が極めて少ない場合，例えば学会のプログラムに「○○投与後に××の治療に難渋した症例」というような演題が出ているだけ，というような場合には，因果関係を肯定する材料も否定する材料もありません。このような場合，取り扱いとしては「否定できない」，すなわち副作用と見なされることになります。消費者・医療関係者からの第一報段階では，たとえ報告者が因果関係を否定していたとしても，因果関係が否定できる根拠が不十分であれば，企業としては因果関係が否定できないと評価することとなります。

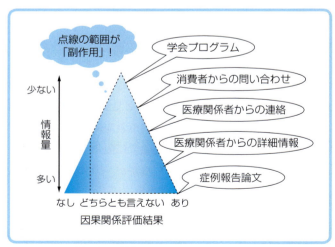

図1　因果関係評価と情報量の関係

3 副作用情報の使い方を考える

　また，企業は報告された方が付けた事象名や転帰を変更することはできません。報告されている症状・所見・経過から考えて，明らかに誤っていると思われる診断や転帰が報告されていても，企業が変更することはありません。

　PMDAのWebサイトには，「副作用が疑われる症例報告に関する情報」が掲載されており[1]，誰でも報告事象や件数を見ることが可能となっています。しかし，そこにある件数は，上のような情報不足の症例まで含んだ数ということになります。

4. 安全対策の検討

　副作用に関する症例情報が収集された段階で，製薬企業あるいは厚生労働省やPMDAなどの規制当局が，医薬品の添付文書を改訂するといった安全対策を検討するために，それらの評価を行います。

　この場合の結論は，因果関係あり・なしというような単純なものではなく，どの程度確からしいのか，患者背景・合併症・併用薬などの多様な条件のなかで，どのような場合にリスクが高いと考えられるのか，というような多面的・多元的な評価が行われます。場合によっては，報告された方が呼んでいる名前とは違う事象と解釈して検討することもあります。ただ，そういった事象名の読み替えは，病態解釈に十分な情報が得られている場合に限定されます。

　評価の結果に基づいて添付文書の記載をどのようにするのか，添付文書改訂以外にも処方制限などの別の対策が必要となるのかといったことが検討されます。添付文書には，副作用に関する情報を記載できる項目が複数ありますが，それぞれの役割は違います。ある有害事象と医薬品との因果関係がよくわからない場合でも，条件によっては添付文書の「その他の注意」のような場所に記載することもあります。また，特定の条件で発現しやすい副作用などは「重要な基本的注意」や「相互作用」などに記載することもあります。

　副作用が疑われた場合の対応などの記載の文言は，たいへん気を使うところです。添付文書の文言決定までの道程はさまざまですが，重要なものについては企業が提案し，PMDAが検討し，厚生労働省が決定するといったプ

第1章　副作用の考え方のキホン

ロセスが一般的です。

　いずれの場合でも，企業や規制当局は自分で患者さんを診療しているわけではなく，あくまで検討の元になる情報は医療関係者の皆さまなどからお預かりしたものです。したがって，実際には1人の患者さんの症例であるにもかかわらず，異なる企業から報告される症例情報，企業の医薬情報担当者（MR）が収集した症例情報，文献や学会にてご報告された症例情報などが統合できずに複数の症例として処理されている場合もあります。最終的に添付文書などに記載される副作用の情報も，元は企業などが収集する情報にかかっているのです。

副作用情報の流れ

　副作用自発報告に関する情報の流れを図2に整理しました。自発報告というのは，臨床試験や使用成績調査などの登録された症例からの情報ではなく，一般臨床使用実態下で収集された報告という意味です。患者さんに発現した副作用を疑わせる症状・徴候は，医療機関の医師・薬剤師などを経由し

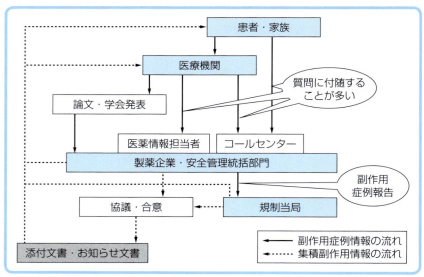

図2　副作用自発報告に関する情報の流れ

て，あるいは直接，製薬企業にもたらされます。以前はMRが医師を訪問した際に情報を入手することが多かったのですが，最近ではコールセンターへの電話の重みが増してきています。情報提供者も，医師よりも医療機関や保険薬局の薬剤師が多くなっており，最近では消費者からの情報も増えてきています。また，医師が論文や学会発表という形で公表した症例についても製薬企業が収集しています。

　図2では，情報が企業に向けてだけ流れるように描かれていますが，実際には同様の症例の報告の有無や対処方法に関する医療機関・患者さんからのご質問のなかで，企業が副作用を疑わせる症例の情報を把握するというのが大半です。製薬企業は，その症例が報告要件を満たす場合には規制当局に報告します。報告要件を満たさない場合でも，企業内で情報を集積評価し，必要に応じて規制当局との協議・合意あるいは指導の下で，添付文書改訂・お知らせ文書というような形の集積情報として医療現場に還元されます。

　承認時の添付文書には，動物実験や臨床試験などから得られた知見に基づいて，副作用に関する情報が記載されています。しかし，その段階では薬理作用に関連する副作用や発現頻度の高い副作用しか書かれていません。まれにしか起きない頻度の低い副作用や，臨床試験に組み入れることのできない合併症や併用薬のある患者さんに現れる副作用は，発売後にしか見つけることはできません。そのような副作用に関する情報を集めるうえでは，図2のような自発報告が大きな役割を果たします。

　本項では，副作用が疑われる症例の評価と情報の流れについて，少し詳しく解説しました。次のLesson 4では，薬剤師による症例報告を中心に，より実際的な問題を，企業のなかで安全管理を担当する立場から論じてみたいと思います。

【引用文献】
1）医薬品医療機器総合機構：副作用が疑われる症例報告に関する情報（https://www.pmda.go.jp/safety/info-services/drugs/adr-info/suspected-adr/0005.html）

第1章　副作用の考え方のキホン

Lesson 4
副作用情報活用の実際

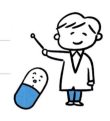

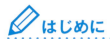 はじめに

　Lesson 1〜3までは，薬の副作用が疑われる場合に因果関係評価が行われる場面と方法，医療関係者の皆さまに提供されている副作用に関する情報の収集・整理・利用の流れについてご説明しました。本項では，実際の調剤の現場でよくある場面を題材として，製薬企業の行う副作用情報処理の一端をご紹介し，それが時に引き起こす混乱についてご紹介します。

 製薬企業による情報収集と当局への報告

　医薬品副作用症例情報を，医療機関などから規制当局である医薬品医療機器総合機構（PMDA）に直接報告する制度は存在します。しかし，実際にはまだその報告件数は多くなく，多くの症例はやはり製薬企業が収集しているのが実情です。では，製薬企業はそもそもどのようにして副作用症例情報を収集しているのでしょうか。

　医薬品の副作用かもしれない事象が医療現場で起きたときは，いろいろなルートで企業に情報がもたらされます（図1A）。医薬情報担当者（MR）が医療機関での営業活動に付随して副作用情報を入手するというのが過去には主流でした。最近では，この古典的ルートに加えて，医療機関・保険薬局あるいは患者さん・ご家族からコールセンターへの直接連絡が増えてきています。この場合，企業に情報を与えようというご親切からということはほとんどなく，多くの場合はご質問やクレームがご連絡の動機です。

　また，法令により企業は常に文献検索を行っており，副作用が示唆される文献や学会抄録を集めています。

　こうして得られた副作用情報の第一報は，企業内の安全管理統括部門に集

4 副作用情報活用の実際

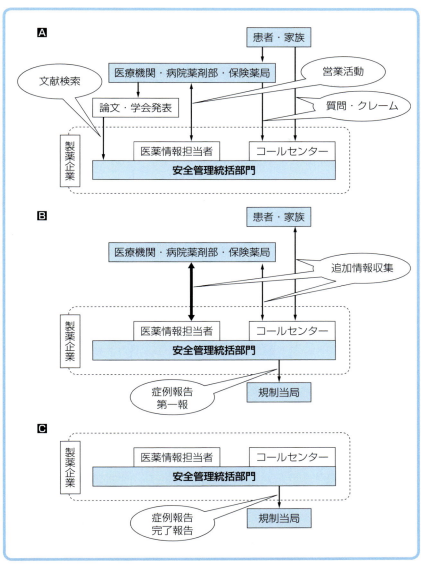

図1 製薬企業による情報収集と規制当局への報告の流れ

められ，次のアクションが起こされます（図1B）。医薬品副作用・感染症報告制度の報告要件を満たす場合は，規制当局に症例報告の第一報を提出します。その一方で，企業は追加情報の収集を試みます。このとき最も重要なのは，MRによる医師・医療関係者に対する訪問調査です。収集するのは，原疾患・既往歴・合併症などの患者背景，薬剤投与開始日/終了日・有害事象発現日・臨床所見・検査結果・転帰などを含む症例経過，重篤性・因果関係に関するご意見など多岐にわたります。こうして得られた情報を整理して因果関係などを評価し，当局に完了報告を行います（図1C）。

追加情報を得る重要性

症例の因果関係の評価にあたっては，追加情報の収集は重要です。図2のような状況を考えてみます。第一報として，保険薬局を通じてコールセン

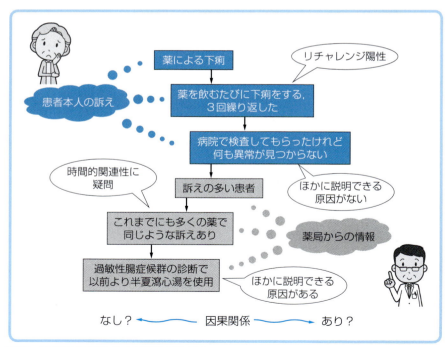

図2　患者の情報をさらに集めてみると……

ターにある患者さんの訴えが伝えられました．薬によって下痢をした，飲むたびに下痢を繰り返す，検査しても異常が見つからないというものです．ここまでの情報では，再投与再発あり＝リチャレンジ陽性，検査で異常なし＝ほかに説明できる要因がない，ということになって，因果関係は「あり」の方向にぐっと傾きます．

ところが，その後入手した薬局からの情報により，この患者さんはそもそも訴えの多い方で，過去に他の薬剤で同様のクレームがあり，過敏性腸症候群と診断されて投薬を受けていることが判明しました．時間的関連性への疑問とほかに説明できる原因があるということで，因果関係は「なし」の心証が強まってきました．

このように，医療関係者からの追加情報が得られなければ因果関係の正しい評価は行えません．そのため，企業は必要な追加情報の収集に力を入れているのです．

追加情報が得られない状況とは

医療関係者からの情報であっても，必ずしもうまく情報収集できるとは限りません．問題のある事例をご紹介しましょう（図3）．

病院の薬剤部から血小板減少性紫斑病の情報がありました．お客様からのご依頼は過去の副作用症例収集実績です．コールセンタースタッフが手元資料により一部の問いにはすぐに回答し，血小板数が1,000/μL未満の症例については後で回答すると説明したところで電話は切れてしまいました．スタッフは，その患者さんの血小板減少性紫斑病について詳しくお話を聞きたかったのですが．

その数時間後，スタッフは社内の安全管理統括部門に問い合わせて回答を用意して，お客様に電話連絡しました．さらにMRの訪問による追加情報収集のお願いをしたところ，他の薬剤が原因だったとのことで断られてしまいました．せめて「原因薬剤を」，「併用薬を」というお願いも，むなしく拒絶されてしまいました．

実は，このような例はしばしば見受けられます．入院患者さんに持参薬があれば，全部について過去の副作用発現状況を問い合わせるようにという依

第1章　副作用の考え方のキホン

○○市民病院薬剤部の△△です。
御社の製品××で紫斑病の症例報告はどのくらいありますか。そのうち血小板数が1,000を切ったような例はありますか？先日入院した患者様に血小板減少性紫斑病の疑いがあり，持参薬のなかに××がありましたので…。

はい，販売開始から6カ月間の市販直後調査の終了時の集計データでしたら，いますぐご提供できます。
重篤○例，非重篤×例です。
血小板数が1,000を切った例は後ほどご回答します。
ところで，その患者様の…

はい，わかりました。
では，お電話お待ちしています。（ガチャ）

はぁ……

―――― 数時間後 ――――

○○社コールセンターです。
先ほどお問い合わせいただきました血小板減少性紫斑病の件ですが，血小板数が1,000を切った症例は△例ありました。ところで，先ほどお聞きした症例は有害事象になります。MRを訪問させますので，お話をお聞かせ願います。

ああ，そうですか。
実はその症例は他剤によるものでしたので，もう結構です。

では，原因薬剤名を教えてください。
どのような併用薬があったのでしょうか？

いや，御社の薬とは関係がないので，何もお教えするわけにはいきません。MRさんのご訪問も迷惑ですので遠慮します。

図3　病院薬剤部から製薬企業コールセンターへの問い合わせ事例①

頼を薬剤部に出す医師は多いようです。この例では「ほかに原因薬剤がある＝この薬との因果関係なし」ということなのですが，何も情報がないままでは因果関係を評価するだけの材料がありませんので，企業としての因果関係評価は「不明＝あり」となります。病院によってはMRの訪問を過度に制限していることがあり，このようなことはしばしば起こるのです。

意図しない副作用情報

　コールセンターにご連絡された方の主旨とはまったく違う部分で，企業が有害事象を拾ってしまう場合もあります（図4）。

　電話をかけた病院薬剤師は，錠剤を粉砕した状態で保管した場合の安定性についての情報を求めています。しかし，コールセンターのスタッフが反応したのは，10年来薬を服用している患者さんが脳梗塞で入院されたという本筋とは違う部分です。有害事象とは，因果関係を問わず薬剤使用と時間的に関連のある好ましくない出来事です。この患者さんはおそらく問題の薬を使用している期間に脳梗塞を発現したものと推定されます。企業のコールセンターのスタッフは，このような事実関係を理解して会話のなかから有害事象を聞き取る訓練を受けており，たとえそれが電話を掛けたお客様の意図とは違っていても，間違いなく拾い上げて情報収集するように努力します。

　ところが，実際にはなかなか情報収集にご協力いただけないのが実情です。おそらく担当医も薬剤師も，10年来使用してきた薬の副作用で脳梗塞が起こるなどということは考えもしないでしょう。副作用ではない＝因果関係はないとのことで，それ以上の情報は提供されませんでした。この例も，

○○市民病院の薬剤師です。
ここ10年来御社の薬××を服用している高齢の患者様が，脳梗塞で入院して来られました。
錠剤を経口服用することができないので，粉砕して胃管で投与しているのですが，粉砕した後何時間くらいなら置いておいても大丈夫でしょうか。

本剤は遮光包装の製品で，光と吸湿に不安定ですので，粉砕したままの保管はお勧めできません。申し訳ないのですが，粉砕保管時の安定性のデータはございません。
ところで，脳梗塞は有害事象に該当しますので，少し詳しいお話をお聞かせ願いたいのですが…。

いや，それは困ります。
忙しいし，別に副作用というわけではないので。
もう結構です。

図4　病院薬剤部から製薬企業コールセンターへの問い合わせ事例②

企業は「因果関係不明＝あり」として取り扱うことでしょう。場合によっては，お客様のお怒りを承知のうえでMRが訪問調査をすることもあり，何とか最低限の情報をいただける場合もあるのですが。

保険薬局からの情報

　患者さんにとって，いつも親切な保険薬局の薬剤師さんは頼もしい存在で，製薬企業にとっても重要な情報源です。

　服薬指導をしっかりと行っている薬局では，患者さんから副作用の初期症状についてのご相談を受けることもよく経験されることでしょう。図5の例は，横紋筋融解症の初期症状に気づいて服薬中止したとのことで，まだ処方医の先生にはご相談されていないかもしれません。この状況で，製薬企業は横紋筋融解症の有害事象発現症例という認識のもとで，処方医への訪問調査をしようとします。

　しかし，MRが処方医の訪問調査を行った場合，「俺はそんな患者のことは知らんぞ。いったい誰から聞いた話だ？」というようなトラブルになる場

○○調剤薬局表通り支店の△△です。
御社の薬××を服用している患者様で，横紋筋融解症の疑いのある方がいらっしゃいます。
脱力感と尿の色が濃いのに気がついたので，患者様の自己判断で服薬を中止されたということです。中止したら何日くらいで回復するものなのでしょうか？　患者様がお気にされているのですが。

了解です。すぐに情報をまとめてMRに訪問させますので，お話をお聞かせください。
処方された先生のお話もお聞きしたいので，先生のお名前をお聞かせ願えますでしょうか？

MRさんにご訪問いただくのはありがたいですが，いま言った以外の情報は何もないです。
処方された先生は薬局から口を出されるのは大嫌いな方なので，先生のところに行かれては困ります。

図5　保険薬局から製薬企業コールセンターへの問い合わせ事例

合があるようです。そのためでしょうか，たいへん残念なのですが，処方医の情報をご提供いただけないことも多いのです。薬局では医薬品使用歴や服薬指導のために集めている情報はおもちなのですが，臨床経過などの情報はやはり少なく，因果関係評価に足る情報が得られないこともあります。

因果関係以外に考慮すべき事項

　副作用に関する情報を活用するには，因果関係評価以外の点にも注意を払う必要があります。ここでは，因果関係以外に考慮すべき点について，もう少しご紹介します。

1．重篤 vs 非重篤

　先ほどのコールセンターへの問い合わせの例（図3）では，オペレーターが「重篤○例，非重篤×例です」と回答していました。このような集積された副作用発現症例数に関する問い合わせは，比較的容易に入手することができます。

　特に，規制当局に報告された副作用症例の件数は，PMDAのWebサイトにて誰でも無条件に閲覧することが可能です[1]。このWebサイトで閲覧できるのは重篤な副作用症例報告の数ですので，本章でこれまで詳しく論じた因果関係評価の結果，因果関係が「否定できない」とされた症例のみです。「重篤」という言葉は先ほどのコールセンターからの回答例にも出てくるのですが，皆さまはその意味を十分にご理解されているでしょうか。

　一般用語としての重篤は，病状が重いというくらいの意味ですが，企業や規制当局が個別症例情報の文脈で用いる場合は明確な定義があります（表1）。重篤と間違えやすい表現に「重症」というものがあります。重症というのは，

表1　医薬品規制調和国際会議（ICH）による重篤の定義

1. 死に至るもの
2. 生命を脅かすもの
3. 治療のための入院または入院期間の延長が必要であるもの
4. 永続的または顕著な障害・機能不全に陥るもの
5. 先天異常・先天性欠損を来すもの
6. その他の医学的に重要な状態と判断される事象または反応

第1章　副作用の考え方のキホン

　その事象がどれくらい重いかを示す言葉で，例えば白血球数が1,000/μL未満になったら重症という風に，発現した事象ごとに定義する必要がある概念です。

　それに対して重篤という概念は，基本的に発現した事象の種類によらず同じ外形的基準が適用できるような定義となっています。ただし，「生命を脅かす」や「その他の医学的に重要な状態」は，外形的に明確な基準ではありません。企業のなかでの有害事象症例評価では，まず死亡・入院・障害・先天異常などの事実関係があるもの，報告者が生命を脅かす，あるいはその他の理由で重篤と判断しているものを「重篤」と見なしたうえで，さらに企業独自の基準で重篤性を判断しています。

　この分野では欧州の規制当局の力が強く，事象名を見ただけで重篤と評価すべき事象のリスト，Important Medical Event List（IMEリスト）を公表しています[2]。外資系・内資系企業で海外販売品や導出品のある大手企業では，このIMEリストに掲載されているものをすべて重篤としているところが多いようです。IMEリストには8,000を超える事象が列挙されています。その一部を表2に示します。横紋筋融解症，中毒性表皮壊死融解症，脳梗塞など，重篤とすることに誰も異論がない事象が多いのですが，なかには不整脈・徐脈・出血・低カリウム血症・ブドウ球菌感染など，首をひねるようなものも含まれています。また，企業によっては独自のルールをもっており，体表面積の1/3以上に発現した皮疹は重篤と見なすようなところもあります。したがって，「重篤○例，非重篤×例」といってもその中身は企業によって異なる可能性があります。

表2　IMEリストにより重篤とされる事象の例

- 横紋筋融解症（Rhabdomyolysis）
- 中毒性表皮壊死融解症（Toxic epidermal necrolysis）
- 脳梗塞（Cerebral infarction）
- 不整脈（Arrhythmia）
- 徐脈（Bradycardia）
- 出血（Haemorrhage）
- 低カリウム血症（Hypokalaemia）
- ブドウ球菌感染（Staphylococcal infection）

2. MedDRA/J コーディング

　副作用・有害事象に関する情報処理の世界では，事象名は医薬品規制調和国際会議（ICH）国際医薬用語集日本語版（MedDRA/J）に収載されている用語で表現されます。MedDRA（medical dictionary for regulatory activities）はICHの専門家ワーキンググループで開発された医学用語集で，MedDRA/Jはこれに日本語を付加した用語集です。ただしMedDRAの利用にはライセンス料が必要ですので，規制当局・製薬企業以外ではほとんど使われていません。MedDRAは非常に多数の語彙を含み，その基本語だけでも2万2,000語以上もある巨大なものです。また，報告された有害事象の用語をMedDRA用語に当てはめるためのガイダンスがあり，基本的にどの企業でも同じような運用が行われるように配慮されています。

　MedDRAの大きな特徴として，疾患を表す用語と所見を表す用語を区別することがあげられます（表3）。例えば，薬剤を使用中に血液検査で白血球数が1,000/μLという値だったとします。この値は明らかに異常低値なので，「白血球数減少」という臨床検査値異常になります。さらに，レジオネラ肺炎のような日和見感染症や，感染症と特定できないけれど感染を示唆する発熱といった症状が加わる場合は，白血球数の減少によって引き起こされた疾患である「白血球減少症」と解釈します。同じ考え方を好中球数や顆粒

表3　MedDRA用語における臨床検査値異常と疾患の区別の例

臨床検査値異常用語	疾患用語	疾患を示唆する臨床症状
白血球数減少	白血球減少症	日和見感染，不明熱
好中球数減少	好中球減少症	日和見感染，不明熱
顆粒球数減少	顆粒球減少症	日和見感染，不明熱
血中カリウム増加	高カリウム血症	テント状T波，P波消失
血中カリウム減少	低カリウム血症	U波出現，QT延長
血中カルシウム増加	高カルシウム血症	倦怠感，悪心，情緒障害
血中ナトリウム減少	低ナトリウム血症	倦怠感，意識障害，痙攣
血中コレステロール増加	高コレステロール血症	
血中トリグリセリド増加	高トリグリセリド血症	

球数の減少にも適用して,「好中球数減少」と「好中球減少症」,「顆粒球数減少」と「顆粒球減少症」を区別して考えるのです。

血清電解質の検査値異常も同様に考えます。血清カリウム値が正常範囲外である場合に,心電図所見でテント状T波やU波を認めた場合には「高カリウム血症」や「低カリウム血症」といった疾患と考え,そのような臨床症状がない場合には「血中カリウム増加」や「血中カリウム減少」といった臨床検査値異常とします。

ところが,必ずしもそのように割り切れないことがあります。高コレステロール血症や高トリグリセリド血症は,通常臨床検査結果のみで,特に臨床症状がなくても診断されています。そのような場合には,MedDRA用語を合理的に選択することはなかなか難しいことになります。

この「疾患と所見を区別する」という考え方を厳密に適用するには,臨床症状の有無に関する情報が必要です。しかし,第一報から必要な情報が揃うことは多くないのが実情です。多くの企業では,その情報のご提供者の用いた表現に従って,例えば「〜減少」なら「〜数減少」,「〜減少症」ならそのとおりの用語といった具合に,「症」の文字にこだわってMedDRA用語を選んでいるはずだと思います。

3. MedDRAとIMEリストの組み合わせ

表3にあげたMedDRA用語のうち,白血球減少症,好中球減少症,顆粒球減少症,高カリウム血症,低カリウム血症の5つは,IMEリストに掲載されています。したがって,これらの事象についてはたとえ報告者が重篤と判定していなくても,また死亡・入院などに該当しなくても,重篤と評価する企業が多いものと思われます。まったく同じ状況の有害事象症例でも,報告者の用語選択に「症」の文字があるかないかで,事象名が変わり重篤性が変わることになります。

 企業に副作用のご連絡をいただく際にお願いしたいこと

これまで本章をお読みになった読者の皆さまには,製薬企業の行う医薬品副作用情報の集積が,元の情報をご提供いただく医師・薬剤師など皆さまの

態度に大きな影響を受けることがおわかりいただけたことと思います。本項でご紹介したコールセンターの症例はいずれも架空のものですが、多くの実例を下敷きにしています。「副作用症例集積件数を教えてください」というご依頼に、企業が適切に回答することができるか否かは、そのご依頼の契機となった有害事象症例に関して、十分な情報をご提供いただけるかにかかっているのです。

　医療関係者の皆さまがご多忙であることはわかっています。けれども、その後同様のご依頼をされる皆さまのためにも、少しだけ時間を割いて、企業の行う追加情報収集にご協力いただければ幸いです。

【引用文献】
1) 医薬品医療機器総合機構：副作用が疑われる症例報告に関する情報（https://www.pmda.go.jp/safety/info-services/drugs/adr-info/suspected-adr/0005.html）
2) European Medicines Agency：Important medical event terms list（MedDRA version 21.0）. 2018（http://www.ema.europa.eu/ema/pages/includes/document/open_document.jsp?webContentId=WC500208836, エクセルファイル）

第1章 副作用の考え方のキホン

Lesson 5
3ステップで考える副作用，本書の読み方・使い方

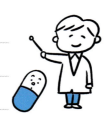

はじめに

　添付文書やインタビューフォームは，薬剤師が副作用を考えるうえで重要な情報源であり，本章のこれまでの解説で，これらの情報がどのようにして作られているかという流れを学ぶことができたと思います。「それって副作用？」の問いかけに，添付文書やインタビューフォームにおける記載の頻度・有無のみを見て短絡的に判断するのには限界があり，読み手にはしっかりとしたリテラシーが必要であるとご理解いただけたかと思います。ではどのように考えたらよいか…。本書の第2章では，この副作用に対して臨床推論を簡易に『3ステップで考える』アプローチをします。

臨床推論と副作用

　臨床は極めて複雑で，同じ疾患であってもその問題解決に至るまでの過程は実にさまざまです。そんな臨床には熟達者たちがいて日々問題解決をしておりますが，その背中を見て「あの人の頭の中はどうなっているのだろう，どのように考えているのだろう」と思ったりしたことはありませんか？　考え方とは実際には目に見えないものですし，さらには熟達者の膨大な知識を「見える」ようにしたとしても，その複雑性に感服しつつ諦めに近い感情が生じてきてしまうかもしれません。では，熟達者たちの考え方・思考過程を学ぶにはどうしたらよいのでしょうか。

5　3ステップで考える副作用，本書の読み方・使い方

✏ 複雑なことも，いったん単純に

　ビジネスの世界ではフレームワーク（意思決定や分析を目的に共通して用いることができる考え方）がよく知られていて活用されています。みなさんもよく知っているPDCA（Plan, Do, Check, Act）サイクル，SWOT（Strength, Weakness, Opportunity, Threat）分析などもその一つです。実際にPDCAサイクルは多くの領域で取り入れられているので実践したことがある方もいるかもしれませんが，とてもわかりやすいですよね。あれこれ悩み考えるのもよいですが，こうしたフレームワークを活用することで，考える時間が短縮されたり，考えを共有したり，問題解決に役立ったりしています。

　考えているときの複雑な頭の中を整理して見えるようにしてくれるこのフレームワークですが，臨床での問題解決に用いるフレームワークが臨床推論である，と理解するとわかりやすいかと思います。実際にはさまざまな方法がありますが，基本的には，①病歴やさまざまな所見を収集・整理し，②病態を推論して鑑別すべき疾患（副作用も含めて）を考え，③それらを鑑別していくために必要な情報をさらに追加していき，これらを繰り返して想定した疾患のもっともらしさを考えます。が，これが実際には簡単ではありません。「PDCAサイクルとは何か」を知るだけでは役に立たないのと同様に，臨床推論を知っただけで「すぐに何かすごくいろいろなことができるようになる」という魔法ではありません。臨床推論で活用すべき基礎医学・薬学から臨床のスキル，知識が必要で，やはり日々さまざまな勉強の積み重ねが必要です。臨床推論のフレームワークで少なくとも短絡的に考えるのを避け，同時に患者さんの情報を把握・共有することができるようにしたいところです。臨床推論の学びを通じて，大学で学ぶような基礎から論文を読み臨床に活かすような幅広い知識の大切さ，勉強の足りなさを再認識して初心に返ることのほうが多いのではないかと思います。

✏ 副作用の推論

　臨床推論の実践的な内容は，良い本がたくさん出ていますので成書を参考にしてください。本書の『3ステップで考える』とは，より初学者向けに，

39

第1章　副作用の考え方のキホン

「これって副作用かな？」というときのフレームワークとして3つのステップを提示しています。症例提示と解説は薬剤師が担当していますので，薬剤師の目線で書かれていることをご理解ください。

Step 1　被疑薬が原因である「もっともらしさ」を考える

　副作用が疑われる状況では，被疑薬との因果関係を考察しなくてはなりません。それにはまず，その被疑薬の特性と，すでにわかっている副作用の特徴をしっかり調査し，知識として蓄える必要があります。そして，この知識をもとに症例から得られる情報と照らしあわせ，どのように考えるかという推論を展開させます。

　医薬品の特性とはどんなことを調べたらよいでしょうか。CIOMS（Council for International Organizations of Medical Science：国際医学団体協議会）VIのAppendix 7には因果関係の判断基準で重視される項目がまとまっています（表1，さらにp.14も参照）。これらの項目は，いくつ満たしたら「合理的可能性あり！」と判断できるというものではありません。因果関係を考察するエビデンスが整理されているわけで，ここにあげられているような項

表1　因果関係の判断基準

個別症例での判断基準	集団のデータでの判断基準
▷リチャレンジ陽性（投与再開での再発） ▷因果関係が確立されており明らか 〔被験薬や同種薬の副作用であることがわかっている（一貫した複数試験の結果，作用機序，薬物相互作用，クラスエフェクトなど）〕 ▷発現までの時間に説得力がある ▷デチャレンジ陽性（投与中止で消失） ▷交絡するリスク因子がない ▷曝露量や曝露期間との整合性がある ▷正確な病歴による裏づけによりほぼ間違いなく説明可能 ▷併用治療が原因である可能性が低い ▷その他の治験責任（分担）医師による判断 ▷他に説明できる原因がない	▷特定の安全性を検討する目的の試験で確かめられた ▷対照群よりも発現頻度が高い ▷用量反応関係がある ▷対照群よりも特定の有害事象が原因の中止例が多い ▷対照群よりも早期に発現あるいは重症度が高い ▷症状発現のパターンが一貫している ▷発現までの時間が一貫している ▷複数の試験で一貫した傾向がある

〔小宮山　靖：くすりと有害事象の因果関係. JPMA News Letter, 145：6-11, 2011より〕

40

目を説明できる情報を探すことになります。薬理や薬物動態から，論文を検索しないと得られないような情報までさまざまですが，ここが薬剤師の力の見せ所なのではないでしょうか。

Step 2 被疑薬以外が原因である「もっともらしさ」を考える

被疑薬以外が原因となっている可能性も念頭に置かねばなりません。CIOMS Ⅵの Appendix 7にも「他に説明できる原因がない」とありますよね。鑑別すべき疾患を考え，その一つひとつについて症例から得られる情報と照らしあわせ推論を展開させます。鑑別すべき疾患をあげるのは難易度が高いのですが，他の可能性も考慮することの重要性を知る大切にしたいステップです。「他に説明できる原因がない」というのは，Appendix 7に掲載されている複数の基準の1つに過ぎないのですが，副作用を考えるうえで非常に重要なポイントであり，実臨床ではここは特に医師の意見をよく尋ねる必要がある部分でもあります。

Step 3 「不確かさ」を大切に，総合的に判断する

臨床では各職種が意見し，互いに考えを伝えられるように，Step 1と2を総合的に判断するステップは重要です。「副作用か」と聞かれたら，「副作用です」，「副作用ではありません」というような白黒をつけて答えなければならないと思いがちですが（そのような場面もあるのですが），本質的にはそれが難しいのも事実であり，臨床とは不確実なものです。どのような知識を根拠にどのように考えたかを，そのもっともらしさを意見し議論できるところが目標になります。

この副作用の推論は，そのレベル設定によっては非常に難易度の高いものになるかもしれませんが，まずは薬剤師として，この副作用を推論するための「医薬品の特性」を押さえること，そしてそれをもとに推論することに磨きをかけたいところです。

第1章　副作用の考え方のキホン

 すべての有害事象を推論すべき？

　すべての有害事象をこのように考えるべきなのか，と聞かれたら，病歴をしっかり把握し副作用かどうか考えるということはすべての有害事象でしたほうがよいと思いますが，この質問の意図もよく理解できます。副作用モニタリングをしているような，出現したらほぼまず医薬品に起因しているとわかるものも多いですよね。少しタイプ別に分けて考えてみましょう。

　Lesson 1（p.5）にも登場していますが，Meyboomらは表2のように副作用を3つに分類しています。タイプAとされる，例えば抗がん薬を投与したら好中球が減少したというように，医薬品の既知の性質に起因し予測可能な副作用があります。タイプBはスティーブンス・ジョンソン症候群のように予測できない，かつまれではあるものの，起こったときにはほぼ医薬品が原因であろうといえるようなものです。タイプCは少し厄介で，その対象集団では医薬品を使用しなくても一定の割合で起こるような事象です。NSAIDsを1ヵ月使用していた65歳男性で，未受診のままであった10年来の高血圧と糖尿病の既往ありという患者が心筋梗塞を起こしたら──というような場合です。個別症例での因果関係は評価困難であり，こうした副作用は比較対象を設置した研究などで明らかにされていきます。

　Meyboomらの分類でいうタイプAの副作用モニタリングをするような副作用では，従来どおりのモニタリングの実施に加え，ピットフォールを頭の片隅に置いておくとよいと思います。抗がん薬を投与して嘔気が出現した場合，多くの場合は抗がん薬による嘔気でしょう。しかし，患者さんの様子や

表2　Meyboomらによる副作用の分類

タイプAの副作用	医薬品の既知の性質に起因，予測可能，高頻度，用量依存性
タイプBの副作用	特異体質的，予測困難，低頻度
タイプCの副作用	薬の治療対象となる集団でもともとある程度の頻度で発現する事象であり，薬がそのリスクを高めるタイプの副作用。対照群との比較でしか因果関係が特定できない。薬の関与が大きくない場合も多く，個別症例の因果関係判定は困難

〔市販後・データサイエンスアドバイザリーグループ有志：科学的な安全対策への転換をめざして（2）；個別の有害事象が副作用になるまで．医薬品医療機器レギュラトリーサイエンス，45：98-105, 2014／Meyboom RH, et al：Drug Saf, 16：355-365, 1997より〕

5　3ステップで考える副作用，本書の読み方・使い方

出現のタイミングがいつもと異なる，というようなわずかな気づきから，その嘔気が病状の進行による腸閉塞によるものであるということもあるかもしれません。副作用以外の可能性として見逃してはいけないものがある場合は，そうした可能性を念頭に置く，というだけで少し異なってくるところがあるかもしれません。タイプBの副作用はなかなか遭遇できないものですが，起こったときは重篤な副作用であって決して見逃したくないものでもあります。タイプBの副作用はいざ遭遇したときのためのケーストレーニングなどが必要でしょう。タイプCの副作用は，添付文書に記載があるからというだけで短絡的に答えることはできず，他の可能性を丁寧に除外するなどのプロセスが必要になるでしょう。

　では，こうしたプロセスを学ぶための，本書を用いた勉強会の例をみていきましょう。

本書を使って勉強会をやってみる

　この本は読むだけじゃもったいない！　自施設で若手に向けて，または近場の仲間うちで副作用の勉強会をやってみたいという場合のために，勉強会の実施例を提示します。

勉強会の目的：臨床ではなく勉強会でもある側面から，「副作用かどうか」を必ずしも結論づける必要はありません。どのような根拠にあたり，それをもとにどのように考えるかを磨く練習と位置づけましょう。

対象：実施するグループでさまざまな規模があるかと思います。今回は1グループあたり3名，計3グループを対象に実施することを想定します。可能であれば，職種も限定せず実施できるとよいですね。

スケジュール：指導者側は忙しい業務時間から時間を捻出しますので時間的な負担は最小限にとどめ，受講者の自学自習時間は十分に確保したいということで，2日間に分けて実施します。

第1章　副作用の考え方のキホン

勉強会（2日間）のスケジュール例

1日目			
10分	イントロダクション	概要説明・症例配布	
40分	**調査・資料作成**	受講者が調査・資料を作成する時間	
10分	フィードバック	指導者がプロダクトの確認，フィードバック	
2日目			
10分×3	調査内容発表	調査内容の発表	
15分	討論	質疑，意見交換・討論	
15分	総評	指導者によるフィードバック，説明	

 勉強会の前の「事前学習」のススメ

　大人を対象にしての勉強会って大変ですよね。最初から斜めに構えている人がいたり，退屈そうにしている人がいたり，「いまさら？」感を醸し出す人がいたり，内容がちょうどいい，逆に難しすぎると感じる人がいたり…。大人を対象にして勉強会をするときの難しさの一つは，受講者のベースラインが不均一なところであり，そして興味がさまざまなため，そのニーズを満たすのはなかなか難しいものです。

　そのテーマに関する対象者の知識のベースラインを揃えるという目的もありますが，ぜひこの第1章を事前学習として課すことをお勧めします。副作用の基本的な考え方を講義するとどうしても時間もかかりますし，話すほうも準備が必要で大変ですが，Lesson 1～4を読んでもらうだけでもだいぶ副作用に関する考え方を学ぶことができます。さらに，そこに自身のもつ知識とのギャップが存在したのであれば，勉強会に興味をもってもらうことができるかもしれません。

 1日目

1 イントロダクション

　勉強会のイントロダクションをしましょう。イントロダクションのスライド例は，https://bit.ly/2OMVROI（じほうWebサイト）からダ

ウンロードできます。事前学習が前提となるので，ここで副作用とは何かといった解説は必要ありません。最低限の説明を実施し症例を提示したうえで，どのような作業をするかの説明に注力しましょう。

　本書の第2章を用いる場合，症例提示の部分だけを受講者に開示しましょう。勉強会の終了時に，その他のページも含めて読んでいただくことで学びが深まるかもしれません！

指示その1　被疑薬が原因である「もっともらしさ」を考える

　課題症例に起きていることが，もしも副作用だとしたら，を考えてもらいます。考えてもらうというのは，医薬品の特性に関する知識をもとにして，提示された症例についてどの程度説明ができるのかを述べてもらうことです。したがって，最初にしてもらう必要があるのは，医薬品の特性をしっかり掘り下げる，調査することになります。医薬品の作用機序と関連した副作用のメカニズム，薬物相互作用，薬物動態，クラスエフェクト，比較対象を置いた臨床研究や副作用の症例報告といったように，成書のみならず英語論文なども調べる必要が出てきます。どこまで掘り下げられるか，それは受講者の能力とやる気次第であり，主催側が求めるレベル設定によっても異なります。一定の線引きをするのではなく，個々の対象に応じて徐々にその目標を高くするのもよいでしょう。グループのメンバーで一緒になって調べるのも学びが多いと思います。まずは受講者が何を調べているのかを把握し，どの程度の知識・情報を揃えているかを確認しましょう。次に，調べた医薬品の特性と症例の情報を照らしあわせ，医薬品が原因であるもっともらしさを考察するよう指示しましょう。

指示その2　被疑薬以外が原因である「もっともらしさ」を考える

　患者さんに起きている事象が，被疑薬以外が原因となっている可能性も考えてもらいましょう。薬剤師は指示その1における「医薬品の特性」は掘り下げる技術をもっているとしても，この指示その2における「被疑薬以外が原因となっている可能性」は，病態からその他の

第1章　副作用の考え方のキホン

疾患を考えることであり，薬剤師にはなかなかの難関です。ここでは，医薬品が原因だと思い込みすぎず，他の可能性も考慮する習慣をつける程度の目標設定にしましょう。病歴から可能性のある疾患を3つ程度あげさせ，症例の情報とどこがあっていて，どこがあっていないのかを考えるよう指示しましょう。

2 調査・資料作成

やるべきことを指示したあとは，受講者に調査および資料作成の時間を提供しましょう。ここの調査はある程度，約束事を置きましょう。

①ネットの使い方

調べ物，というと，検索サイトに思いつくキーワードを入れて上位にヒットしたものをまとめて終了というパターンをよく見ますよね。有用なWebサイトもあるので否定する必要はないと思いますが，受講者には，簡単に検索できる知識の多くは他の医療者や患者さんもよく知っているので，一工夫するように，と伝えましょう。

②成書や論文を使う

普段の忙しい日々から，手頃で答えに簡単に直結する資料を探しがちになるかもしれませんが，大学で習うような基礎に立ち返る習慣，英語であっても論文にあたる習慣は重要です。受講者のハードルを上げすぎないようにしつつも，成書や論文にあたろうとするように促しましょう。

3 フィードバック

受講者は，調査した内容やそのやり方に不安をもっていたりするかもしれません。一定の時間が経過したのち，一度確認をしてフィードバックをしてあげましょう。例えばone minute preceptor（OMP）[1]のようなイメージを応用するのもよいです。

---- OMP ----
1. 考えを述べさせる
2. 根拠を述べさせる
3. 一般論のミニ講義
4. できたことをほめる
5. 間違いをただす

　これら5つを必ずしもすべてしなくてもよいのですが，調査している途中の段階でフィードバックを実施してみましょう。①現在のところ，この症例についてどのように考えているのかを尋ね，②その考えに至った，もしくは裏づける根拠についてはどの程度調査が進んでいるかを尋ねます。受講者に不足している部分があれば，③一般論としてどのようなものを考えるとよいか，そうした考えに至るにはどのような勉強が必要かを教授したり，④その段階でできていることを認めてほめてあげたり，⑤間違っている部分はやさしくただしてあげましょう。1日目はこのフィードバックで終了し，次回までにブラッシュアップするよう指導しましょう。

　また，2日目では互いの資料を共有できるように，人数分の資料の印刷を指示しておくとスムーズです。

2日目

1 調査内容発表

　受講者が作成した資料を配布・共有してから開始しましょう。受講者には，医薬品が原因であるかどうかについて，まずは考えを述べてもらい，次にその根拠となる調査内容を発表させます。続いて，医薬品以外が原因であるかどうかについても，その考察を述べさせ，最終的に本人ならどう考え，アクションするかをその場で尋ねましょう。

2 討論

　発表が終わったら，受講者間での質疑，討論をしてもらいましょう。

第1章　副作用の考え方のキホン

調査内容は各チームで異なるかもしれませんが，共有することである程度は知識を揃えられると思います。その知識から，どのように考えたのか，というところを中心に議論できるようファシリテートするとよいでしょう。

3 総　評

最後は，指導者側がまとめて終了しましょう。

副作用に関連した知識の整理：対象となる医薬品について調べるといっても，受講者によって調査内容に差が出てくると思います。また，副作用によって調査する資料も求められるものが変わってきます。指導者側が求める内容の例示をしましょう。

知識をもとにどのように考えるか：調査した知識をもとに，どのように考えるか，そしてそれを表現できることの大切さを伝えていくとよいですね。本書の症例を使う場合，それを受講者に読んでもらうのもよい方法かもしれません。

おわりに

さて，臨床推論の簡単な解説と副作用へのアプローチ，さらには学び方の例を取り上げましたが，いかがでしたでしょうか。病棟を担当されている先生は，日々遭遇する副作用疑いのケースを題材にすることも可能です。そうしたケースのまとめ方や学び方に，本書がお役に立てればと願っております。

本書の症例を読んで，それぞれのステップでの執筆者の薬剤師の思考を読んだときに，「なるほど」という学びの部分と，「私だったらこう考える」という執筆者と異なるアプローチが示せる場合があるのではないでしょうか。どこが自分にとって「学び」だったか，「執筆者と異なるアプローチ」はどんなものがあるかということを，本書の内容を読んで仲間と話すのもよいでしょうし，勉強会のようにそうした多様な視点を共有できる場を提供することが，この副作用に対するアプローチを育てていく方法の一つかもしれません。

5 3ステップで考える副作用，本書の読み方・使い方

　日常診療によくある「副作用かな？」に対するアプローチは，単純なようで実に奥深く，決して簡単ではないことも事実です。患者さんの情報をしっかり把握することから始まり，「副作用かな？」と考えた場合に，医薬品が原因であるもっともらしさ，そして医薬品以外が原因であるもっともらしさの2つのアプローチをして考えることを念頭に，本書をご活用いただければと思います。

【引用文献】
1）One Minute Preceptor（OMP）；5 microskills（http://d.scribd.com/ScribdViewer.
　swf?document_id=17490374&access_key=key-14rrh1hp06j4p9hez8g1&page=1&version=1&viewMode=list）

第1章 副作用の考え方のキホン

Lesson 6
知っておきたい薬物相互作用の考え方・とらえ方

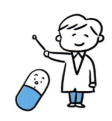

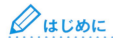

はじめに

　薬物相互作用は併用薬の臨床効果の増強または減弱，副作用などを生じさせ，時に重大な臨床的帰結を引き起こすことがあります。米国においては，医薬品有害事象は入院原因の6.5%であり，そのうちの約17%は相互作用が原因との報告があります[1]。また，複数の薬剤を処方されている患者の60%に相互作用の可能性があるとの報告もあります[2]。したがって，副作用かどうかの判断の際には薬物相互作用が原因となっていないかを検討することも不可欠といえるでしょう。

　添付文書は医薬品の適正使用のための基本的かつ重要な情報源であり，相互作用のチェックの際にも確認することは肝要です。しかし，添付文書の記載内容の解釈に困った経験はないでしょうか。例えば，「相互作用の可能性が考えられるため，添付文書を確認したがその組み合わせに関しては記載されていなかった」，「併用注意として記載はされていたが，その程度や具体的な対処は記載されていなかった」などの場合です。このようなときにこそ，薬剤師が薬学的アプローチから適切に判断して患者個別の薬物療法を支援することが求められます。最新の添付文書がWeb上でも容易に確認できる環境となった現在，迅速に上記のような問題点を評価して患者個別の適切な情報提供ができないのであれば，薬剤師の存在価値が問われるのではないでしょうか。そこで本項では，知っておきたい薬物相互作用の考え方・とらえ方について，われわれの提唱するPISCSの考え方も含めて紹介します。

薬物相互作用マネジメントの基本

　高齢化に伴う罹患率の増加や合併率の増加に伴い，多剤併用による相互作用に関する注意を払うことが肝要です．薬物相互作用は薬剤同士の併用により，単に治療効果の減弱あるいは増強のみならず，時として患者に致死的な有害作用を及ぼすことがあり，その評価と回避が重要な位置づけとなります．

　常に相互作用に関する認識をもち，最新の情報の収集に努め，それらの情報をもとに患者個別に相互作用を評価することが，薬物療法の安全性確保の観点から重要な要件となります．特に併用禁忌の組み合わせに関しては厳重なチェックが必要ですが，併用注意でも実際には併用せざるえない場合などがあれば，**患者個別，薬剤個別に相互作用の臨床的重要性を評価して検討**することが必要となります．

　薬物相互作用を起こす可能性のある薬剤の組み合わせを発見した場合，処方の経緯，併用薬や患者の肝機能・腎機能などの患者背景，相互作用により起こりうる作用の重篤度，代替薬に関する情報など多くの点を考慮して，薬学的見地から処方の適正化を図ることが重要です．

薬物相互作用の種類

　薬物相互作用の発現機序には，薬物動態学（pharmacokinetics）的相互作用と薬力学（pharmacodynamics）的相互作用があります（図1）．薬物動態学的相互作用は，薬物の吸収，分布，代謝，排泄が他の薬物により影響を受け，血中濃度が変動することによって過剰な効果の発現（中毒）や減弱が起こる場合をいいます．代表的なものには肝臓での薬物代謝酵素活性の阻害などがあります．一方，薬力学的相互作用は，薬物の体内動態（血中濃度）には変化がないものの，受容体などの作用部位での相互作用によって効果の増強や減弱が起こる場合であり，ニューキノロン系抗菌薬と非ステロイド消炎鎮痛薬の併用による痙攣誘発などがあげられます．また，飲食物などとの相互作用についても重要なものがあり，患者の食生活，嗜好品なども十分考慮する必要があります．薬物相互作用の約40％が代謝部位での薬物動態学的

第1章　副作用の考え方のキホン

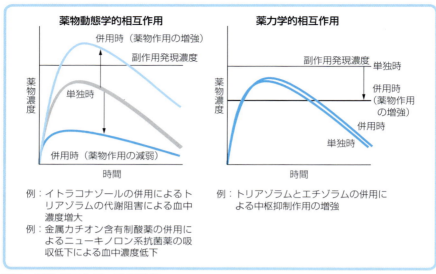

図1　薬物相互作用の発現機構

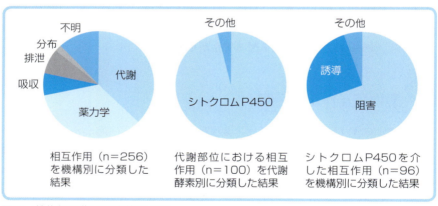

図2　薬物相互作用の実態の分類

〔千葉　寛：ファルマシア，31：992-996, 1995より〕

相互作用であることが報告されており，その相互作用の多くがシトクロムP450（cytochrome P450；CYP）を介した機序です（図2）[3]。

代謝過程における薬物相互作用

1. 第Ⅰ相反応と第Ⅱ相反応

　薬物の代謝は2相に大別され，第Ⅰ相は水酸基が付加するなどの酸化反応，第Ⅱ相は水酸基やアミノ基などに水溶性の高い低分子が結合する抱合反応であり，第Ⅰ相反応の多くはCYPとよばれる酸化還元酵素群によって触媒されます。第Ⅱ相反応にはグルクロン酸，硫酸，グルタチオンなどの種々の抱合酵素が関係します。一般に第Ⅰ相代謝に引き続いて第Ⅱ相代謝を受け，尿中や胆汁中に排泄される薬物が数多く知られていますが，薬物によっては第Ⅰ相，第Ⅱ相の片側だけを受けるもの，まったく代謝を受けないものがあり，さらに実際には1つの薬物でも複数の代謝排泄経路をたどるのがむしろ普通です。このような複雑さがあっても，どの代謝・排泄のステップがその薬にとって鍵となるかを理解しておくことが重要となります。例えば，第Ⅰ相に引き続いて第Ⅱ相代謝が起こる場合で，未変化体のみに薬効があるときには第Ⅰ相が鍵となります。また，代謝されてから尿中排泄されるものは代謝が鍵となります。

　第Ⅰ相反応の主力を担うCYP分子種の薬物代謝への寄与は，CYP3A4，CYP2D6，CYP2C，CYP1A2の分子種で90％以上を占めています。特にCYP3A4はヒト小腸および肝臓における最も主要なCYPであり，CYPにより代謝される薬物のうち約50％に関係します。

　CYPの阻害薬の併用により，一般に基質薬の代謝が抑制されて血中濃度が上昇し，副作用の発現のリスクが高まります。一方，CYPの誘導によって引き起こされる相互作用では，CYPの発現を誘導し酵素量を増加させる薬物の投与により基質薬の代謝が亢進される結果，薬物血中濃度が低下して一般に薬理効果が減弱します。図3には，それぞれCYP3A4のアゾール系抗真菌薬の阻害[4]とリファンピシンの誘導[5]により非常に顕著にAUCが変化した例を示しますが，CYPの活性変動に伴う薬物相互作用の場合には，このように10倍を超える極端な変化の事例が文献上に散見されます。

2. 不可逆阻害と可逆阻害

　CYPの阻害は，不可逆阻害と可逆阻害に大別されます。不可逆阻害は一

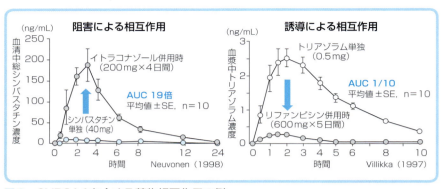

図3　CYP3A4を介する薬物相互作用の例

〔Neuvonen PJ, et al：Clin Pharmacol Ther, 63：332-341, 1998,
Villikka K, et al：Clin Pharmacol Ther, 61：8-14, 1997より〕

一般に基質が酵素に強固に結合して起こり，特に代謝を受けるときにこのような結合を起こす阻害薬はmechanism-based inhibitor（MBI）とよばれます。一般にMBIの阻害は強力であることが多く，また阻害が最大効果に達するまで，あるいは消失するまでに，それぞれ数日を要します。CYP3A4の阻害薬のなかでは，リトナビル，マクロライド系抗菌薬，およびベラパミルなどはこのMBIです。グレープフルーツおよびそのジュースは食物でありながらCYP3A4を不可逆的に阻害しますが，小腸のCYP3A4を選択的に阻害し，肝臓での阻害は比較的弱いことが知られています。例えばカルシウム拮抗薬であるフェロジピンをグレープフルーツジュースと併用すると，経口投与時には血中濃度は上昇しますが，静脈内投与時では影響がありません。

一方で可逆阻害は速度論的に競合阻害，非競合阻害とその混合型に分類されます。基質認識部位を共有する基質間では一般に競合阻害を引き起こしますが，競合阻害は，基質とならない薬が起こすこともあります。例えばシメチジンやアゾール系抗真菌薬のように，イミダゾール環やトリアゾール環など含窒素複素環を有する薬物は，CYP中のヘム鉄に配位することで可逆阻害を起こします。**なお，あるCYP分子種への寄与が高い基質でも，臨床用量ではそのCYP分子種を阻害しない場合が多く，寄与の程度と阻害の程度は別に考える必要があります。特に，基質薬同士を一般の用量で併用しても薬物相互作用は認められないことが多いです。**

トランスポーターを介した薬物相互作用

　薬物トランスポーターとは，各臓器細胞の生体膜上に発現する多数回膜貫通タンパク質であり，生体膜を介した薬物の能動的な取り込み・排出輸送を担うタンパク質群の総称です。薬物トランスポーターの役割としては，①小腸に発現し吸収を制御したり，肝臓や腎臓に発現し薬物の各臓器からの消失を制御したりすることで，薬物の血中濃度を制御する役割と，②脳や胎児など重要な器官を守るために物質の移行を制限する種々の関門組織（血液脳関門，血液胎盤関門など）に発現し，局所の薬物濃度を制御する役割に大別されます。前者の場合，薬物トランスポーターの機能が薬物相互作用によって変動した場合，血中濃度が変動することが多いですが，後者の場合，局所への分布が体内全体の薬物量としては小さい場合，血中濃度の変化としては現れないことがあります。

　例えば，複数のスタチン系薬剤は有機アニオントランスポーター（OATP）によって肝臓に取り込まれることが知られており，シクロスポリンはその阻害薬としてスタチン系薬剤の血中濃度を上昇させます[6]。したがって，CYPではほとんど代謝を受けないスタチン系薬剤の場合でも，シクロスポリンとの併用がOATPを介した相互作用の点から添付文書で注意喚起されているものがあります。

 ## 吸収過程における薬物相互作用

　吸収過程における重要な相互作用としては，上述の小腸壁のトランスポーターを介する相互作用のほか，消化管内pHの変化，吸着およびキレート形成による相互作用などがあります。例えば分子標的治療薬のゲフィチニブ，エルロチニブ，ニロチニブは胃内pHを上昇させるプロトンポンプ阻害薬などとの併用で吸収が低下することが知られています。また，消化管内において難溶性のキレートを形成するために吸収が低下する薬物も少なくありません。例えばニューキノロン系抗菌薬は，アルミニウムやマグネシウムなどの金属カチオンを含む制酸薬と同時併用すると，キレートを形成し吸収が低下することが知られています。図4にはニューキノロン系抗菌薬であるノルフ

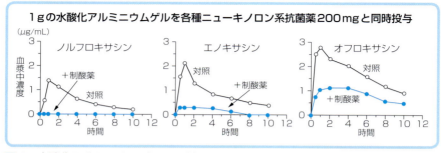

図4　水酸化アルミニウムゲルとの併用によるニューキノロン系抗菌薬の吸収阻害
〔Shiba K, et al：薬物動態，3：717-722，1988より〕

ロキサシン，エノキサシン，またはオフロキサシンを単独投与あるいは水酸化アルミニウムゲルを同時投与した際の，それぞれのニューキノロン系抗菌薬の血漿中濃度推移を示しました[7]。ノルフロキサシンの場合は著しく吸収が低下しますが，オフロキサシンの場合は約50％の低下であり，ニューキノロン系抗菌薬の種類によってその吸収低下の程度は異なります。また，金属カチオンの種類によっても吸収低下の程度は異なり，ニューキノロン系抗菌薬の場合，一般にアルミニウムやマグネシウムに比べれば鉄やカルシウムの影響のほうが小さいと考えられています。

薬物相互作用による薬物動態変化の程度の理論と評価

　筆者らはCYPを介する相互作用に関して，典型的な薬物相互作用の臨床試験の報告から，CYP分子種の基質薬のクリアランスへの寄与率"CR"と阻害薬の阻害率"IR"あるいは誘導薬によるクリアランスの増加"IC"を算出することにより，他の多くの併用による基質薬の血中濃度の変化の程度を予測する方法を報告しています[8),9)]。これは該当するCYP分子種の基質薬のCR，阻害薬のIR，誘導薬のICを求めることによって，臨床報告のない組み合わせでも，阻害および誘導による薬物相互作用による基質薬の血中濃度時間曲線下面積（area under the blood concentration-time curve；AUC）の変化をそれぞれ以下の式で予測するものです。

$$\frac{AUC_{+inhibitor}}{AUC_{control}} = \frac{1}{1-CR \cdot IR} \cdots\cdots (1)$$

$$\frac{AUC_{+inducer}}{AUC_{control}} = \frac{1}{1+CR \cdot IC} \cdots\cdots (2)$$

　例えば経口クリアランスへのCYP3A4の寄与が95％の基質薬（すなわちCR$_{CYP3A4}$＝0.95の基質薬）であれば，CYP3A4が完全に阻害されると（すなわちIR$_{CYP3A4}$＝1の阻害薬と併用すると），基質薬のAUCは20倍にも上昇することになります。一方でCR$_{CYP3A4}$が50％の基質薬であれば，CYP3A4が完全に阻害されても2倍に上昇するに過ぎません。ただし，予測精度としては予測値のおおむね67〜150％の範囲であることや，他の機序に基づく相互作用の可能性がないかどうかにも十分に配慮する必要はあります。

薬物相互作用の臨床的重要度の評価とマネジメントの考え方

　薬物相互作用の評価や予測にあたっては，血中濃度の変化だけではなく，そのような血中濃度変化の臨床的な重要性を考える必要があります[10]。血中濃度が多少変化しても副作用を生じることの少ない安全域の広い薬剤の場合は，たとえ相互作用による変化が多少予測されたとしても臨床的にはそれほど問題ではありません。一方で，特に多くの抗がん薬のように安全域の狭い薬剤では多少の変化であってもリスク要因として十分に注意する必要があります。このような要因も理解したうえで，薬物相互作用を適切に評価し，マネジメントすることが必要となります[10]。そこで筆者らは基質薬の血中濃度−反応性あるいは臨床上のニーズや重要性を考慮して薬物相互作用を管理するために，PISCS（Pharmacokinetic Interaction Significance Classification System）を提案しています[10,11]。PISCSは上述のCRとIRに基づくAUC変化の早見表であり，そのAUC変化の程度と注意喚起の程度を基質の薬物ごとあるいは薬効ごとに設定する仕組みです（図5〜6）。PISCSの考え方は薬物動態の変化に加えて薬物の薬効と安全域，さらには臨床上のニーズを考慮して適切にマネジメントをするための支援ツールとなります。PISCSの詳細は論文[11]や成書[10]を参考にしてください。

第1章 副作用の考え方のキホン

		基質薬の寄与率　CR					
		0.9< 極めて 高度	0.8〜 0.89 高度	0.7〜 0.79 やや 高度	0.5〜 0.69 中等度	0.3〜 0.49 軽度	0.1〜 0.29 極めて 軽度
阻害薬の阻害率 IR	0.9< 極めて高度	13.9	5.4	3.5	2.4	1.6	1.2
	0.8〜0.89 高度	5.4	3.7	2.8	2.1	1.5	1.2
	0.7〜0.79 やや高度	3.5	2.8	2.3	1.8	1.4	1.2
	0.5〜0.69 中等度	2.4	2.1	1.8	1.6	1.3	1.1
	0.3〜0.49 軽度	1.6	1.5	1.4	1.3	1.2	1.1
	0.1〜0.29 極めて軽度	1.2	1.2	1.2	1.1	1.1	1.0

表中の数値は各分画内のAUC上昇比の予測平均値を示す。

領域	注意喚起区分	
	スタチンCa拮抗薬	ベンゾジアゼピン系薬
I	禁忌	禁忌
II	注意	
III		注意
IV		
V		
VI	注意なし	
VII		注意なし
VIII		
IX		

図5　CRとIRによる6×6分割表に基づく相互作用のクラス分類（PISCS）
〔Hisaka A, et al：Clin Pharmacokinet, 48：653-666, 2009 より〕

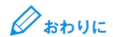
おわりに

　スマートフォンやタブレット端末などの情報通信技術（ICT）が普及した現在，添付文書などの医薬品情報は医師でも看護師でも患者でもどこでもす

6 知っておきたい薬物相互作用の考え方・とらえ方

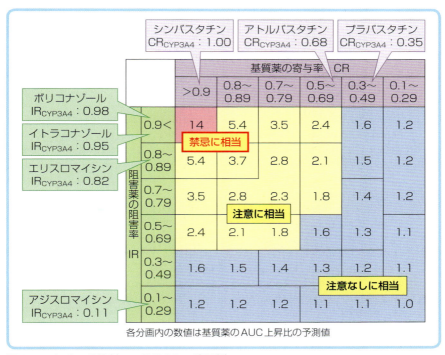

図6 スタチン系薬剤へのPISCSの適用例

ぐに確認することができます。そこ（添付文書やガイドラインなどの医薬品情報を確認すること）に対する薬剤師の必要性はそれほど高くはありません。医薬品情報関連のデータベースも今後どんどん有用なものが提供されてくることは容易に想像できます。相互作用の情報も一般的かつ典型的な情報は今後すぐに誰でも確認できるようになっていくことが予想されます。それでは今後，相互作用情報に対して薬剤師には何が求められ，何をしなくてはいけないのでしょうか。おそらく，それらの情報を患者個別に適切に応用して，患者個別に適切にマネジメントすることではないかと思います。本項がそのために少しでも役に立てば幸いです。

【引用文献】
1) Pirmohamed M, et al：Adverse drug reactions as cause of admission to hospital：

prospective analysis of 18 820 patients. BMJ, 329：15-19, 2004

2）Egger SS, et al：Potential drug-drug interactions in the medication of medical patients at hospital discharge. Eur J Clin Pharmacol, 58：773-778, 2003

3）千葉　寛：チトクロームP450を介した薬物相互作用．ファルマシア，31：992-996, 1995

4）Neuvonen PJ, et al：Simvastatin but not pravastatin is very susceptible to interaction with the CYP3A4 inhibitor itraconazole. Clin Pharmacol Ther, 63：332-341, 1998

5）Villikka K, et al：Triazolam is ineffective in patients taking rifampin. Clin Pharmacol Ther, 61：8-14, 1997

6）Shitara Y, et al：Pharmacokinetic and pharmacodynamic alterations of 3-hydroxy-3-methylglutaryl coenzyme A (HMG-CoA) reductase inhibitors: drug-drug interactions and interindividual differences in transporter and metabolic enzyme functions. Pharmacol Ther, 112：71-105, 2006

7）Shiba K, et al：Effect of aluminum hydroxide, an antacid, on the pharmacokinetics of new quinolones in humans. 薬物動態，3：717-722, 1988

8）Ohno Y, et al：General framework for the quantitative prediction of CYP3A4-mediated oral drug interactions based on the AUC increase by coadministration of standard drugs. Clin Pharmacokinet, 46：681-696, 2007

9）Ohno Y, et al：General framework for the prediction of oral drug interactions caused by CYP3A4 induction from *in vivo* information. Clin Pharmacokinet, 47：669-680, 2008

10）鈴木洋史・監，大野能之，他・編：これからの薬物相互作用マネジメント；臨床を変えるPISCSの基本と実践．じほう，2014

11）Hisaka A, et al：A proposal for a pharmacokinetic interaction significance classification system (PISCS) based on predicted drug exposure changes and its potential application to alert classifications in product labelling. Clin Pharmacokinet, 48：653-666, 2009

第1章 副作用の考え方のキホン

Lesson 7
看護師の視点で考える薬の副作用

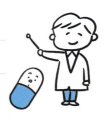

 薬剤師との連携が重要と気づかされた事例

　私が経験した70歳代の女性患者さんの例です。ラクナ梗塞で入院となり，軽度の呂律障害はありましたが，嚥下機能には異常ありませんでした。しかし入院してからの食事量が少なく，さまざまな検査を行いましたが，明らかな異常は認められず，心因性の食欲低下とされていました。回診時には「大丈夫です」と元気な反応をするのですが，食事のときには浮かない表情を見せていました。

　後日，受け持ちの看護師が「病院食が口にあわないのですか？」と聞いてみると，「入院前から食事がおいしく感じなくなった。味がしなくなった」ということが判明しました。本人は家族が塩分を控えめにしたからだと思い込んでいて，周囲にはこの症状を話していなかったのです。

　その話をたまたま聞いていた薬剤師が，薬の副作用ではないかと疑問をもち，改めて薬歴を調べると，数週間前に降圧薬が追加されていたことがわかりました。薬剤性の味覚障害として被疑薬を中止したところ，数日後には味覚が戻り，食事がとれるようになりました。当時，新米看護師だった私はそれが薬剤の副作用ということには気づかず，薬剤師の存在のありがたさを実感しました。

　この症例のように，患者はすでに症状を感じていたにもかかわらず，それを自己流に解釈して，あまり口外しないということもあります。また，回診のときには遠慮があって話ができなかったという患者も決して少なくないでしょう。そのようなとき，治療に必要な情報収集に関していえば，看護師はラポール（信頼関係）を形成しながら患者と接し，秘めた情報を引き出すことができる重要な情報発掘人であるといえます。発掘された情報が治療上重要かどうかの解釈は看護師も行いますが，それが薬剤に関連した情報の場

合，その解釈をサポートしてくれる薬剤師は鑑定人といったところでしょうか。

看護師も学校教育のなかで薬学に触れる時間はありますが，もちろん薬剤師と比べれば雲泥の差であり，薬に対する知識も興味も看護師によってさまざまです。一般に看護師は，アレルギー症状や薬疹など薬剤投与後の副作用にはとても敏感に反応してくれますが，おそらく普段よく使用している薬剤でない限り，症状と薬剤とを結びつけることができる思考を備えた看護師はそう多くないでしょう。非常に多くの情報を抱える看護師であるがゆえに，薬剤師というパートナーは欠かせない存在だといえます。

地域連携・多職種連携で副作用をモニタリング

2025年を目途に，「可能な限り住み慣れた地域で，自分らしい暮らしを人生の最期まで続けることができる」ことを目的として，住まい・医療・介護・予防・生活支援が一体的に提供される「地域包括ケアシステム」の構築が推進されています。病院の在院日数短縮に伴い，薬剤の効果や副作用を十分にモニタリングできないまま，退院や施設への転院を迎えてしまうケースも少なくありません。入院患者であれば薬剤の副作用に対して薬剤師・医師・看護師などの監視下でモニタリングが可能ですが，在宅や施設にいる患者に対してはその役割を地域のさまざまな職種が担う必要があり，具体的には訪問看護師や薬剤師，介護士，ケアマネージャーなどが患者の症状や訴えを確認することになります。しかし病院管理下でない環境では，副作用を含め薬剤管理上のさまざまな問題があることが指摘されています（図1）。

このような状況のなか，2015年に厚生労働省より「患者のための薬局ビジョン」（http://www.mhlw.go.jp/stf/houdou/0000102179.html）が示され，地域の特性や医療福祉資源などの実情を踏まえた，地域に必要な薬剤師・薬局，いわゆる門前薬局からかかりつけ薬局への転換が図られています。これにより薬局には，従来からの役割である服薬情報の一元的・継続的把握とそれに基づく薬学的管理・指導に加え，地域包括ケアシステムの一端を担うために，24時間の対応や在宅医療への対応，医療機関などとの連携が求められるようになりました。薬局の薬剤師が患者の状態や服用薬を一元的・継続

7 看護師の視点で考える薬の副作用

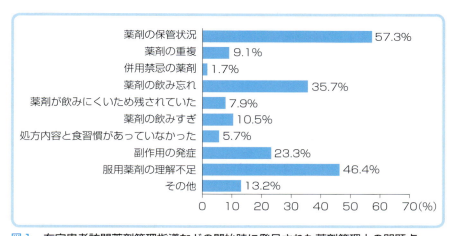

図1　在宅患者訪問薬剤管理指導などの開始時に発見された薬剤管理上の問題点
〔日本薬剤師会：後期高齢者の服薬における問題と薬剤師の在宅患者訪問薬剤管理指導ならびに居宅療養管理指導の効果に関する調査研究報告書，2008より〕

的に把握することにより，薬物療法の安全性・有効性の向上や，後発医薬品の使用促進，副作用の早期発見や医薬品の効果の発現状況の確認，医師への処方提案など，地域における薬剤管理機能の向上に対する期待がもたれています。薬剤師が積極的に在宅医療や施設への介入を行い，薬剤管理上の問題点を早期に発見し，重篤に至る前に介入を開始できることが理想であるといえます。

　これらの「病院－薬局－施設」の連携のうえで欠かせないのが情報共有です。地域で行われるケアカンファレンスやSNSなどのICTを活用して，地域の情報共有システムを構築することが重要だとされています。一部の地域では電子カルテの共有などが始まっており，複数の施設が患者の情報にアクセスできることで，病歴や副作用などに関する情報共有が円滑に行われるようになっています。また，お薬手帳の電子化も進められており，患者の薬剤情報を一元的に管理できるだけでなく，患者自身が薬の詳細な情報にアクセスしやすくなり，セルフマネジメントの向上につながることへ期待が高まっています。さらに，病院薬剤師と地域の薬剤師の申し送りも重要であり，これまでは薬剤情報を中心に引継ぎが行われていたかと思いますが，地域での療養においては，患者の認知状態，嚥下状態，治療方針などの患者の全体像

第1章　副作用の考え方のキホン

に関する情報も薬剤管理上，重要となってきます。情報管理は副作用のモニタリングを高める意味で重要であり，地域や患者の環境にあわせたツールや仕組みを導入することが望ましいといえます。

「生活（行動）を看る」という視点から薬剤の効果・副作用をアセスメントする

　看護師の主な業務は「療養上の世話」と「診療の補助」です。集中治療室であれ高齢者住宅であれ，さまざまな療養環境にある患者の生活（行動）を看るのが仕事です。看護師と患者の何気ない関わりは，患者の観察を行う最良の機会となります。相手の表情，言動，そして日常生活行動が普段どおりに行われているかを確認し，時にはフィジカルアセスメントを用いて，副作用を含め異常が起きていないかの判断をします。しかし，おそらく外来患者では医師の診察を受けた後，看護師と接することなく帰宅される方もいるでしょう。そのような方については薬局薬剤師が体調のチェックを行うことで，薬剤の効果や副作用の確認が行えるのではないでしょうか。

　生活の視点でチェックする具体的な内容は食事，排泄，睡眠，運動，認知などですが（図2），高齢者では自覚症状に乏しいこともあり，積極的に問診を行い患者の状態を把握する必要があります。そして，これらの情報を主治医にフィードバックすることで，より質の高い薬剤管理が行えるのではないかと考えます。しかしながら，確認した症状を単に医師あるいは病院スタッ

食事	排泄	睡眠	運動	認知
食欲 味覚 嚥下状態 口渇 吐き気 胃痛	尿の回数 排尿困難 便の回数 便の性状 汗	睡眠の質 睡眠時間 不眠の種類 日中の傾眠	ふらつき 転倒 歩行状態 めまい ふるえ すくみ足	言語障害 見当識 記銘力 判断力 抑うつ

図2　定期的にチェックする内容
〔日本薬剤師会・編：生活機能と薬からみる体調チェック・フローチャート 解説と活用 第2版.
じほう，2011より〕

フへ報告するだけで役割が終わるのは非常にもったいないと感じます。「被疑薬が何か」，「出ている症状は何か」というのはもちろん重要な情報ではありますが，ワンランク上の役割を担うのであれば，現在の状況に対する治療をどうすればよいのか，代替の治療薬は何を使うのかなどのRecommendation（提案）をすることが大切です。

副作用に限ったことではありませんが，一度の診察や検査では原因や効果を判定することができない場面はたくさんあります。定期の外来診察では次の診察までのタイムラグがありますから，薬剤師を含め多職種が患者の状態を把握し，適切に次の診察に結びつけることで，地域の医療がより円滑で質の高いものになるでしょう。

新たな制度と新たなチーム医療で薬剤管理の質を向上させる

2010年，厚生労働省医政局長通知「医療スタッフの協働・連携によるチーム医療の推進について」（平成22年4月30日医政発0430第1号）が発出されました。「各医療スタッフの専門性を十分に活用して，患者・家族とともに質の高い医療を実現するために，医師等による包括的指示を活用し，各医療スタッフの専門性に積極的に委ねるとともに，医療スタッフ間の連携・補完を一層進めることが重要」と示されており，さらに薬剤師に関しては「薬剤の種類，投与量，投与方法，投与期間等の変更や検査のオーダについて，医師・薬剤師等により事前に作成・合意されたプロトコールに基づき，専門的知見の活用を通じて，医師等と協働して実施すること」が奨励されています（この通知については本章Lesson 8でも解説）。

また，看護師においては在宅医療などの推進を図るため，保健師助産師看護師法（昭和23年法律第203号）が改正され，特定行為に係る看護師の研修制度が創設されました（2015年10月施行）。この制度により研修を受けた看護師（特定看護師）は，医師や歯科医師等の判断を待たずに，手順書を用いることにより特定の医行為を自らの判断で実施することが可能となりました。この特定行為の一部には薬剤に関連する内容もあり，事前に作成された手順書をもとに輸液，降圧薬，抗痙攣薬などの薬剤の調整を特定看護師が行

います。

すでに一部の病院ではこれらの新しい制度を活用し，薬剤管理の新しい仕組みづくりを行う動きがみられています。このような業務の移管・共同化，いわゆる「タスクシフティング・タスクシェアリング」は，医師の過重労働や医療安全のリスクが生じることを防ぐ効果的な手法です。また，患者をサポートするスタッフが医学的・薬学的視点をもつことは，確実に患者モニタリングの向上につながります。医療構造が変化しているときですので，副作用を早期に発見して早期に介入するためには，スタッフの質の向上と多職種連携，そして新たな状況に対応する仕組みづくりが欠かせないでしょう。

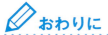

おわりに

副作用は重篤・顕著なものから，患者自身ですら気づかないものまでさまざまです。療養環境の多様化，慢性疾患の増加により病院外でも治療を継続することがあたりまえになっていますが，地域における副作用を含めた「モニタリング」に関してはまだまだ課題があり，薬剤管理に関してもいっそう質を高めることが重要です。薬剤師，看護師など多職種が協働でこの問題に取り組むことが必要であり，すべての医療関係者の協力で「これからの医療」をつくりあげていくことが必要だと思います。

第1章 副作用の考え方のキホン

Lesson 8
臨床推論において
医療従事者が知っておきたい法的観点

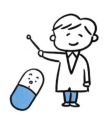

はじめに

2010年，厚生労働省医政局長通知「医療スタッフの協働・連携によるチーム医療の推進について」（平成22年4月30日医政発0430第1号）において，「薬剤師を積極的に活用することが可能な業務」として以下の内容が具体的に示されたこともあり，薬剤師が病棟等で臨床に関わる場面が増えてきています。

1) 薬剤師を積極的に活用することが可能な業務
　以下に掲げる業務については，現行制度の下において薬剤師が実施することができることから，薬剤師を積極的に活用することが望まれる。
①薬剤の種類，投与量，投与方法，投与期間等の変更や検査のオーダについて，医師・薬剤師等により事前に作成・合意されたプロトコールに基づき，専門的知見の活用を通じて，医師等と協働して実施すること。
②薬剤選択，投与量，投与方法，投与期間等について，医師に対し，積極的に処方を提案すること。
③薬物療法を受けている患者（在宅の患者を含む。）に対し，薬学的管理（患者の副作用の状況の把握，服薬指導等）を行うこと。
④薬物の血中濃度や副作用のモニタリング等に基づき，副作用の発現状況や有効性の確認を行うとともに，医師に対し，必要に応じて薬剤の変更等を提案すること。
⑤薬物療法の経過等を確認した上で，医師に対し，前回の処方内容と同一の内容の処方を提案すること。

67

> ⑥外来化学療法を受けている患者に対し，医師等と協働してインフォームドコンセントを実施するとともに，薬学的管理を行うこと。
> ⑦入院患者の持参薬の内容を確認した上で，医師に対し，服薬計画を提案するなど，当該患者に対する薬学的管理を行うこと。
> ⑧定期的に患者の副作用の発現状況の確認等を行うため，処方内容を分割して調剤すること。
> ⑨抗がん剤等の適切な無菌調製を行うこと。

　この通知においては，「近年，医療技術の進展とともに薬物療法が高度化しているため，医療の質の向上及び医療安全の確保の観点から，チーム医療において薬剤の専門家である薬剤師が主体的に薬物療法に参加することが非常に有益である。」としており，チーム医療において薬剤師が主体的に薬物療法に参加することが期待されています。

　また，薬物療法において，重篤な副作用の可能性がある医薬品の投与等においては，医師はその後の患者の状態について経過観察する必要があり，看護師においても経過観察は重要な業務と考えられています。経過観察を行い，状況に応じて医師への報告等が必要かを適切に判断できる必要があると考えられます。

　一方，前記通知において，「薬剤師を積極的に活用することが可能な業務」については，現行制度のもとにおいて実施できる業務とされており，当然のことながら法令に反して行うことはできない点は注意が必要です。また，法令に反してはならないことは，看護師等においても同様です。

　そこで本項では，薬剤師や看護師等の医療従事者が臨床において薬物療法に関わる業務を行ううえで注意すべき法的な問題を検討します。

薬剤師と医業

　臨床現場において業務を行う場合に注意をしなければならない法律として，医師法第17条があります。

医師法
第十七条　医師でなければ，医業をなしてはならない。

　この法律は，医師以外は「医業」を行えないことを意味しており，この規定に違反した者は「三年以下の懲役若しくは百万円以下の罰金に処し，又はこれを併科する。」とされています（医師法第31条第1項第1号）。

1.「医業」とは

　医師法第17条の「医業」には決まった定義規定はありません。この理由は，「医業」とは医学の進歩とともに変化するため定義をすることが困難であるからといわれており，解釈によって判断するしかありません。
　一般的には「業として医行為を行うこと」とされており，「業」と「医行為」の2つの要件にいずれにも該当することが「医業」とされています。

(1)「業」

　「業」とは，反復継続の意思をもって医行為を行うことです。そのため，営利性がある，有料である等とは関係がありません。また，1回限りの行為であっても，反復継続の意思があれば「業」として行ったと判断されます。臨床の場において通常の業務として行う場合，1回限りということはないと考えられるため，通常「業」の要件を充足することになります。

(2)「医行為」

　上記のとおり，臨床の場において業務で行う場合には「業」の要件を充たすため，「医行為」が重要です。この「医行為」については以下のとおり考えられています。

第1章　副作用の考え方のキホン

「医師の医学的判断及び技術をもってするのでなければ人体に危害を及ぼし，又は危害を及ぼすおそれのある行為」（昭和39年6月18日医事44の2）
「医師が行うのでなければ保健衛生上危害を生ずるおそれのある行為」（最高裁判決昭和30年5月24日刑集9巻7号1093頁，最高裁判決平成9年9月30日刑集51巻8号671頁）

　このような一応の定義がされていますが，明確なものではなく解釈によるしかないのは，前述のとおり医学の進歩に伴って変化していくものだからです。
　行政の見解も最高裁の見解もほぼ同じと考えられ，簡単にいえば，医師が行うのでなければ危険を生ずる恐れのある行為が「医行為」ということになります。もっとも，手術等は医師が行っても危険であるため，医師が行うことにより一般人が行うよりも危険性が少なくなる行為が「医行為」と考えるとわかりやすいかもしれません。

一般的に医行為とされている行為
- 行為自体に侵襲性を含むもの：手術，採血，注射，処方等
- 行為自体には侵襲性のないもの：診断等

2．絶対的医行為・相対的医行為

　以上のとおり，いくら薬剤師が臨床において業務を行うといっても，「医行為」を行ってしまえば法律違反になってしまいます。したがって，侵襲性を含む処方や採血を薬剤師は行うことはできません。では，仮に医師から具体的な指示を受ければ薬剤師が「医行為」を行うことは可能なのでしょうか。
　結論としては，医師からの指示があっても「医行為」にあたれば，薬剤師が行うことはできません。「絶対的医行為」，「相対的医行為」という概念が

あり,「絶対的医行為」というのは医師本人しか行えない行為でわかりやすい一方,「相対的医行為」は医師の指示のもと医師以外の者が行えますが,誰でも行えるわけではなく,医師の指示のもと看護師等,法律上認められている者に任せることができる行為を一般的にはいいます。

看護師は,「診療の補助」(保健師助産師看護師法第5条) として, 身体的侵襲の比較的軽微な医行為の一部について医師の指示のもと補助ができますが, この「診療の補助」は看護師の独占業務 (保健師助産師看護師法第31条) です。したがって,薬剤師はいくら医師の指示があっても「医行為」にあたる行為はできないことになります。

一方, 看護師は, 医師の指示のもと相対的医行為を行うことが可能です。なお, 看護師の業務には「療養上の世話」もあります。

保健師助産師看護師法
第五条　この法律において「看護師」とは,厚生労働大臣の免許を受けて, 傷病者若しくはじよく婦に対する療養上の世話又は診療の補助を行うことを業とする者をいう。
第三十一条　看護師でない者は,第五条に規定する業をしてはならない。ただし,医師法又は歯科医師法 (昭和二十三年法律第二百二号) の規定に基づいて行う場合は,この限りでない。
2　保健師及び助産師は,前項の規定にかかわらず,第五条に規定する業を行うことができる。

薬剤師の臨床推論

以上のとおり,薬剤師はたとえ医師の指示があっても「医行為」を行うことはできません。侵襲性を含む処方や採血等を行うことはもちろん,診断を行うこともできない点に注意が必要です。薬剤師の行うさまざまな行為は,診断のためではなく,あくまで薬学的管理のために行うことが重要です。最近では,薬剤師が臨床推論を行ったうえで処方提案等をすることもあるようです。この場合でも,やはり診断行為を行わないことが重要で,薬剤師が行

第1章　副作用の考え方のキホン

う臨床推論は処方提案や副作用の発見等の薬学的管理のために行わなければなりません。軽微な症状なら薬剤師が診断できる，処方できるというようなミニ医者のような意識で行うことは適切ではありません。

　実際，臨床推論を推奨している薬剤師は，診断のために必要なのではなく，処方提案・副作用の発見等の薬学的管理のために，医薬品の知識だけでなく臨床推論が必要だと考えているようです。医師が患者の診断をし適切な処方を行うために，薬剤師がより有用な提案，情報提供をするためのツールということなのでしょう。

　繰り返しになりますが，薬剤師が患者からの情報を聞き取り検査値等をみたうえで臨床推論することは可能ですが，病名等を伝えてしまえば診断行為になりかねません。しかし，その推論した内容も踏まえて医師に提案，情報提供し，医師がさまざまな情報の1つとして参考に検査を指示する，処方を決定するのであれば，それは医師への情報提供であり「医行為」ではありません。もちろん，医師が提案，情報提供を採用する場合もあれば採用しない場合もあるでしょうが，医師の目とは違った薬剤師からの情報は医師にとっては非常に有用なはずです。そう考えれば，患者に危険が及ぶのではなく，より患者のためになっていると考えることができます。冒頭の通知も，このような趣旨で処方提案についても言及していると思われます。

　具体的な提案，情報提供には，薬の副作用の可能性が高いため薬剤を変更，または効き方が悪いので増量等の提案もあれば，処方を決定するプロセスで薬剤の投与は不要，中止という提案も当然あるでしょう。薬剤を投与しないということも薬学的管理に含まれるはずです。または，なんらかの問題が出ている場合に，「副作用等薬剤の影響ではないと考えられる」との提案もあり，それを参考に医師がその他の可能性を検討するという場合もありえるでしょう。このように副作用かそれ以外かを推論する場合には，薬剤師が医薬品の知識だけではなく，臨床の知識があることは有用にも思われます。

　いずれにしても，薬剤師は診断をするのではなく，薬学的管理の一環として臨床推論を行い，最終の診断や処方は，その情報や提案等を踏まえて医師が行うということが重要です。

　なお，2014年に薬剤師法が改正となり，薬剤師の調剤の際の義務として情報提供だけでなく「必要な薬学的知見に基づく指導」が追加されました。

前述のとおり薬剤師は診断や処方をすることはできないため，処方変更等については医師に提案をし医師が検討をすることになりますが，医師への提案だけでなく，薬剤師独自の義務として患者等に対し「必要な薬学的知見に基づく指導」を行う必要があることも忘れてはなりません。

薬剤師法
（情報の提供及び指導）第二十五条の二　薬剤師は，調剤した薬剤の適正な使用のため，販売又は授与の目的で調剤したときは，患者又は現にその看護に当たつている者に対し，必要な情報を提供し，及び必要な薬学的知見に基づく指導を行わなければならない。

 看護師の臨床推論

　看護師は上記のとおり，薬剤師と異なり，「診療の補助」として，身体的侵襲の比較的軽微な医行為の一部について医師の指示のもと補助ができます。また，看護師の業務には「療養上の世話」もあり，「診療の補助」との区別が簡単ではない業務もありますが，いずれにしても，看護師における経過観察は重要な業務であり，薬物療法において重大な副作用等の可能性があればもちろん，有用な情報等も必要に応じて医師に提供する必要があると考えられます。看護師の医師への報告義務が問題となった裁判例において，「医師は，患者の容態に変化があれば，直ちに当直医に報告するよう指示はしていないが，看護師としては当然採るべき措置」と判示したものがあり（大阪地判平成11年2月25日，判例タイムズ1038号242頁），医師への報告等が必要かどうか，また報告するとしてどのように報告するのかを適切に判断できる必要があると考えられます。そのような観点からは，臨床推論は看護師にも有用と思われます。

　もちろん，看護師においても，絶対的医行為は行えないという意識は重要です。どのような行為が絶対的医行為であるかなどの詳細な検討は本項では行いませんが，たとえ簡易な疾患であるとしても，医師の指示なく診断し処方等を行うことはできません。保健師助産師看護師法第37条には以下の規

定もあります。

保健師助産師看護師法
第37条　保健師，助産師，看護師又は准看護師は，主治の医師又は歯科医師の指示があつた場合を除くほか，診療機械を使用し，医薬品を授与し，医薬品について指示をしその他医師又は歯科医師が行うのでなければ衛生上危害を生ずるおそれのある行為をしてはならない。ただし，臨時応急の手当をし，又は助産師がへその緒を切り，浣腸を施しその他助産師の業務に当然に付随する行為をする場合は，この限りでない。

もっとも，「医師及び医療関係職と事務職員等との間等での役割分担の推進について」（医政発第1228001号平成19年12月28日厚生労働省医政局長）においては，以下のとおり示されており，医師の事前の指示に基づく薬剤の投与量の調整は可能です。

1）薬剤の投与量の調節
患者に起こりうる病態の変化に応じた医師の事前の指示に基づき，患者の病態の変化に応じた適切な看護を行うことが可能な場合がある。例えば，在宅等で看護にあたる看護職員が行う，処方された薬剤の定期的，常態的な投与及び管理について，患者の病態を観察した上で，事前の指示に基づきその範囲内で投与量を調整することは，医師の指示の下で行う看護に含まれるものである。

また，2015年10月から，看護師が医師の指示のもと，手順書により行う特定行為研修制度（保健師助産師看護師法第37条の2）が創設・開始され，インスリンの投与量の調整や抗痙攣薬の臨時投与等が含まれています。「看護師等による静脈注射の実施について」（医政発第0930002号平成14年9月30日厚生労働省医政局長）においても，「看護師等学校養成所においては，薬理作用，静脈注射に関する知識技術，感染・安全対策などの教育を見直

8 臨床推論において医療従事者が知っておきたい法的観点

し，必要に応じて強化すること」とあるなど，専門職である看護師には薬理作用等の薬学の知識が要求されており，それを前提とした経過観察が求められると考えられます。

多職種への理解

以上のとおり，医療従事者においては職種によって法的な規制が異なっており，チーム医療においては，医師も含めて他の職種が可能な業務等を理解しておくことも重要と考えられます。また，専門性と法規制を前提に，役割分担を決めることも重要であり，そのための相互理解も重要でしょう。

薬物療法については，前述の「医療スタッフの協働・連携によるチーム医療の推進について」において，「後発医薬品の種類が増加するなど，薬剤に関する幅広い知識が必要とされているにもかかわらず，病棟や在宅医療の場面において薬剤師が十分に活用されておらず，注射剤の調製（ミキシング）や副作用のチェック等の薬剤の管理業務について，医師や看護師が行っている場面も少なくない」として，以下の提案もされています。

2) 薬剤に関する相談体制の整備
薬剤師以外の医療スタッフが，それぞれの専門性を活かして薬剤に関する業務を行う場合においても，医療安全の確保に万全を期す観点から，薬剤師の助言を必要とする場面が想定されることから，薬剤の専門家として各医療スタッフからの相談に応じることができる体制を整えることが望まれる。

薬物療法においては，臨床および薬学の知識が必要と考えますが，お互いに補完できる体制の整備も重要になると考えられます。

第2章 実践！3ステップで推論する副作用

第2章　実践！3ステップで推論する副作用

Case 1
この「めまい」はミノサイクリンによるものですか？

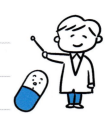

このケースを読み終わった後は

- ミノサイクリンによるめまいの特徴を説明できるようになる。
- 頻度の高いその他のめまいについて知りたくなり，調べてしまう。
- 薬剤によるめまいを疑ったとき，そのもっともらしさを言えるようになる。

今回の一例

27歳女性。昨日から，ふわふわする感じのめまいが持続するので，薬剤の副作用かどうか本人から薬剤師が相談を受けた。職業は看護師。夜勤などで不規則な生活になるとニキビが出るため，4日前に病院を受診して内服薬と外用剤を処方される。

 4日前の処方内容は以下のとおり

ビタミンB₁・B₆・B₁₂配合カプセル（ビタメジン®）25mg	1回1Cap　1日3回　毎食後
ミノサイクリンカプセル（ミノマイシン®）100mg	1回1Cap　1日2回　朝夕食後
ナジフロキサシンクリーム（アクアチム®）1%	1日2回　洗顔後患部に塗布
ケトプロフェンテープ（モーラス®）20mg	1日1回　患部に貼付

■ 喫煙歴はなく，飲酒歴は機会飲酒である。食べ物に対するアレルギー歴はないが，以前OTCの去痰薬で皮疹が出たことがあるという。
■ バイタルサインは血圧110/70mmHg，脈拍数60回/分，呼吸数14回/分，体温36.5℃，意識清明である。重症感はなく，嘔気・嘔吐や頭痛，眼振などは認められない。耳鳴りや難聴もなく，手足や顔面の麻痺，感覚障害といった神経学的所見も特にない。顔面にニキビ様の丘疹を認める以外に目立つ所見はないようである。

Step 1 被疑薬が原因である「もっともらしさ」を考える

　前述の内服薬のうち，ミノサイクリンはテトラサイクリン系抗菌薬のなかでも前庭障害がよく知られており，いわゆる「めまい」は代表的な副作用の一つです。Meyboomらによる副作用の分類[1]（p.5，42参照）では，医薬品の既知の性質に起因し予測可能，高頻度，用量依存性のタイプAの副作用にあたりそうです。実際，用量依存性の部分については中耳内の薬物濃度上昇に伴い前庭障害が発現すると考えられています。高用量服用時，もしくは服用開始から3日以内に発現しやすく，忍容性の点から治療継続困難になる理由の一つとされます。薬剤性副作用を疑う際には詳細な病歴聴取が大切なポイントになります。他の医薬品の副作用を評価するうえでも重要なことですが，患者から聴取する情報として，症状の出現と消失，医薬品の服用のタイミングなどはしっかり取得しなければいけません！　これは，めまいの現病歴をしっかりとる必要があることを意味しています。また投与開始時期の把握も重要な情報となります。今回の患者さんは4日前に病院を受診してミノサイクリンが処方されていますね。服用3日目にめまい症状を訴えはじめており，発作性のめまいではなく持続するふわふわした感じと訴えていることからも，耳鳴りの訴えはありませんが，ミノサイクリンが原因である可能性は高そうですね。

副作用の基礎知識──ミノサイクリンってめまいを起こすの？

> ミノサイクリン服用開始後まもなく出現しためまい
> ＝ミノサイクリンによるめまい

と短絡的に疑うのも悪くないかもしれません。医師と看護師もぜひ覚えていただきたいです。薬剤師は想起できなければいけない，必須な考え方でしょう。知識を一度整理します。

　薬剤性の「めまい」といっても，作用部位と症状の発現様式にはいくつかあります。作用部位としては，①聴覚器障害によるもの，②中枢抑制によるもの，③循環障害によるもの，④その他──の大きく4つに分けることができます。症状については，動揺性，回転性，失神前とこちらは3つに大きく

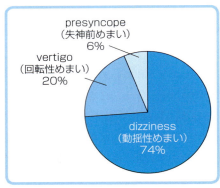

図1 ミノサイクリンによるめまい症状の分類ごとの報告割合（2005〜2014年）（n=105）
〔FDA Adverse Event Reporting System（FAERS）のデータをもとに著者作成／山田和範：薬局，66：3039-3050, 2015 より転載〕

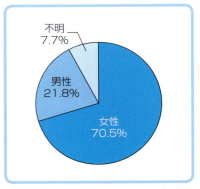

図2 ミノサイクリンによるめまい（dizziness）の報告の性別分布（2005〜2014年）（n=78）
〔FDA Adverse Event Reporting System（FAERS）のデータをもとに著者作成／山田和範：薬局，66：3039-3050, 2015 より転載〕

分けることができます。それぞれの薬剤ごとに作用する部位と発現する症状が関連しますが，必ずしも薬剤と症状が一対一に対応するとは限りません。

前述のとおり，ミノサイクリンによるめまいは中耳内の薬物濃度上昇に伴い前庭障害が発現するためと考えられています。高用量服用時，もしくは服用開始から3日以内に発現しやすく，めまい症状としては回転性めまいから動揺性めまい，失神前めまいまで，あらゆるめまいが報告されています。そのなかでも「ふわふわする感じ」と形容される動揺性めまいの訴えは7割を超え，その報告頻度は他のめまいに比較し高いことがわかります（図1）。

この副作用は男性よりも女性に起こりやすく，ミノサイクリンを服用した女性のおよそ70％に発生するとの報告もあります[2]。図2は米国FDAの副作用報告から作成したものですが，自発報告でも女性が多いことがわかります。

このように見てきたミノサイクリンによるめまいですが，中耳内薬物濃度上昇によって引き起こされると考えられているため，減量またはデチャレンジ（被疑薬の中止）により組織内濃度が低下すれば症状も消失するでしょう。ただし，中止してからもしばらくめまい症状が続くケースもあるようです。また，ミノサイクリンは抗菌薬ですので中途半端な投与量で治療を継続

1　この「めまい」はミノサイクリンによるものですか？

した場合，耐性菌が選択される可能性もあり，一般的にめまい症状が発現した場合は減量継続よりも薬剤変更が望ましいでしょう。どのような感染症で，どの病原微生物に対し使用されているかを確認し，代替薬も提案できるようにしておくと医師からは「できる薬剤師」と思われるかもしれません。

Step 2　被疑薬以外が原因である「もっともらしさ」を考える

　もし，ミノサイクリン以外が原因のめまいだったらどうするの？　を考えていきましょう。

あう・あわない 推論

頭位変換により誘発された回転性めまいではないことから，本患者の症状は典型的な良性発作性頭位めまい症とあわない！

　めまい症状を訴える頻度の高い代表的な疾患としては，良性発作性頭位めまい症（benign paroxysmal positional vertigo；BPPV）があり，まずは似たようなめまいがこれまでになかったかについての病歴がほしいところです。BPPVの発作の多くは，朝目覚めて寝返りを打ったときや起き上がったときなど，頭の位置が変化して内耳にある後半規管が刺激されたときに数十秒の回転性めまいが起こります。発作は突然発症し，立っていられなくなりその場にしゃがみこんで動けなくなったり，横になって目をつむっていても強いめまいを訴えたりすることが多いです。また，めまいに伴い嘔気・嘔吐がみられることがあり，眼振を認めることもあります。通常，発作は全体として数時間で消失しますが，時に動揺性めまいとして数週間続くこともあります。難聴や耳鳴りは起きません。Dix-Hallpike法は診断のゴールドスタンダードとされ[3]，本法でめまいが誘発されます。

あう・あわない 推論

嘔気・嘔吐はなく，めまいも発作性のものではないため前庭神経炎とはあわない！　また，耳鳴り，難聴などの蝸牛症状も伴っていないことからメニエール病もあわない！

　次に比較的頻度の高いめまいとして，前庭神経炎やメニエール病などの末

81

第2章　実践！3ステップで推論する副作用

梢性めまいがあります。前庭神経炎は急性片側性迷路障害で，感染や外傷，虚血などが原因とされますが，原因不明のことも多いです。一般的な発症様式としては，突然発症し，嘔気・嘔吐を伴う激しい回転性めまいが数時間継続します。眼振は病変側と反対に向かい，体も病変側に傾倒します。めまい発作出現時は耳鳴り，難聴などの蝸牛症状は伴わないのが特徴で，メニエール病との鑑別になります。メニエール病は，発作性のめまい，変動する感音性難聴，耳鳴りと耳閉感が特徴です。耳鳴り，難聴はめまいの初回発作時に必ず伴うとは限りませんが，病気が進行するにつれ，また急性発作を繰り返して重症化するに従い必ず現れるとされます。発症年齢は30歳後半から40歳前半にピークがあるとされますが，青年，高齢者でも発症します。原因不明のものが最も多く，その他には感染，外傷，自己免疫疾患，腫瘍などにより内リンパ嚢が二次性に機能障害を起こした結果，前庭および蝸牛有毛細胞の変性を引き起こすとされます。

あう・あわない 推論

本患者のめまいはその他の随伴症状を伴わないことから，緊急性の高い典型的な脳血管障害や大動脈解離とはあわない！

　めまいを伴う緊急性の高い疾患といえば，小脳梗塞や出血などの脳血管障害に関連するめまいがあります。こうした緊急性の高い脳血管障害で起こる症状は突然から急性にピークへ達します。多くは高齢者で発症しますが，20～30代の比較的若い方にも起こることがあり，病歴から脳血管障害を疑った場合，診断には頭部MRIなどの画像検査が必須となります。通常はめまい症状以外の＋αの症状を伴うことが多く，小脳や脳幹の血管障害部位により感覚障害や運動障害などの神経症状を伴います。ただし，小脳下部の限局障害では，末梢前庭障害のような単独のめまいを生じることがあるため注意が必要です。また，脳幹部や小脳の梗塞では神経脱落症状や頭部CTで異常を認めないことがあるので，＋αの症状がないからといって中枢性疾患を単純に除外してしまわないことも大切です。

　若い人のめまいで重要な疾患に椎骨脳底動脈解離があり，男女比は1：3とされます。延髄外側症候群（Wallenberg症候群）では，顔面の痺れ，感覚障害や嘔気・嘔吐，複視や嚥下障害や嗄声などの症状を伴います。

1　この「めまい」はミノサイクリンによるものですか？

　緊急性の高い疾患で押さえておきたいもう一つの疾患に，失神前めまいを訴える大動脈解離などの血管性疾患があります。通常，大動脈解離の症状としては解離の部位に関連した引き裂かれるような痛みを訴えるとされていますが，大動脈解離の5～10％の患者では痛みを訴えないとされており，痛みのない大動脈解離の症例報告も以前からある[4),5)]ことからも注意が必要です。これらの疾患では+αの随伴症状に注意する必要があります。大動脈解離の発症の男女比は2：1で男性に多く，好発年齢は50～60歳にピークがあります。高血圧の既往が70％にみられるとされ，典型症状には，突然の発症，発汗，呼吸困難や脈拍欠損，頸動脈閉塞に伴う片麻痺，片側知覚消失などがあります。

　本症例では既往や年齢などの情報に加え，随伴症状を伴っていないことから，緊急性を要する疾患にあわなさそうです。

　ここまでのまとめとして，めまいの種類と代表的な原因について表1に示します。

表1　めまいの種類と代表的な原因

めまいの種類	vertigo	dizziness	presyncope
	回転性めまい	動揺性めまい	失神前めまい
形容表現	ぐるぐる回る，立っていられない	ふらふら，ふわふわ	気が遠くなる，意識を失いそうになる
可能性	【中枢性】 脳血管障害，脳腫瘍など 【末梢性】 ・良性発作性頭位めまい症（BPPV） ・メニエール病 ・前庭神経炎 ・薬剤性など	どちらもあり	・排便，排尿後失神など ・血管迷走神経反射 ・神経障害性（自律神経障害など） ・心血管性（不整脈，弁膜症，肺塞栓，大動脈解離など） ・起立性低血圧（出血，脱水などによるhypovolemiaなど） ・精神心理的（過換気など） ・薬剤性など

83

第2章 実践！3ステップで推論する副作用

Step 3 考えをまとめてアクションへ

これは避けたい!? 期待されないコミュニケーション例

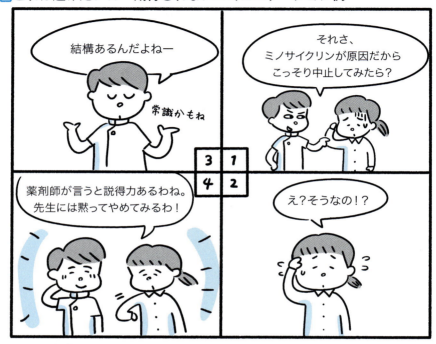

原因を断定したうえ，処方医に連絡もせずにこっそり中止はいただけません。患者さんには絶対しないように普段伝えていることですよね。

その他，薬剤師と看護師の避けたいパターン
①「脳神経外科にコンサルトしてもらいな！」
②「BPPVだよ。Dix-Hallpike法やってみようか！」
③「ジフェニドール＆ベタヒスチンくださいって先生に言いなよ！」

今回のケースでは，患者さん本人から直接，症状について尋ねられていますので，本人に対し回答するシチュエーションで考えてみました。

①は，とりあえずめまいで重篤な疾患を除外するうえでも脳神経外科に丸投げ…と考えたのか，脳血管障害を考えたのか。医師がコンサルトするかどうか決めるわけですし，それに必要な情報を提供するならともかく，「コンサルトしてもらいな！」は処方医を差し置いて勝手に判断したら医師との今

後の関係性が破綻しかねません。これはやめておきましょう。

②はマンガ同様，勝手に診断しないでください。確かにBPPVは良性のめまいの多くを占めますが，頻度が高い疾患について断定的な言い方は避けたほうが無難です。また，診断や処置は医師の仕事です。これはやってはいけません。

③のように対症療法としての薬剤を「処方してもらいな！」は良くないですね。まだ診断も確定していない状態で勝手に判断して対症療法について言及するのもよくありません。

以上に共通しているのは，処方医に連絡もなしに薬剤師がアクションを起こしていることです。医療スタッフとして日常から円滑なコミュニケーションを図るうえでも，処方医と密に連絡を取り合うことは信頼関係の構築にもつながりますので，ぜひ連絡をとってください。

症例の特徴をまとめる——不確かさもそのまま大切に

まずは患者さんの状態を的確に伝える必要がありますよね。日常診療ではまず緊急性の判断が必要になります。こんなときは，詳細に情報をとるよりすぐに医師に連絡しましょう。

- **激しいめまいで嘔吐している**
- **麻痺などの神経症状が出ている（例：手足の力が入りにくい，バレー徴候陽性など）**
- **自分の直感で，やばそう！と思ったとき**

今回のケースでは，「1日前からふわふわするめまいが出現」と書いてありますが，患者さんは実にさまざまな表現で伝えてきます。あまりはっきりとしない表現で話してくるかもしれません。「はっきりとしない」というのも大切な情報になるので，得られた情報には自分の考えに沿うように手を加えることなく，不確かさもそのまま客観的に伝えるようにしましょう。

また上述したように，めまいといっても動揺性や回転性から失神前の気が遠くなるような症状もめまいとして訴える場合もあります。単に訴えが「めまい」といっても，具体的にどのような症状なのか詳細に確認することも重要となります。

第2章　実践！ 3ステップで推論する副作用

デキると思われるかも??　聴取のポイント

1. いつから症状が発現したのか，持続しているか？
2. どのようなめまいか（回転性？　動揺性？　失神前？　など）
3. めまい以外に何かエピソードがないか？
4. 患者の様子全般

押さえておきたい医薬品によるめまい

　患者さんからめまいの訴えを聞いたとき，「何となくめまいだからとジフェニドールやベタヒスチンで対処する」のではなく，その原因を考察しておくことは重要です。薬剤師であればまず服用している・投与されている医薬品との関連を考えておき，医師や看護師はこのあたりをいつでも薬剤師に聞いてみるようにしましょう。具体的にみていくと，聴覚器障害によるものとしては，ミノサイクリンのほかにアミノグリコシド系抗菌薬，バンコマイシン，イソニアジド，シスプラチンなどのプラチナ製剤，インターフェロン，フロセミドなどのループ利尿薬，高用量アスピリンなどがあります。中枢抑制によるものとしては，ベンゾジアゼピン系抗不安薬やガバペンチン，プレガバリンのほかにキノロン系抗菌薬もあります。

　循環障害によるめまいとは失神前めまいが該当します。循環障害によるものとしては降圧薬，利尿薬，α遮断薬，三環系抗うつ薬などがあります。その他のものとしては，薬剤性錐体外路障害を起こす抗ドパミン作用のある薬剤，筋弛緩薬では脱力によるふらつきを患者さんは「めまい」と訴えることもあるので注意が必要ですね（表2）。医薬品による副作用を疑うことができるようになるためには，まずは症状として「めまい」の原因となる医薬品を把握しておくことが第一歩です。さて，いろいろ考えてきた結果をどのように医師に伝えるのか，考えていきましょう。

どうアクションするべき？　書いた人はこう考える

　今回のケースでは，患者さんである看護師に相談された薬剤師がどのようにアクションするか，です。医師が薬剤性めまいを疑っていたら，その考えに同意するように，医薬品が原因であることがなぜもっともらしいか，医薬品の特性について話をすれば「そうだよね！」と思ってもらえるかもしれま

86

1 この「めまい」はミノサイクリンによるものですか？

表2 押さえておきたい医薬品によるめまい

めまい発生機序	医薬品
聴覚器障害	ミノサイクリン，アミノグリコシド系抗菌薬，バンコマイシン，イソニアジド，白金製剤，インターフェロン，ループ利尿薬，高用量アスピリンなど
中枢抑制	ベンゾジアゼピン系抗不安薬，ガバペンチン，プレガバリン，キノロン系抗菌薬など
循環障害	降圧薬，利尿薬，α遮断薬，三環系抗うつ薬など
その他	薬剤性錐体外路障害：抗ドパミン作用のある薬剤
	筋弛緩薬による脱力

せん。そして医師の忙しさにもよりますが，薬剤性めまい以外の疾患をどのように鑑別しているか，勉強のためにと教えてもらうようお願いしてみましょう。一方，医師が薬剤性めまい以外を疑っていた場合，自分がいかに薬剤性を疑っていてもっともらしい情報をもっていても，医師の考えを尊重するスタンスでいましょう。医薬品のことを熟知した薬剤師であっても，医薬品以外の可能性について熟知しているわけではありません。「自分の考えはいつも間違っているのかもしれない」くらいのスタンスがちょうどよかったりします。医師とのコミュニケーションが良好な場合はすぐに自分の意見を伝えてもうまくいくでしょうが，まだあまりコミュニケーションをとれていないような場合は特に，伝えるべき情報を客観的に伝え，医師の判断に任せましょう。

☞ **実際はこうなりました！**

　まず患者さんのめまいについて医師に情報提供する際に，医師が気にしそうな緊急性の高い病態や他の疾患の除外に役立つ情報を含めて伝えました。そして，ミノサイクリンによるめまいの特徴と患者さんが訴えている症状が類似していることと，好発時期が合うことも伝えました。経過，臨床症状から緊急性が低いと医師が判断し，まずは被疑薬と考えられるミノサイクリンの内服を中止するよう連絡を受け，患者さんに伝えました。また，医師からその他の随伴症状が出たり，めまい症状が悪化したりするような場合は受診するよう伝えられ，その旨を薬剤師から説明しました。

　ミノサイクリンの内服中止から2日目にはめまい症状は改善しはじめ，3日目にはほとんど感じなくなりました。ニキビも外用剤の塗布のみで次第に軽快

87

しました。

医師からのKey Message
光増　智

　「めまい」を訴える患者さんは珍しくありません。予後が良好とされるBPPVの場合でも，急性期の症状の強さはまちまちであり，救急搬送された直後に，重症例と同様に嘔気・嘔吐が強く制吐薬の静注にて何とか検査を行うケースも少なくありません。また原因については，脳梗塞であっても歩いて外来受診されるケースがあったり，頭部CTでは描出されなかった病巣がMRIで初めて描出されるケースがあったりと，いろいろな可能性を疑わなければいけません。原因は，耳性・前庭性のほか，循環器系，脳神経系，筋骨格系，心因性をはじめ多様な原因が鑑別としてあげられます。

　確定診断は慎重に行わなくてはいけませんが，その鑑別に最も重要なのは「病歴」です。次いで「患者さんの症状」を評価することが大切となります。めまい症状は前庭迷路系が強く関与して発症していますが，前庭迷路系だけや片側だけなどの「部分的な評価」は不可能なため，ベットサイドのみの評価には限界があることも念頭に置いておく必要があります。

　患者さんを診る際のポイント[6]には，

> ①回転性めまいか，非回転性めまいか
> ②症状の持続期間は，突発的か，繰り返すか，持続しているか
> ③随伴症状はないか

があげられます。

　①回転性か非回転性のめまいのタイプ別には，ある調査[7]で多い順に，表3のように報告されています。

　②症状の持続期間については，多い順に，突発的なものでは前庭神経炎，外傷性，感染性，血管性の順に多く，繰り返す場合には，頭位変換性はBPPV，片頭痛性，後頭蓋窩病変が疑われます。非頭位変換性の場合，片頭

1 この「めまい」はミノサイクリンによるものですか？

表3 めまいのタイプ別原因頻度一覧

種　類	原　因	頻度
回転性 めまいの場合	・末梢性前庭性 ・片頭痛性 ・緊張型頭痛・肩こり ・脳血管障害	高 ↕ 低
非回転性 めまいの場合	・緊張型頭痛・肩こり ・末梢性前庭性 ・脳血管障害 ・心因性・神経症	高 ↕ 低
回転性と非回転性 の両方の場合	・末梢性前庭性 ・心因性・神経症 ・緊張型頭痛・肩こり ・脳血管障害	高 ↕ 低

痛，メニエール病，前庭神経発作，脳血管疾患が続きます。慢性的なもので
は小脳疾患，パーキンソン症候群，脊髄疾患，末梢性神経障害，脳小血管病
が鑑別にあげられ，その他として内科疾患，薬物副作用，軽度の前庭系症
状，心因性があげられます。

　③随伴症状については，耳鼻科領域を考えると，三半規管や耳石器など前
庭障害による眼振のみであればBPPVや前庭神経炎などが多く，蝸牛症状
（耳鳴り，難聴）が加わると突発性難聴やメニエール病などが多いです。緊
張型頭痛・肩こりの場合，原因が頸部筋群の過度の筋緊張やその左右差の拡
大であり，眼振など前庭障害症状はみられません。脳血管障害の場合，片側
の麻痺，片側の感覚異常，複視，構音障害，頭痛，意識障害などを伴う場合
もある一方，めまい感のみで他覚的に異常が観察されない場合もあります。
循環器系では，起立性低血圧，不整脈，血管迷走神経反射などがあります
が，血圧は比較的早期に正常化してもめまい症状が遷延することは珍しくあ
りません。なお，薬物中毒性のめまいの場合，両側の前庭神経障害として，
動揺視（体動のたびに視界が揺れる）や不安定感の訴えのほか，小脳症状が
みられる場合もあります。

　以上，「めまい」患者さんの原因については，現場での観察に加え，その
多様性からあらゆる可能性を念頭に置いて考えることが非常に重要と思われ
ます。今回のケースのように，薬剤師さんが患者さんから「めまい」の症状

第2章　実践！3ステップで推論する副作用

について得られた情報を医師に提供してもらえると，薬剤性も含め鑑別を考えるうえで参考になりますので，この機会にぜひめまいについて整理してみてください。

【引用文献】

1) Meyboom RHB, et al：Principles of signal detection in pharmacovigilance. Drug Saf, 16：355-365, 1997
2) Fanning WL, et al：Side effects of minocycline: a double-blind study. Antimicrob Agents Chemother, 11：712-717, 1977
3) Bhattacharyya N, et al：Clinical practice guideline：Benign paroxysmal positional vertigo. Otolaryngol Head Neck Surg, 139：S47-S81, 2008
4) Greenwood WR, et al：Painless dissection of the thoracic aorta. Am J Emerg Med, 4：330-333, 1986
5) Catlow J, et al：A case of painless acute Type-A thoracic aortic dissection. Age Ageing, 44：171-172, 2015
6) 日本神経治療学会治療指針作成委員会・編：標準的神経治療：めまい．神経治療学, 28：183-212, 2011
7) 福武敏夫：どこまでの症状をめまいとよぶか．診断と治療, 95：1136-1141, 2007

Memo

第2章 実践！3ステップで推論する副作用

Case 2
この「口内炎からの出血」はワルファリンによるものですか？

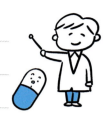

このケースを読み終わった後は
- ワルファリンの作用機序と相互作用について説明できるようになる。
- 凝固能の低下を伴う疾患について知りたくなり，調べてしまう。
- 出血や凝固能低下を認めた場合，そのもっともらしさを言えるようになる。

今回の一例

75歳男性。約3年前に非小細胞肺がん〔腺がん，Stage I A1（T1a N0 M0）〕の手術を行い，術後経過観察をしていた。約1カ月前より日常生活において息切れが生じ始めたため，精査したところ胸水貯留を認め，穿刺した胸水より腺がん（EGFR遺伝子変異陽性）が検出された。非小細胞肺がんの再発の診断にてゲフィチニブによる治療が外来で開始された。

ゲフィチニブ投与開始から2週間後，薬剤師外来にてコンプライアンスや副作用の確認をしたところ，「1週間経過した頃より口内炎があちこちにでき始め，食事をとることがつらくなってきた。前回の指導で口腔ケアを勧められたが，歯磨きをすると口内炎から出血するようになってしまった。ここ2日くらいは何もしなくても口の中が出血しており，疲労感が強く体調もすぐれない。このまま内服を続けても平気かどうか不安になっている」との訴えがあった。

現在の処方は以下のとおり

【呼吸器外科】
ゲフィチニブ錠（イレッサ®）250mg　　　　　　　　1回1錠　1日1回　朝食後
【循環器内科】
ワルファリンカリウム錠（ワーファリン®）1mg　　　1回2錠　1日1回　夕食後
アプリンジンカプセル（アスペノン®）20mg　　　　1回1Cap 1日2回　朝夕食後
ビソプロロールフマル酸塩錠（メインテート®）2.5mg　1回1錠　1日1回　朝食後

■ 10年以上前から心房細動にて当院の循環器内科受診中。脳梗塞予防のため抗凝固療法（ワルファリン）と抗不整脈薬が投与されており，PT-INRは2.0前

後で安定した経過であった。しかし「最近，薬の飲み忘れが多い」とのことで，循環器内科処方の一包化を提案した直後であった。

■口内炎の出血が止まらないとのことであったため，主治医へPT-INRを含む血液検査を依頼した。1時間後に検査結果を確認すると，これまで治療域で推移していたPT-INRが8.18と大幅に上昇していることが判明した（表1）。

表1 ゲフィチニブ投与2週間後の血液検査結果

血算		生化学検査			
白血球（×10³/μL）	3.8	総タンパク（g/dL）	6.7	尿素窒素（mg/dL）	13.8
好中球（×10³/μL）	1.8	アルブミン（g/dL）	3.8	Na（mEq/L）	145
赤血球（×10⁶/μL）	3.9	AST（IU/L）	12	Cl（mEq/L）	110
ヘモグロビン（g/dL）	12.7	ALT（IU/L）	9	K（mEq/L）	4.8
血小板（×10⁴/μL）	55	LDH（IU/L）	127	Ca（mg/dL）	8.9
		CRP（mg/dL）	0.03		
		総ビリルビン（mg/dL）	0.9		
		クレアチニン（mg/dL）	0.62		
		PT-INR	8.18	腫瘍マーカー	
		PT（%）	3.2	CEA（ng/mL）	35
		APTT（秒）	66.2	SLX（U/mL）	123
		APTT対照	26.2	CYFRA（ng/mL）	5.2

Step 1 被疑薬が原因である「もっともらしさ」を考える

今回の患者さんはゲフィチニブによる口内炎の発症を疑い，薬剤師外来で訴えました。ゲフィチニブは，上皮成長因子受容体（epidermal growth factor receptor；EGFR）チロシンキナーゼを選択的に阻害することにより腫瘍の増殖を抑制するEGFRチロシンキナーゼ阻害薬（EGFR tyrosine kinase inhibitor；EGFR-TKI）です。現在はEGFR遺伝子変異陽性の手術不能または再発非小細胞肺がんに使用されており，ゲフィチニブを投与するためには遺伝子検査でEGFR遺伝子変異を確認することが必須となります。特にexon19欠失変異またはexon21 L858R点突然変異に変異があるものは

第2章　実践！3ステップで推論する副作用

major mutationとよばれています。

　ちなみに、まだ遺伝子検査が一般的でなかった頃は、アジア人で女性、非喫煙者、腺がんの症例にEGFR遺伝子変異を多く認めたため[1),2)]、それらの条件が揃った患者をスーパーレスポンダーとして治療していた時期がありました。

　日本の臨床試験においては75歳以上の患者が除外されていることが多く、高齢者のデータは少ないのが現状です。今回の症例は75歳であり、適切な臨床試験の知見が少ないですが、高齢者を対象としたゲフィチニブ単剤の第Ⅱ相試験の結果より[3)]、全奏効率74%、無増悪生存期間の中央値12.3カ月と、若年者と同等の有効性・安全性が報告されています。

　ゲフィチニブの代表的な副作用として皮疹や下痢、口内炎、肝機能障害があり、特に私たちが忘れてはいけないのが、2002年に発出されたイレッサ®の緊急安全性情報（イエローレター）[4)]です。日本における急性肺障害、間質性肺炎の発症率は約2%（死亡率0.6%）と推定され、海外に比べて約6倍と高頻度であり、その原因の解明は今後の重要な課題です[5)]。

がん治療中の口内炎

　口内炎は、抗がん薬や放射線治療といったがん治療をしている多くの患者が経験する不快な有害事象の一つです。口内炎は抗がん薬投与後5〜10日ほどでピークとなり、唇の裏や頬粘膜のような柔らかい可動粘膜に生じやすいのが特徴です[6)]。殺細胞性抗がん薬による発生機序は、口腔粘膜や唾液腺にフリーラジカルが発生して細胞のアポトーシスを引き起こすことで、炎症や潰瘍が発生するといわれています。一方、今回投与されたゲフィチニブのほかエルロチニブやアファチニブといったEGFR-TKIや、セツキシマブやパニツムマブのような抗EGFRモノクローナル抗体では、口腔粘膜にあるEGFRを直接阻害することにより発生するといわれています[7)]。また、細菌感染で引き起こされる口内炎もあり、いずれにしても日常の口腔ケアが重要であることに変わりありません（図1）。

　口内炎はすぐさま生命に直結するような副作用ではありませんが、痛みを伴い、症状がひどい場合は食事の摂取にも影響するため、患者としては何とかしてもらいたい副作用です。しかし、口内炎は骨髄抑制や悪心・嘔吐と

2 この「口内炎からの出血」はワルファリンによるものですか？

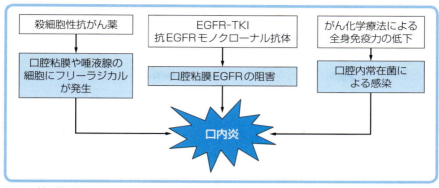

図1 抗がん薬による口内炎の発現機序（推定）

いった副作用と比べると，含嗽や口腔用軟膏の塗布，ビタミン剤の投与といったエビデンスに乏しい対策ばかりと言わざるをえません。しかし口内炎を放置しておくと，破綻した粘膜から口腔内の常在菌が体内に侵入してしまい，敗血症を引き起こしてしまうかもしれません。

それでは今回のような場合，敗血症を恐れて抗菌薬を投与し，含嗽薬や口腔用軟膏の使い方を説明して帰宅させてもよいでしょうか？　薬剤師としては，患者の訴え（副作用）を整理して，口内炎以外の症状にも目を向けてみましょう。今回の症例で気になる点として，「なんで口内炎から容易に出血しているのだろう？」という感覚は必要かもしれません。

出血を考える場合，まず，①血小板や体内の凝固因子が著しく低下していること，②凝固能が間に合わないくらいの大きな傷があることが考えられます。通常，口内炎が生じただけで相談に来るほどの出血をすることはまれだと考えられますので，何らかの原因で凝固能が低下して易出血性になっていると考えるのが妥当ではないでしょうか。その要因を探索する際，「投薬歴」を確認することは薬剤師にとって重要な業務となります。本症例で気になる薬剤としてあげられるのは，心房細動による脳梗塞予防のため処方されている抗凝固薬，ワルファリンの存在ではないでしょうか。

副作用の基礎知識——ワルファリンはどうやって抗凝固作用を示す？

特に薬剤師の方では，

第2章　実践！3ステップで推論する副作用

> 出血傾向の増強＝ゲフィチニブによる相互作用で
> ワルファリンの作用が増強

と頭に思い浮かべた方も多いでしょう。これまで安定していたPT-INRが上昇したり，出血が現れたりする要因としては，ワルファリンとゲフィチニブによる薬物相互作用が知られています。現時点ではその機序は不明となっていますが，イレッサ®の「新医薬品の『使用上の注意』の解説」[8]に掲載されている症例報告が，今回の検討の一助となるのではないでしょうか。今回の患者さんはゲフィチニブ投与開始2週間以内でのPT-INR上昇ですから，この解説にある症例報告と時期が類似しています。

　　すると，本症例は「薬物相互作用でワルファリンの出血傾向が強くなった」ということで解決してしまいそうですが，ここでいま一度，ワルファリンの基礎について整理しておきましょう。ワルファリンは古くから血栓塞栓症の治療および予防に使用されている経口抗凝固薬であり，薬物相互作用や遺伝子多型（表2）[9),10)]などさまざまな要因により抗凝固作用が減弱または増強することが知られています[11)]。

　　ワルファリンはビタミンK[a)]の拮抗薬で，活性のあるビタミンK依存性凝固因子の産生を抑制することで抗凝固活性を発揮します。ビタミンK依存性

表2　ワルファリンの作用増強・減弱に関与する遺伝子多型

感受性 (pharmacodynamics； PD)	ワルファリンは肝臓においてビタミンKサイクル（vitamin K epoxide reductase；VKOR）を阻害し，ビタミンKに依存した凝固因子である第Ⅱ因子（プロトロンビン），第Ⅶ因子，第Ⅸ因子，第Ⅹ因子の活性化を阻害することにより，凝固効果を発現する。このVKORC1の遺伝子変異が作用に影響すると考えられる[9)]。
薬物動態 (pharmacokinetics； PK)	ワルファリンはラセミ体の製剤として販売されているが，S体のほうがR体より3〜5倍強力であり，S体の主代謝酵素であるCYP2C9活性の個体差が影響すると考えられる。この遺伝子変異の発現頻度は人種間で異なることが知られている[10)]。

〔文献9），10）より〕

a) ビタミンKは大きく分けて，野菜や海草に含まれているビタミンK_1と微生物が産生するビタミンK_2があり，例えば納豆はビタミンK_2が多く含まれる食品です。ビタミンK_1は1種類だけですが，ビタミンK_2には側鎖の長さが異なる種類が存在します。

96

凝固因子として，半減期の短い順に第Ⅶ因子，第Ⅸ因子，第Ⅹ因子，第Ⅱ因子（プロトロンビン）の4つの凝固因子が知られています。これらの凝固因子は肝での生合成の最終段階で，ビタミンKの存在下でグルタミン酸のγ-カルボキシル化を生じ，これによりカルシウム結合能を獲得し血小板のリン脂質と結合できるようになります。ワルファリン投与下やビタミンK欠乏状態ではグルタミン酸のγ-カルボキシル化が障害され，protein induced by vitamin K absence（PIVKA）が出現します。PIVKAはカルシウム結合が障害されており，凝固活性を有さず出血傾向を来します。ワルファリン療法開始後およそ6〜24時間後に3つのビタミンK依存性凝固因子が減少することにより抗凝固作用が発現しますが，第Ⅱ因子であるプロトロンビンの半減期は長いので（およそ60〜72時間），完全な抗凝固効果を得るには4日ほどかかります。

　実臨床では，ワルファリンコントロールの評価指標としてプロトロンビン時間−国際標準比（prothrombin time-international normalized ratio；PT-INR）が汎用されます。検査に用いる組織トロンボプラスチンは生物由来の製剤であるため，製造ロットや製造業者によって結果が異なってきます。この差異を標準化するために考案されたのがPT-INRです。PT-INRは，明確にどの範囲でなければならないという絶対的な指標はありませんが，「心房細動治療（薬物）ガイドライン」[12]では，非弁膜症性心房細動の場合，70歳未満では2.0〜3.0，70歳以上では1.6〜2.6の範囲とされています。

Step 2 被疑薬以外が原因である「もっともらしさ」を考える

　今回の症例においては，ゲフィチニブ投与前はPT-INRが2.0付近で安定していたという情報があるため，ひとまず遺伝子多型が原因であることを除外し，その他のワルファリンの作用増強因子を探りたいと思います。

あう・あわない推論

服薬アドヒアランスが不良で一包化した経緯があったため，アドヒアランス向上によるワルファリン作用の増強とあう！

　服薬アドヒアランスを向上させるための「一包化」は有効な手段です。し

第2章 実践！3ステップで推論する副作用

かし，高齢者は薬物クリアランスが低下していると考えられるため，ワルファリンのように絶妙なバランスで投与されている薬剤が入っていると，思わぬ作用増強が予想されます。例えば「週にどれくらい飲み忘れるのか？」や「どの時間帯の服用を忘れやすいのか？」など，一包化する前に聴取する工夫が大切かもしれません。

あう・あわない推論

食事摂取は不良であったが，血清アルブミンや総タンパクは明らかな低栄養状態を示していないので，ビタミンKやアルブミン不足によるワルファリン作用の増強とはあわない！

　抗がん薬治療に伴って食欲低下を来すとビタミンKの摂取も低下する可能性があるため，ワルファリン過剰投与になる可能性があります。また，「Warfarin適正使用情報」[13]によると，ワルファリンは服用後，上部消化管で完全に吸収され，90～99％が血液中でアルブミンと結合します。アルブミンと結合しなかった1～10％の遊離形が肝細胞におけるビタミンK依存性凝固因子の産生を阻害し，抗凝固作用を発揮します。つまり，血液中のアルブミンが低下するとワルファリンの作用が増強する可能性が高くなります。ただし，血清アルブミン値は血中半減期が14～21日と長く変動がゆるやかで，長期の栄養状態を反映しています。そのため「今」の栄養状態を如実に示すものではなく，およそ3週間前の値だということに注意を払う必要はあります。

　現時点では栄養状態に問題がなくても，がんの進行とともに食欲不振や体重減少を生じ，次第に不可逆的な栄養不良に陥ることがあります。一般にその状態は悪液質（cachexia）とよばれ，栄養不良の終末像であり，治療抵抗性で患者の予後やQOLを悪化させることが知られています。低栄養状態に陥ったときには漫然と薬物投与を行うのではなく，減量や中止を決断する勇気も必要かもしれません。

2 この「口内炎からの出血」はワルファリンによるものですか？

あう・あわない 推論
肝機能障害は生じていないため，血液凝固因子の減少によるワルファリン作用の増強とはあわない！

現在少なくとも12種類の血液凝固因子がわかっており，そのほとんどは肝臓で作られています。ワルファリンの主要消失経路は肝臓代謝であるため，肝機能が著しく低下した病態ではワルファリンの肝クリアランスが低下することがあり，また，肝で産生されるビタミンK依存性血液凝固因子が減ってしまい，PTや活性化部分トロンボプラスチン時間（activated partial thromboplastin time；APTT）が延長する可能性があります[14]。

ゲフィチニブによる肝機能障害の頻度は約11％と報告があり[15]，肝機能障害のパターンは肝細胞障害型が多いといわれています。その機序については不明な点が多いですが，肝機能を確認する際はASTやALT，γ-GTPが上昇していることだけをみるのではなく，肝機能障害で生じる可能性がある症状や徴候を観察していきましょう。肝臓は沈黙の臓器といわれ自覚症状がないことが多いですが，進行すると全身倦怠感や食欲不振，黄疸などの症状が現れます。そのほかに，発熱，尿の色が濃い，浮腫，腹水，痒みなども見逃せません。

なお，もし今回の患者が過去にB型肝炎ウイルス（HBV）に感染していたと仮定すると，化学療法やステロイドによってHBVが再活性化する可能性があり，生命を脅かすおそれがあります。しかし，ゲフィチニブ自体にはHBVの再活性化に関する注意喚起はなく，支持療法でステロイドを使用するケースは少ないです。たとえHBVキャリアであったとしても，HBVの再活性化により肝機能障害に陥る可能性は低いでしょう。「B型肝炎治療ガイドライン」[16]を参照し，治療前からB型肝炎のスクリーニングをしていくことが大切です。

あう・あわない 推論
胆道系の疾患を患っておらず，ビリルビン値も正常のため，ビタミンK不足によるワルファリン作用の増強とはあわない！

肝胆膵悪性疾患（腫瘍）に伴う胆道閉塞や経皮経肝胆管ドレナージのために胆汁排泄の低下を来すと，ワルファリン過剰投与になります。すなわち，

脂溶性ビタミンであるビタミンKを吸収するには胆汁が必要であるため，胆道系の疾患を患っている場合は胆汁をうまく排出できずビタミンK不足に陥っている可能性があります[17]。皮膚や眼球が黄色くなり，痒み，排便が白っぽくなるといった症状がある場合は，肝機能障害とあわせて確認していくのが効率的でしょう。

　なお，今回の症例では抗菌薬が投与されていませんので，ビタミンK_2を産生する腸内細菌の変化はないと考えられます。しかし，一般診療において細菌感染はcommonであり，抗菌薬が投与されるケースがあると考えられますので，短期間の投与であっても併用薬に注意を払いましょう。

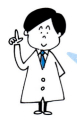

自分で思いつくその他の口腔内出血の病態についても，このように患者情報と照らしあわせて考えてみましょう!!

2 この「口内炎からの出血」はワルファリンによるものですか？

Step 3 考えをまとめてアクションへ

これは避けたい!? 期待されないコミュニケーション例

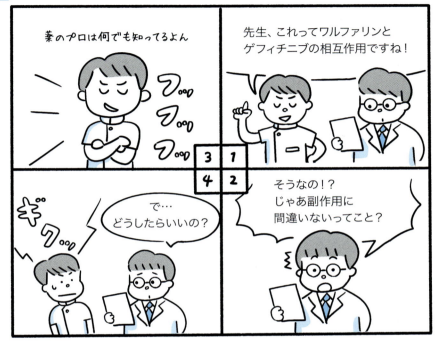

相互作用の存在はぜひとも伝えたいところですが，代替案もしっかりほしいところです。

> **その他，薬剤師と看護師の避けたいパターン**
> ①「先生，ゲフィチニブとの相互作用なので，別の治療を考えましょう！」
> ②「先生，循環器の先生に相談してワルファリンからDOACへ変更してもらうのはどうでしょうか？」
> ③「先生，口内炎がひどいので口腔用軟膏を処方してもらえませんか？」

①の場合，ゲフィチニブは延命と症状緩和が目的で投与されていますから，現在の患者の状態を考慮する必要があります。ゲフィチニブを投与して患者さんが苦しいのであれば変更も必要ですが，ゲフィチニブはEGFR-TKIのなかでも比較的副作用がマイルドなほうに分類されるため，高齢で治療選択肢が狭いなか，そう簡単に変更できるでしょうか。

第2章　実践！3ステップで推論する副作用

②の直接経口抗凝固薬（direct oral anticoagulant；DOAC）への変更は，ゲフィチニブとの相互作用の報告がないため，ワルファリンに代替される治療であると考えられます。ワルファリンのようなモニタリングも不要であり，重大な出血リスクも低いとされています。しかし診療科の異なる治療ですので，そう簡単なアクションではありません。

③の選択は，出血原因を探索したうえでの提案であればよいのですが…。

症例の特徴をまとめる――不確かさもそのまま大切に

今回の症例ではゲフィチニブの副作用で生じた口内炎により粘膜組織が破綻し，易出血傾向となりました。また，ワルファリンとゲフィチニブの薬物相互作用だとすれば，とりあえずPT-INRの上昇を説明することができます。しかし，双方の薬剤がどのような目的で投与されているのかを考えると，やや難しい問題になってきます。

ワルファリンは心房細動による脳梗塞予防において有用な薬剤です。10年近く服用してきた状況からもわかるとおり，この患者さんの脳梗塞の予防に貢献してきたと考えると，そう簡単には中止や変更ができません。また，がんは血栓症の危険因子であり，がん患者は非がん患者と比較して静脈血栓塞栓症の発症率が4～8倍高いといわれています[18]から，なおさら抗凝固療法の必要性が高くなってきます。

一方，肺がん治療薬であるゲフィチニブから考えると，StageⅣと診断された進行非小細胞肺がん患者の5年相対生存率は4.8％[19]と，本症例のように胸水貯留をした再発非小細胞肺がんにおいても予後は不良と言わざるをえませんが，日本で75歳以上の高齢者を対象とした臨床試験は貴重であり，そのなかでも約1年の無増悪生存期間というデータが得られたゲフィチニブは評価できるでしょう[3]。

とはいえ，PT-INR 8.18という数値を無視するわけにもいきませんので，今回はワルファリンの作用増強にフォーカスを当てて出血の原因を探索しましたが，口腔内の出血に関して他の要因はないでしょうか。肺がん自体の症状で血痰や喀血が出ることがありますので，それを口腔内の出血と混同していないでしょうか。本症例では鎮痛薬を服用していませんが，がん患者の多くはNSAIDsを服用していますので，NSAIDs潰瘍からの出血と混同してい

ないでしょうか。このように一見，遠回りと思われる丹念な聴取が案外，出血の原因究明への近道かもしれません。

デキると思われるかも?? 聴取のポイント

1. 急激に食事量が低下していないか？
2. 出血以外に腕や体に青あざはないか？
3. 排便の色は？　下血をしていないか？
4. OTC医薬品を含め鎮痛薬（NSAIDs）を服用していないか？
5. 肝障害を疑うような倦怠感や感冒症状，食欲不振，赤褐色の尿はないか？

押さえておきたいワルファリンと相互作用を起こす医薬品

　ワルファリンと相互作用を起こす薬剤は多く知られています。まず「併用禁忌」をしっかり把握しなければなりません。なかでも抗真菌薬のミコナゾールは最近まで，ワルファリン投与患者に用いる際はPT-INRの測定やトロンボテストの回数を増やすなど頻回な抗凝固作用のモニタリングを実施することとする「慎重投与」となっていました。しかし，対策をしてもなお重篤な出血やPT-INRの上昇例が継続的に報告されたため，厚生労働省はさらなる注意喚起をしてもリスク回避は困難と判断し，2016年にミコナゾール（ゲル剤，注射剤）とワルファリンの「併用禁忌」に踏み切りました[20]。現時点でワルファリンと併用禁忌の薬剤は表3に示すとおりですが，われわれ医療従事者のマネジメント次第では今後さらに増えてしまう可能性もあることを念頭に置く必要があります。

表3　ワルファリンと併用禁忌の薬剤

	分　類	薬剤名	機　序
ワルファリンの作用減弱	骨粗鬆症治療用ビタミンK₂製剤	メナテトレノン	ビタミンKがワルファリンのビタミンK依存性凝固因子の生合成阻害作用と拮抗する
ワルファリンの作用増強	抗リウマチ薬	イグラチモド	機序不明
	口腔・食道カンジダ症治療薬	ミコナゾール内用ゲル	CYP2C9とCYP3A4を阻害することにより，ワルファリンの作用が増強する
	深在性真菌症治療薬	ミコナゾール注	

第2章 実践！3ステップで推論する副作用

　　ゲフィチニブ以外にワルファリンと相互作用の報告がある抗がん薬としては，エルロチニブやイマチニブ，タモキシフェン，フルタミド，フルオロウラシル系薬剤があげられます。フルオロウラシル系薬剤のなかでもカペシタビンは，CYP2C9を阻害することによりワルファリンの作用を増強させ，出血が原因で死亡に至った例が報告されており[21]，添付文書の警告欄にも記載されています。また，胃がんや大腸がん，膵がん，乳がんなど多岐にわたって使用されているS-1（テガフール・ギメラシル・オテラシルカリウム）でも出血やPT-INR上昇に至ったとの報告[22]もあるので，十分注意する必要があります。

🗂 どうアクションするべき？　書いた人はこう考える

　　本症例ではゲフィチニブ投与開始2週間後，医師の診察前に副作用の情報を聴取しました。口内炎からの出血は軽度であり，あまり緊急性を感じさせるものではありませんでしたが，事前情報でワルファリンとの併用を確認していたので，一度血液データを確認する必要があると考えました。特にPT-INRやPTなど凝固系の検査は，ゲフィチニブとの相互作用を踏まえ，モニタリングの必要性を医師に説明しました。採血後，検査結果が出るまで1時間程度を要するため，その間を利用して食事の摂取状況や排便の回数，便の性状を確認し，口内炎に対する口腔ケアを指導して待ちました。

👉 実際はこうなりました！

　　血液検査の結果，肝機能や腎機能には異常を認めませんでしたが，PT-INR 8.18という数値やPT延長など凝固系の異常を認めたため，ただちに入院管理となりました。主治医はワルファリンの投与中止を指示し，ワルファリンリバース（ビタミンK投与などによるワルファリンの効果減弱）の必要性について検討しました（表4）[23]。口腔内からの出血は軽度でしたが，高齢であることや再発非小細胞肺がんの予後を考慮し，ビタミンK_2製剤のメナテトレノン注（ケイツー®N）1回20mgを静注することになりました。その際に薬剤師として，投与後約3時間を経て効果を発現するので速効性が期待できないことや，効果判定にさらに数時間を要すること，また，ワルファリンを中止していても再度PT-INRが上昇してくる可能性を情報提供しました[23]。

　　ワルファリンリバース6時間後，PT-INRは1.69へ低下し，今後のワルファリン継続について循環器内科へコンサルトしました。単一施設の報告ではあり

2 この「口内炎からの出血」はワルファリンによるものですか？

ますが，ワルファリンの効きすぎを認めた患者の長期成績において，PT-INR
モニターを強化しても長期にわたりワルファリンの管理の質が落ちてしまい，
出血リスクや血栓，死亡が増えることが報告されています[24]。心機能の再評価
とゲフィチニブ継続を踏まえて，DOACへの変更となり，PT-INRが治療域の
下限以下になったことを確認してから，エドキサバン錠（リクシアナ®）
30mg 1日1回1錠へと変更することになりました。エドキサバンはワルファ
リンとの非劣性が証明され，さらに重大な出血リスクを53％低減させ，優越
性が示されています[25]。

その後，脳CTで出血は認めず，上下部の内視鏡検査で問題ないことを確認
し，17日後に退院となりました。

表4 拮抗薬によるワルファリンリバースの特徴

	効果発現	効果持続時間	血栓リスク	特徴
経口ビタミンK	24時間	日中	NS	一時的に凝固能が戻った場合でも引き続き凝固能検査を実施し，完全に回復するまで投与を継続する必要がある（安価である）
静注ビタミンK	8〜12時間	日中	NS	
FFP	即時	12〜24時間	NS	輸血製剤，800〜1,000mL投与血液型チェックや解凍時間が必要
PCC	即時	12〜24時間	高い	血液凝固因子（II，VII，IX，X）およびビタミンK依存性の凝固阻害因子（プロテインC，プロテインS）を含有（高価である）

NS：not significant
FFP：fresh frozen plasma（新鮮凍結血漿製剤）
PCC：prothrombin complex concentrate（静注用人プロトロンビン複合体製剤「ケイセントラ®」）
〔Garcia DA, et al：Circulation, 125：2944-2947, 2012 より〕

医師からの Key Message

平山 伸

　非小細胞肺がんの術後再発は呼吸器外科を担当すると遭遇する病態で，そ
の予後は不良となります。本症例のように胸水からがん細胞が検出されると
胸腔ドレナージを行い，それでも胸水のコントロールがつかない場合は胸膜
癒着術を施行し，胸水貯留を回避します。腫瘍内科医が勤務する病院ではそ

第2章　実践！ 3ステップで推論する副作用

の後の治療を引き継いでもらうことになりますが，当院は腫瘍内科医が不在のため，呼吸器系の疾患を扱う呼吸器外科医がそのまま対応することになります。その際，良きパートナーとして，がん化学療法に精通した薬剤師や看護師がいることは心強い限りです。

　わが国は高齢化社会が進み，複数の疾患をもつ患者が存在し，手術予定の患者がワルファリンを服用していることもまれではありません。その際は循環器の医師と相談し，患者のリスクにあわせてワルファリンの休薬のタイミングやヘパリン置換の必要性を検討することが一般的となっています。また，術後の経過をみてワルファリン再開のタイミングを検討することも大切です。

　ワルファリンに多くの薬物相互作用が存在することは周知の事実ですが，すべての相互作用を把握することは困難です。添付文書上で併用禁忌とされている薬剤は電子カルテのシステムでエラーを出すことが可能ですが，併用注意レベルでは電子カルテシステムは先に進んでしまい，見逃している可能性は否定できません。

　今回の症例カンファレンスの際，薬剤師は「PT-INRの上昇はゲフィチニブとの相互作用が怪しい」と言いました。私自身はワルファリンとゲフィチニブが併用された症例を経験していなかったため，どちらかというと食事摂取不良がワルファリンの作用を増強させているのではないかと推察していました。終末期で食事摂取もままならない患者でも「血をサラサラにする薬は大切である」という認識は変わらないため，食事をしなくても薬を服用している場合があり，すると次の採血時にPT-INRが跳ね上がっている症例を経験していたからです。しかし今回，薬剤師とディスカッションできたことで，その原因が薬物相互作用である可能性を学ぶ機会を得ました。その後のワルファリンリバースでは，適応のある薬剤の提案のほか，効果発現時期や採血のタイミングについても，また当院はDPC（包括医療費支払い制度）の病院であるためコストについても教えていただきました。

　近年の肺がん治療は目まぐるしく進歩しており，EGFR-TKIや免疫チェックポイント阻害薬などの登場は，患者に明るい未来を与えましたが，われわれは従来の抗がん薬とは異なる皮膚の障害や内分泌系の異常などにも取り組まなければなりません。例えば，看護師と薬剤師が手と足を観察して適切な

外用薬を提案するといった手足症候群のマネジメントをすることにより，副作用の悪化を免れ症状が軽減するだけでなく，治療を円滑に進めることができ，結果的に全生存期間の延長に貢献するのではないかと思います。チーム医療とは，多職種が一緒になって仕事をするだけではなく，それぞれの職能を最大限に発揮し，お互いに不十分な能力（外科医なら薬の知識でしょうか？）を補完しあうことではないかと思います。今後も当院で充実した医療をしていけることに期待します。

【引用文献】

1) Mok TS, et al：Gefitinib or carboplatin-paclitaxel in pulmonary adenocarcinoma. N Engl J Med, 361：947-957, 2009

2) Fukuoka M, et al：Biomarker analyses and final overall survival results from a phase Ⅲ, randomized, open-label, first-line study of gefitinib versus carboplatin/paclitaxel in clinically selected patients with advanced non-small-cell lung cancer in Asia（IPASS）. J Clin Oncol, 29：2866-2874, 2011

3) Maemondo M, et al：First-line gefitinib in patients aged 75 or older with advanced non-small cell lung cancer harboring epidermal growth factor receptor mutations：NEJ 003 study. J Thorac Oncol, 7：1417-1422, 2012

4) アストラゼネカ株式会社：緊急安全性情報；イレッサ錠250（ゲフィチニブ）による急性肺障害，間質性肺炎について（2002年10月，No.02-03）（https://www.pmda.go.jp/files/000148445.pdf）

5) 吉村明修，他：ゲフィチニブによる急性肺障害・間質性肺炎．肺癌，43：927-932, 2003

6) Sonis ST：Pathobiology of oral mucositis：novel insights and opportunities. J Support Oncol, 5（Suppl. 4）：3-11, 2007

7) Klastersky JA：Adverse events of targeted therapies. Curr Opin Oncol, 26：395-402, 2014

8) アストラゼネカ株式会社：イレッサ，新医薬品の「使用上の注意」の解説（2012年7月作成）（http://med.astrazeneca.co.jp/product/IRE.html#）

9) Rieder MJ, et al：Effect of VKORC1 haplotypes on transcriptional regulation and warfarin dose. N Engl J Med, 352：2285-2293, 2005

10) Aithal GP, et al：Association of polymorphisms in the cytochrome P450 CYP2C9 with warfarin dose requirement and risk of bleeding complications. Lancet, 353：717-719, 1999

11) Greenblatt DJ, et al：Interaction of warfarin with drugs, natural substances, and foods. J Clin Pharmacol, 45：127-132, 2005

12) 井上　博，他：心房細動治療（薬物）ガイドライン（2013年改訂版）．日本循環器学会，2013（http://www.j-circ.or.jp/guideline/pdf/JCS2013_inoue_h.pdf）

13) エーザイ株式会社：Warfarin適正使用情報 第3版（2018年4月更新，第7版）（http://medical.eisai.jp/products/warfarin/proper-use/）

14) Shetty HG, et al：Clinical pharmacokinetic considerations in the control of oral

第2章 実践！3ステップで推論する副作用

anticoagulant therapy. Clin Pharmacokinet, 16：238-253, 1989

15) アストラゼネカ株式会社：イレッサ錠プロスペクティブ調査（特別調査）に関する結果と考察．2004

16) 日本肝臓学会肝炎診療ガイドライン作成委員会・編：B型肝炎治療ガイドライン（第3版）．日本肝臓学会，2017（https://www.jsh.or.jp/medical/guidelines/jsh_guidlines/hepatitis_b）

17) 青崎正彦：経口抗凝血薬療法の臨床；食事の影響，薬物相互作用を中心に．呼吸と循環，39：779-788, 1991

18) Heit JA, et al：Risk factors for deep vein thrombosis and pulmonary embolism：a population-based case-control study. Arch Intern Med, 160：809-815, 2000

19) 国立がん研究センター：がん情報サービス；肺がん治療（https://ganjoho.jp/public/cancer/lung/treatment.html）

20) 厚生労働省「ワルファリンカリウム及びアゾール系抗真菌剤（経口剤・注射剤）の「使用上の注意」改訂の周知について（依頼）」（平成28年10月18日薬生安発1018第4号）

21) Camidge R, et al：Significant effect of capecitabine on the pharmacokinetics and pharmacodynamics of warfarin in patients with cancer. J Clin Oncol, 23：4719-4725, 2005

22) 大鵬薬品工業株式会社：ティーエスワン，新医薬品の「使用上の注意」の解説，p32（2017年10月改訂）

23) Garcia DA, et al：Reversal of warfarin case-based practice recommendations. Circulation, 125：2944-2947, 2012

24) Kooistra HA, et al：Long-term quality of VKA treatment and clinical outcome after extreme overanticoagulation in 14,777 AF and VTE patients. Thromb Haemost, 113：881-890, 2015

25) Giugliano RP, et al；ENGAGE AF-TIMI 48 Investigators：Edoxaban versus warfarin in patients with atrial fibrillation. N Engl J Med, 369：2093-2104, 2013

Column　薬看連携の一コマ──外来治療室にて

　「あれ，何だか表情がいつもと違うな」と，会った瞬間に感じました。その患者さんは，膵がんで化学療法を受けている方でした。外来治療室のリクライニングチェアが唯一ゆっくり休める場所だと話し，治療中いつも穏やかな表情で休んでいました。ですが，この日は「お腹の傷がまだ痛みます。あと，便が出ていません」と，手でずっと心窩部をさすっていました。激痛というより慢性的に痛みがある状況という印象でした。話を聴くと，便は１カ月に４回ほどしか出ていないといいます。食事はまずまずとれており，悪心は治療後に一時的にありましたが現在は改善していました。

　オピオイド鎮痛薬を使用しており，私は排便コントロールの必要があると考えました。そこで薬剤師から意見が聞きたいと思い，治療室担当薬剤師に駆け寄りました。相談の結果，さらに情報収集をすべきと考え，薬剤師と一緒に患者のもとに向かいました。腹部を観察すると胃・空腸バイパス術後の創痛があり，創部に感染徴候はありませんでした。聴診すると腸音は微弱に聴取可能で，触診すると右上腹部に反跳痛がありました。薬剤師と相談し，消化管の狭窄・閉塞の除外のため，手術を行った外科にコンサルトをしたほうがよいと判断しました。患者さんに考えを伝え同意を得た後に，医師に状況と判断を報告しました。

　外科医師の診察と腹部Ｘ線検査が行われましたが，画像上，腸閉塞の所見はなく，薬剤師が提案していた緩下薬の追加で経過観察となりました。しかし，数日後に腹痛で予約外受診し，胃・空腸バイパス部のトラブルで緊急入院となりました。

　この症例では，薬剤師と行った全身状態のアセスメントを患者さんに伝えることで，体調変化時の受診行動の動機づけにつながったと考え，改めて医療チーム連携の必要性を感じました。

　私の働く治療室には，常に薬剤師がいます。この環境は恵まれていると思いますし，何よりいつも隣に薬剤師がいることは，看護をしていて安心します。

新田　理恵（杏林大学医学部付属病院看護部）

第2章 実践！3ステップで推論する副作用

Case 3
この「呼吸困難」はトラスツズマブによるものですか？

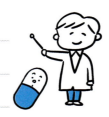

このケースを読み終わった後は

- Infusion related reactionの特徴を説明できるようになる。
- Infusion related reactionとアナフィラキシーを区別することができるようになる。
- Infusion related reactionを疑ったとき，そのもっともらしさを言えるようになる。

今回の一例

69歳女性。局所進行右乳がん（T4N3M0 Stage ⅢC）に対して初回のドセタキセル（タキソテール®）＋トラスツズマブ（ハーセプチン®）＋ペルツズマブ（パージェタ®）投与のために来院。ペルツズマブを60分かけて投与し，60分かけて生理食塩液を投与しながらバイタルを経過観察していた。バイタルは安定していたため，トラスツズマブ（8mg/kg）の投与を予定どおり90分かけて開始。投与開始50分後から呼吸苦の訴えが持続し，チアノーゼ出現と喘鳴を聴取。その時点でトラスツズマブの投与は中止。中止時の酸素飽和度は80%であり，酸素5Lを開始するも酸素飽和度に変化はなく，リザーバーマスク（RM）で酸素15Lに上げている。その後酸素飽和度が60%に低下したため，トラスツズマブ中止7分後にrapid response system（RRS）を起動。RRSが到着しアドレナリンを0.3mg筋注し動脈ガスを採取。血液ガスの結果，換気不全，酸素化不良，呼吸性アシドーシスがみられ，メチルプレドニゾロン（ソル・メドロール®）125mgを投与。酸素化の悪化はないが，意識レベル悪化傾向であり，プロポフォール（ディプリバン®）とロクロニウム（エスラックス®）で気管内挿管し集中治療室（ICU）に入室した。

内服薬は以下のとおり

セフジニルカプセル（セフゾン®）100mg（抜歯後）　　1回1Cap　1日3回　毎食後
シタグリプチン錠（ジャヌビア®）　　　　　　　　　　自己中断
メトホルミン錠（メトグルコ®）　　　　　　　　　　　自己中断

3 この「呼吸困難」はトラスツズマブによるものですか？

■外来担当薬剤師が服薬指導の際に，数日前に抜歯後セフジニルを処方され，服用すると呼吸困難感があるとの訴えを聴取。抗がん薬投与当日の朝もセフジニルを服用していたことを確認している。

■バイタルサイン

ペルツズマブ投与前：血圧139/73，心拍数89，SpO_2 97%（室内気），体温36.9℃

ペルツズマブ投与後：血圧130/70，心拍数89，SpO_2 93〜95%（室内気），体温36.9℃

トラスツズマブ投与前：血圧147/85，心拍数101，SpO_2 95〜97%（室内気），体温37.0℃

RRS到着時：血圧147/85，心拍数101，SpO_2 84→70%（RM 15L）

アドレナリン投与後：血圧208/141，心拍数159，SpO_2 100%（O_2 10L）

メチルプレドニゾロン投与後：血圧257/118，心拍数108，SpO_2 99%（O_2 10L），呼吸数30

■経胸壁心エコー所見

6年前：高血圧性心肥大，大動脈弁硬化性変化

ICU入室後：LVH（左室肥大）（＋），LVEF（左室駆出率）40〜45%

■X線：うっ血像なし

Step 1 被疑薬が原因である「もっともらしさ」を考える

トラスツズマブ，ペルツズマブなどの抗HER2薬によるInfusion related reactionの機序は明らかになっていないものの，モノクローナル抗体（トラスツズマブやペルツズマブ）と標的分子もしくは周囲の他の細胞間との相互作用によるサイトカインの放出が寄与しているのではないかといわれています[1]。Infusion related reactionの症状は，発熱，悪寒戦慄，低血圧，呼吸困難などです。Infusion related reactionは投与中または投与開始後2時間以内に起こることが多いとされ[2]，初回投与が最も多く，2回目以降のリスクは下がります。

本症例では，初回投与であったことや，ペルツズマブ投与後2時間以内かつトラスツズマブ投与開始50分後に呼吸苦の訴えが強くなったことがトラスツズマブあるいはペルツズマブによるInfusion related reactionの起こりやすいタイミングと一致しています。また，喘鳴の出現を聴取しており，何

第2章　実践！3ステップで推論する副作用

らかの気道狭窄や異物など気道の問題で酸素化不良が起きていることが考えられます。

副作用の基礎知識——Infusion related reaction ってなぁに？

Infusion related reactionの症状はⅠ型アレルギーと似ていますが，機序が異なるためCTCAEでもアレルギー反応とInfusion related reactionは区別されています[3]。トラスツズマブ，ペルツズマブを含むモノクローナル抗体によるInfusion related reactionは5～40％と頻度は高いですが，その多くは発熱，悪寒などで致死的になることは多くありません[4]。しかしながら，世界的に行われた市販後調査では25,000人の患者に投与され，重篤なInfusion related reactionとして報告されたのは74件でした[5]。重篤なInfusion related reactionの内訳は，呼吸器症状65％，悪寒戦慄32％でした。死亡例も9名報告されています。トラスツズマブのインタビューフォームには，重篤な症状として，アナフィラキシー様症状や肺障害〔間質性肺炎，肺線維症，肺炎（アレルギー性肺炎を含む），急性呼吸促迫症候群〕があげられています[6]。したがって，トラスツズマブ，ペルツズマブによるInfusion related reactionは早期に発見し，副作用の可能性を考えることが重要です。CTCAE v4.0のInfusion related reactionの項を表1に示しました[3]。

　点滴時間やピーク濃度がInfusion related reactionと関連しているといわれていますので，発現頻度が高い初回投与時に，トラスツズマブの点滴時間を90分以上とすることは薬剤師として気をつけるべきポイントです[7]。他のリスクファクターはあまり明確ではありませんが，インタビューフォームには肺転移や循環器疾患などによる安静時呼吸困難がある患者に，呼吸困難，低血圧，気管支攣縮などの重篤な症状が現れるケースが認められたとの記載があります[6]。さらにThompsonらは，MD アンダーソンがんセンターでトラスツズマブを乳がんの患者に投与してInfusion related reactionを起こした症例を後ろ向きに解析した結果，body mass index（BMI）の上昇と転移性乳がん（Stage Ⅳ）患者がInfusion related reactionと関連していると報告しています[1]。リスクファクターがより明確になれば予防のための前投薬が検討されますが，現時点ではトラスツズマブのInfusion related reactionに対する前投薬は推奨されていません。

3　この「呼吸困難」はトラスツズマブによるものですか？

表1　有害事象共通用語規準（CTCAE）におけるInfusion related reactionの記載

CTCAE v4.0 Term	Grade 1	Grade 2	Grade 3	Grade 4	Grade 5
Infusion related reaction	軽度で一過性の反応；点滴の中断を要さない；治療を要さない	治療または点滴の中断が必要。ただし症状に対する治療（例：抗ヒスタミン薬，NSAIDs，麻薬性薬剤，静脈内輸液）には速やかに反応する；≦24時間の予防的投薬を要する	遷延（例：症状に対する治療および/または短時間の点滴中止に対して速やかに反応しない）；一度改善しても再発する；続発症により入院を要する	生命を脅かす；緊急処置を要する	死亡

Step 2　被疑薬以外が原因である「もっともらしさ」を考える

　もし，トラスツズマブあるいはペルツズマブのInfusion related reaction以外の原因による呼吸困難や酸素飽和度の低下だったらどうなるか？　を考えていきます。

あう・あわない推論

セフジニルを服用してから5時間以上経過しており，皮疹もないことから本患者の症状は典型的なセフェム系抗菌薬によるアナフィラキシーとあわない！

　外来薬剤師は患者がセフジニル服用後，呼吸困難感があったことを聴取しました。セフェム系によるアナフィラキシーは0.0001〜0.1％と非常に低いですが，致死的になりうるため鑑別にあげる必要があります[8]。表2にアナフィラキシーの診断基準を示しました[9]。本症例では，皮疹など皮膚や粘膜組織を含む症状はなく，血圧低下もなかったため，当てはまるとすれば"2"となります。しかしながら消化器症状はないため，"2"も除外されます。このcriteriaでは，曝露後数時間となっているため，本症例のように5時間後は明確に除外されるわけではありません。

113

第2章　実践！3ステップで推論する副作用

表2　アナフィラキシーの診断基準

3つのうち1つでも満たせばアナフィラキシーの可能性が高い
1. 皮膚もしくは粘膜組織の症状（発赤，発疹など）を含む急性発症（数分〜数時間）の疾患，かつ以下の少なくとも一つを満たす
   a. 呼吸器症状（呼吸困難，喘鳴など）
   b. 血圧低下あるいは臓器障害に関連する症状
2. アレルゲンになりそうなものに曝露された後（数分〜数時間），以下のうち2つ以上を満たす
   a. 皮膚・粘膜組織の関与
   b. 呼吸器症状
   c. 血圧低下あるいはそれに伴う諸症状
   d. 持続する消化器症状（腹痛，嘔吐など）
3. アレルゲンと知られているものに曝露された後（数分〜数時間）血圧低下
   a. 幼児，小児；収縮期血圧低下（年齢により異なる）あるいは収縮期血圧の30％低下
   b. 成人：収縮期血圧≦90mmHgあるいはベースラインから収縮期血圧の30％低下

〔Sampson HA, et al：J Allergy Clin Immunol, 117：391-397, 2006より〕

あう・あわない推論

抗がん薬初回投与であることや，LVEFが著明に低下していないため，本患者の症状は典型的な抗HER2薬による心筋障害とはあわない！

　抗HER2薬といえば，心筋障害が有名です。心筋障害を起こす頻度は7〜27％と臨床試験によって幅がありますが，アンスラサイクリン系抗がん薬を併用したり，投与前に心機能低下があったりする場合に頻度が高くなるといわれています[10]。抗HER2薬による心筋障害は，アンスラサイクリン系抗がん薬と異なり，蓄積性ではないといわれていますが，本症例のように初回投与で起きるかは不明です[11]。また，本症例では抗HER2薬投与前の心機能検査が6年前であり，その時点で高血圧性心肥大が指摘されていたことから，投与直前の心機能は低下していた可能性も示唆されます。しかしながら，ICU入室後の経胸壁心エコーでLVEFが軽度低下しているものの，著明な低下ではないことやX線でうっ血像がないことからも，抗HER2薬による心筋障害は否定的ととらえられるでしょう。

114

3 この「呼吸困難」はトラスツズマブによるものですか？

あう・あわない推論

喘鳴が著明であったことや，深部静脈血栓症（DVT）の既往や臨床症状がないことから，肺血栓塞栓症（PE）とはあわない！

PEにはいくつか診断基準がありますが，その一つとしてmodified Wells criteriaを紹介します（表3）。本症例では1点（悪性疾患）となり，PEの可能性は低いという判定となります[12]。modified Wells criteriaに従えば，PEの除外にはDダイマーの陰性の確認が必要ですが，本症例でのPEの可能性は鑑別のなかでも下位だったためDダイマーの確認には至らなかったと考えられます。Infusion related reactionに対する治療でも酸素化低下が改善しなければ，Dダイマーの確認をしてもよいかもしれません。

表3 modified Wells criteria

DVTの臨床症状	3.0
他の鑑別診断と比べてPEの可能性が高い	3.0
心拍数＞100回/分	1.5
過去4週間以内の手術もしくは3日以上の長期臥床	1.5
DVTもしくはPEの既往	1.5
喀血	1.0
悪性疾患	1.0

PEの可能性が低い（≦4）
　Dダイマー陰性→治療不要
　Dダイマー陽性→造影CT
PEの可能性が高い（＞4）→造影CT

〔van Belle A, et al：JAMA, 295：172-179, 2006 より〕

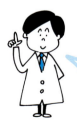

自分で思いつくその他の呼吸困難の病態についても，
このように患者情報と照らしあわせて考えてみましょう!!

Step 3 考えをまとめてアクションへ

これは避けたい!?　期待されないコミュニケーション例

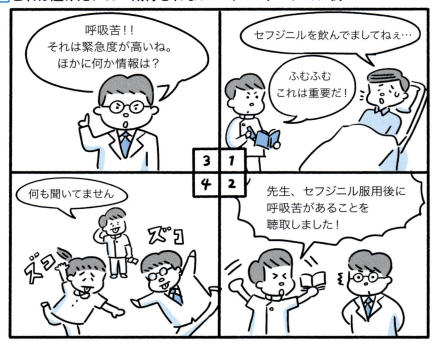

自分が知った情報をそのまま伝えているだけです。時間経過や現在の症状などを考慮し，薬剤師・看護師としての評価を加えて伝えるようにしましょう。

> **その他，薬剤師と看護師の避けたいパターン**
> ①「先生，トラスツズマブのInfusion related reactionでしょうね！」
> ②「先生，これはアナフィラキシーですよね！」
> ③「先生，アドレナリン，ステロイドも投与して，トラスツズマブも中止したので，薬剤師にできることはもうありません！」

　①は一見正しそうに思えますが，医師は鑑別をあげた結果，診断に至っています。もっともらしい副作用であったとしても，断定的な言い方は診断となります。薬剤師・看護師として他の可能性も検討し，断定的な言い方は避けましょう。
　②は，薬の投与中に起きた呼吸苦のすべてがアナフィラキシーというわけ

ではありません。各薬剤の特徴を理解し，同じ症状であってもアナフィラキシーやInfusion related reactionのように正確な評価をしましょう。

③は，確かに必要な対症療法はすべて行った後かもしれませんが，今後の再投与を考慮するうえで，今回のエピソードの原因を医師と一緒にディスカッションすることは重要です。副作用に関する整理された情報がカルテ上や薬剤師・看護師の記録に残ることで，今後の治療法に影響を与える可能性がありますので，対症療法が終わっても薬剤師・看護師のやるべきことは多くあります。

症例の特徴をまとめる──不確かさもそのまま大切に

抗HER2薬によるInfusion related reactionの機序は明らかになっていないものの，上述したように，モノクローナル抗体（トラスツズマブやペルツズマブ）と標的分子もしくは周囲の他の細胞間との相互作用によるサイトカインの放出が寄与しているのではないかといわれています[1]。Infusion related reactionの症状は，発熱，悪寒戦慄，低血圧，呼吸困難などです。本症例ではペルツズマブ投与後にトラスツズマブを投与しているため，どちらの薬剤が原因でInfusion related reactionが起きたかを特定することは困難です。一方で，呼吸困難というとInfusion related reactionを想起しがちですが，抗HER2薬による心筋障害は念頭に置いておく必要があります。特に本症例のように抗HER2薬投与前のベースのLVEFが測定されておらず，6年前のエコー所見で高血圧性心肥大が指摘されていることは，心筋障害のリスクを上げる可能性があります。そのため，ICU入室後のエコー所見を確認し，心原性が否定されていることを確認しましょう。

デキると思われるかも??　聴取のポイント

1. いつ症状が始まったのか？
2. 呼吸苦や酸素飽和度の低下はあるか？
3. 血圧低下はあるか？
4. 心機能は低下していないか？
5. 発赤はあるか？

第2章　実践！ 3ステップで推論する副作用

押さえておきたいInfusion related reactionの原因となる医薬品

　　近年，膠原病における生物学的製剤や抗がん薬における分子標的薬など，モノクローナル抗体製剤の開発が増えています。2016年には高コレステロール血症治療薬のエボロクマブ（レパーサ®皮下注）などが発売されたり，*Clostridium*（*Clostridioides*）*difficile*の再発抑制薬としてベズロトクスマブ（ジーンプラバ®点滴静注）が2017年に発売されたりと，既存の領域外でもモノクローナル抗体製剤が開発されています。そのため，モノクローナル抗体製剤としての重要な副作用であるInfusion related reactionを起こしやすい医薬品を覚えておくことは副作用の予測に役立ちます。一般的に免疫原性が高いモノクローナル抗体製剤は，免疫原性が高い順に，マウス型抗体，キメラ型抗体，ヒト化抗体，完全ヒト型抗体の順番になっています[1]。Infusion related reactionの機序は明確ではありませんが，キメラ型抗体やヒト化抗体に対する抗体が産生されサイトカインが放出されるといわれていますので，パニツムマブのように完全ヒト型抗体ではInfusion related reactionの頻度は1〜5％と非常に低くなっています。医薬品名からの免疫原性の見分け方を表4に示します。

どうアクションするべき？　書いた人はこう考える

　　今回の症例では，外来のトラスツズマブ投与中の患者が急変しRRSが起動し救急医が対応しました。医師はトラスツズマブによるInfusion related reactionを疑い，アドレナリンを外来で投与しましたが，患者を救命外来に搬送後も改善がみられなかったため，ステロイドを投与して挿管しました。外来担当の薬剤師が服薬指導中に今回の呼吸苦が始まったため，アレルギー歴などを薬剤師が聴取しており，ICU担当の筆者に申し送りました。セフジニルを服用して呼吸苦があったことを聴取したとのことでしたが，救急医の

表4　医薬品名からの免疫原性の見分け方
（"mab"の前の文字）

mo：マウス型抗体（例：ibritu**mo**mab）
xi：キメラ型（例：ritu**xi**mab）
zu：ヒト化（例：trastu**zu**mab）
u：完全ヒト型（例：panitum**u**mab）

3 この「呼吸困難」はトラスツズマブによるものですか？

　カルテを見るとアレルギーに関する記述はなく，救急医には伝わっていないことがわかりました．この時点で患者は挿管され，Infusion related reactionに対する適切な治療も終わっていたので，緊急で何かを行う必要はありません．ただし，今回のエピソードの症状や時間経過と副作用情報を照らし合わせて，薬剤師として，または看護師としての評価と計画を考えましょう．医師は医薬品の副作用以外の原因を鑑別にあげているかもしれません．薬剤師・看護師がまとめた副作用情報を整理して，医師と議論をしてみましょう．

☞ 実際はこうなりました！

　外来担当の薬剤師から申し送りを受けた時点で，添付文書やLexicomp（米国の医薬品情報データベース），Infusion related reactionやDrug induced cardiomyopathyに関する論文を検索しました．セフジニルと呼吸苦の因果関係は不明でしたが，聴取した本人が医師に直接情報提供するほうがよいと判断し，ICU担当の筆者と外来担当薬剤師で，救命外来の医師に直接情報提供しに行きました．患者の訴えとともに，「セフジニルの服用から時間が経過しているため，セフェム系アレルギーのアナフィラキシーの可能性は高くありません」という評価も付け加えて伝えました．

　本症例は，トラスツズマブあるいはペルツズマブによるInfusion related reactionにより酸素飽和度低下が起こり，アドレナリンの副作用により血圧上昇が起こったことで，CS1（clinical scenario1）の心不全が起きて心機能が軽度低下したのではないかと推測されています．セフジニルによるアレルギーも完全には否定できないため，カルテには医師との議論や薬剤師としての評価などを詳細な状況とともに記載しています．患者は，次の日には抜管され一般病棟に転棟したため，病棟担当薬剤師にも申し送りを行いました．再投与に関してはICUで救急医が判断することではありませんが，詳細な状況や副作用情報を病棟担当薬剤師に申し送ることで，乳腺外科医と再投与の是非を議論できるのではないかと思います．

医師からのKey Message
髙松　由佳

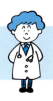

　本症例は，患者の急変の予兆を察知し，薬剤師が事前に患者から詳細な情報を聴取していたこと，すぐにRRS要請をされたことが，結果として救命

第2章　実践！3ステップで推論する副作用

につながった症例だと思います。また，後から振り返ると，さまざまな病態の可能性が示唆され，たいへん興味深く，振り返ることの大切さを実感させられました。

　まず，呼吸困難の原因として，トラスツズマブによるInfusion related reaction，次にトラスツズマブによるアナフィラキシーを考えました。本文のとおり，Infusion related reactionは癌細胞における分子標的との相互作用によってサイトカインを放出することによるもの，一方でアナフィラキシーは多くの場合，IgEが関与する免疫学的機序で発症します。

　実は治療法は同じなのですが，前者は重症になりうるリスクを事前に減らすことができるかもしれないという点でアナフィラキシーと大きく異なります。具体的には薬物アレルギーの病歴がないかを聴取したり，前投与が行われているかどうか確認したり，注意深い患者のモニタリングと万一急変が起きた場合の適切な介入が大切です[4]。またInfusion related reactionは，因果関係は明確にされていませんが，乳がんの進行度やBMI高値もリスクになるとされています[1]。

　本症例では，ペルツズマブ投与後かつトラスツズマブ投与中の呼吸困難という経過と，初回投与，2時間以内の発症であることからすると，抗HER2薬によるInfusion related reactionらしいと考えられます。しかし，すでに緩徐な投与が行われていたこと，（アドレナリン投与後ではありますが）むしろ血圧上昇の経過をたどったこと，換気不良となり挿管を要するほど重症度が高かったことが，典型的な経過ではありませんでした。一方で，トラスツズマブあるいはペルツズマブによるアナフィラキシーとした場合には，本文にあったように厳密には診断基準に該当しません。しかし完全にはアナフィラキシーを否定できない以上，確実に安全に薬物再投与ができるとは言いがたいところです。

　Infusion related reactionが重症化した一つの原因として，アドレナリン投与による血圧上昇が考えられます。投与後も呼吸困難改善がみられないばかりか，換気不良から意識障害を来すほどの呼吸不全を呈していました。既往に高血圧症があり，禁忌となるような冠動脈疾患などはなかったもののアドレナリンによる二次的な血圧上昇による心不全（いわゆるvascular failureといわれるCS1）を引き起こしていた可能性がありました。その他，低酸

素から交感神経が賦活され血圧が上昇した結果，心不全を来すというような
負のスパイラルに陥っていた可能性もあります。実際，胸部単純CTで肺水
腫の所見が認められ，人工呼吸管理による陽圧換気と降圧により患者の呼吸
状態は速やかに改善し，翌日には抜管ができました。

　その他，致死的な呼吸不全の鑑別として，PEも考えられますが，今回は
簡易的心エコーで著明な右室負荷所見は認めなかったことと，胸部単純CT
で肺水腫所見を認め，最終的な病態が肺水腫と考えられたために，造影CT
による精査を追加しませんでした。しかし，心不全加療に対して良好な反応
が得られなければ，PEの病態も混在しうるとして精査を進めるべきだと思
います。本文にもあったように，早い段階でDダイマー陰性を確認してPE
を除外するという判断も必要であったと思われます。

　なお，RRS起動時には鑑別にあげていませんでしたが，トラスツズマブ
あるいはペルツズマブに関連した呼吸困難の鑑別として，心筋障害も想定し
なければなりません。しかしICU入室後の心エコーでは，アドレナリン投与
後だった影響もありますが著明な収縮不良はみられず，積極的には疑いませ
んでした。

　また，抗HER2薬の投与数日前より，連日歯科医で局所麻酔下の抜歯と抗
菌薬投与が施行されていました。患者によると，その頃より一過性の再現性
のある呼吸困難を自覚していたとのことであり，今回の重症呼吸不全との関
連性は不明ですが，セフェム系によるアナフィラキシーあるいはキシロカイ
ン中毒を起こしていた可能性は否めません。このような経過はあらかじめ薬
剤師がきちんと患者から情報収集されており，それらの可能性を考える重要
なきっかけとなりました。

　一般的に院内急変の場合は，患者の全体把握が間に合わない可能性があり
ます。患者へのリスクとベネフィットを即座に考え治療を優先しなければな
りませんが，それでもやはり，できる限り早く正確な情報を担当医や薬剤師
から収集しておくことは重要と考えます。当院では，薬剤師をはじめ多職種
が連携してチームとして救急・集中治療を行っています。日々の連携を大切
にした結果が，患者のアウトカム改善につながるよう努力していきたいもの
です。

第2章　実践！3ステップで推論する副作用

【引用文献】

1) Thompson LM, et al：Incidence, risk factors, and management of infusion-related reactions in breast cancer patients receiving trastuzumab. Oncologist, 19：228-234, 2014

2) Chung CH：Managing premedications and the risk for reactions to infusional monoclonal antibody therapy. Oncologist, 13：725-732, 2008

3) National Cancer Institute Cancer Therapy Evaluation Program：Common Terminology Criteria for Adverse Events（CTCAE）Version 4.0/有害事象共通用語規準v4.0 日本語訳JCOG版（http://www.jcog.jp/doctor/tool/CTCAEv4J_20130409.pdf，最終アクセス日2017年7月6日）

4) Lenz HJ：Management and preparedness for infusion and hypersensitivity reactions. Oncologist, 12：601-609, 2007

5) Cook-Bruns N：Retrospective analysis of the safety of Herceptin immunotherapy inmetastatic breast cancer. Oncology, 61（suppl. 2）：58-66, 2001

6) 中外製薬株式会社：ハーセプチン，インタビューフォーム（2016年12月改訂，第20版）

7) Vogel CL, et al：Efficacy and safety of trastuzumab as a single agent in firstline treatment of HER2-overexpressing metastatic breast cancer. J Clin Oncol, 20：719-726, 2002

8) Kelkar PS, et al：Cephalosporin allergy. N Engl J Med, 345：804-809, 2001

9) Sampson HA, et al：Second symposium on the definition and management of anaphylaxis: summary report--Second National Institute of Allergy and Infectious Disease/Food Allergy and Anaphylaxis Network symposium. J Allergy Clin Immunol, 117：391-397, 2006

10) Sivagnanam K, et al：Cardiomyopathy associated with targeted therapy for breast cancer. Am J Med Sci, 351：194-149, 2016

11) Zamorano JL, et al：2016 ESC Position Paper on cancer treatments and cardiovascular toxicity developed under the auspices of the ESC Committee for Practice Guidelines：The Task Force for cancer treatments and cardiovascular toxicity of the European Society of Cardiology（ESC）. Eur Heart J, 37：2768-2801, 2016

12) van Belle A, et al：Effectiveness of managing suspected pulmonary embolism using an algorithm combining clinical probability, D-dimer testing, and computed tomography. JAMA, 295：172-179, 2006

Memo

第2章　実践！3ステップで推論する副作用

Case 4
この「横紋筋融解症」はβ刺激薬によるものですか？

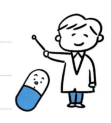

> このケースを読み終わった後は
> - 横紋筋融解症の特徴を説明できるようになる。
> - CK高値をもたらす他の要因について知りたくなり，調べてしまう。
> - 横紋筋融解症を疑ったとき，そのもっともらしさを言えるようなる。

今回の一例

50歳女性[1]。来院7日前から39℃の発熱，咽頭痛が出現し，徐々に呼吸困難を自覚するようになり当院を受診した。安静時のSpO$_2$は75％であり，酸素10L吸入下でSpO$_2$は91％，血液ガス所見はPaO$_2$ 53.3Torrと著明な低酸素血症を認めた。胸部CTで両肺野のびまん性すりガラス影を認め，急性呼吸促迫症候群（acute respiratory distress syndrome；ARDS）と診断し，集中治療室（ICU）に入室のうえ人工呼吸器管理を開始した。

 入院時の処方内容は以下のとおり

シタフロキサシン錠（グレースビット®）50mg　1回2錠　1日1回　朝食後
デキストロメトルファン錠（メジコン®）15mg　1回2錠　1日3回　毎食後
アセトアミノフェン錠（カロナール®）200mg　1回2錠　1日3回　毎食後

- 既往歴なし，喫煙歴なし，飲酒歴なし，アレルギー歴なし，副作用歴なし
- 家族歴：母に強皮症，関節リウマチ，シェーグレン症候群，糸球体硬化症，胃がんあり
- 入院2日前に他院で施行したインフルエンザ迅速抗原検査および入院時に当院で施行した検査はともに陰性であり，急性間質性肺炎，一般細菌性肺炎，非定型肺炎，薬剤性肺炎，がん性リンパ管症などを鑑別にあげ，加療を開始した。ARDSによるサイトカインストームに対しては，持続的血液濾過透析（continuous hemodiafiltration；CHDF）療法を併用して加療を行った。
- 当院入院時の各種培養検査や膠原病関連の自己抗体検査は陰性であったため，

4 この「横紋筋融解症」はβ刺激薬によるものですか？

インフルエンザ抗原は陰性であったが季節的にインフルエンザの流行期であることからインフルエンザ肺炎の可能性を考慮して，第9病日よりペラミビル（ラピアクタ®）の投与を開始した。

- 第14病日に提出したA型インフルエンザウイルスの血清ウイルス抗体価が1,024倍以上であり，A型インフルエンザウイルス性肺炎（H1N1）と確定した。遺伝子検査での亜型の確定には至っていないが，流行時期のH1N1タイプはインフルエンザA（H1N1）pdm09であることより，インフルエンザA（H1N1）pdm09によるウイルス性肺炎と診断した。
- 第18病日に，喘鳴に対してツロブテロールテープ（ホクナリン®）を処方した。
- 第22病日のクレアチンキナーゼ（CK）は178IU/Lであった。
- 第27病日にCK 8,080IU/L（アイソザイム：MM 98%，MB 2%，BB 0%）となり，尿量が減少したためCHDFが再開された。
- 第29病日にCK 10,182IU/L，ミオグロビン66,200ng/mLまで上昇し，横紋筋融解症による急性腎障害を認めた（図1）。

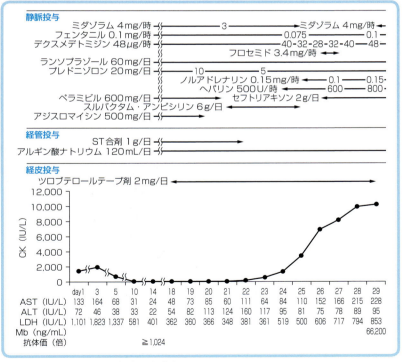

図1　横紋筋融解症発症前の臨床経過

被疑薬が原因である「もっともらしさ」を考える

　薬剤起因性横紋筋融解症を生じる薬剤は多岐にわたります。代表的なものとして，HMG-CoA還元酵素阻害薬（スタチン），フィブラート系脂質異常症治療薬，ニューキノロン系を主体とする抗菌薬，抗精神病薬，抗パーキンソン病薬，麻酔薬・筋弛緩薬などがあります。2004～2005年度の2年間に厚生労働省に報告された原因薬剤の上位4位は，アトルバスタチンカルシウム（106例），プラバスタチンナトリウム（49例），ベザフィブラート（46例），シンバスタチン（37例）であり，脂質異常症治療薬では特に横紋筋融解症の発現に注意が必要です[2]。

　一方で，代表的ではありませんが，β刺激薬がCKを上昇させたという報告はいくつかあり[3,4]，ホクナリン®テープの添付文書の副作用の項には，承認時に成人においてCK上昇が228例中24件（10.5％）に認められたと記載されています[5]。その結果，承認条件として，ホクナリン®テープのCKに対する影響について市販後特別調査を行うことが医薬品医療機器総合機構より求められました。その後の市販後特別調査では859例中55例（6.4％）にCK上昇がみられ，増加の程度はほとんどが正常範囲上限～500IU/Lの範囲内であり，このうち2例に臨床症状（胸痛1例，筋痙攣1例）がみられましたが，特に問題となる事象は認められなかったと報告されています[6]。β刺激薬によるCK上昇の機序は明らかになっていませんが，既報[3,4]や上述の結果からβ刺激薬とCK上昇には何らかの関連があることが示唆されます。

　本症例においても，ツロブテロールテープの投与5日目に大きな病態の変化もなくCKが上昇したことを考えると，薬剤起因性横紋筋融解症の可能性がありそうです。

副作用の基礎知識──横紋筋融解症ってどういう病態？

> 薬剤追加後に発生したCK高値＝薬剤起因性横紋筋融解症

と短絡的に疑うのも，悪くないかもしれません。薬剤師は想起できなければいけない，必須の考え方でしょう。知識を一度整理します。

　横紋筋融解症とは，骨格筋の壊死・融解により筋細胞由来の酵素である

CK，乳酸脱水素酵素（LDH），アスパラギン酸アミノトランスフェラーゼ（AST），アラニンアミノトランスフェラーゼ（ALT），ミオグロビンが血液中に認められる病態です[7]。一般的に外傷性と非外傷性（感染性，代謝性，薬剤起因性）に大きく分けられ，これらが原因となり筋細胞が障害されると細胞内にカルシウムが流入し，細胞内のカルシウム濃度が上昇することにより細胞が破壊・融解されます。その結果，破壊・融解された筋肉から遊出したミオグロビンやその代謝産物であるヘムが血中に増加し，尿細管細胞障害，尿細管閉塞を来し，時に急性腎不全を引き起こすと考えられています。

　横紋筋融解症では，骨格筋が障害された際に，倦怠感，疲労感，四肢の脱力，痺れ，筋肉の痛み，硬直，腫脹など多岐にわたる症状を呈します。しかしながらこれらの症状が認められないことも多く，ミオグロビン尿を示唆する赤色～赤褐色尿で気づく場合もあるため，尿の観察をすることは重要です。検査所見では血中および尿中のミオグロビン上昇，CK上昇が特徴であり，CKは数千IU/L以上の急激な上昇がみられます。血中ミオグロビンはCKに先立って上昇することが多いため，早期診断に役立ち，腎機能障害の程度と相関するといわれています。その他にも一般的な細胞成分であるAST，ALT，LDH，アルドラーゼなどが上昇します。臨床症状からみる横紋筋融解症の判断基準[7]を表1に示します。

Step 2　被疑薬以外が原因である「もっともらしさ」を考える

　もし，薬剤起因性横紋筋融解症以外が原因の横紋筋融解症だったらどうするの？　を考えていきましょう。横紋筋融解症の原因は，クラッシュ症候群に代表される挫傷などの外傷性と，感染性，代謝性，薬剤起因性などの非外傷性に分類されます（表2）[7]-[9]。横紋筋融解症の誘発因子としては表2に示したようにさまざまな疾患や因子が報告されており，医薬品による横紋筋融解症を判断するうえでこれらの疾患や因子を把握・検討することはたいへん重要です。

第2章　実践！3ステップで推論する副作用

表1　横紋筋融解症の判断基準

臨床症状	1. 急激に発症する筋肉の障害 　四肢の脱力感，痺れ，筋肉痛，筋硬直，筋の腫脹 2. 尿の変化 　尿の色調変化（赤・赤褐色），潜血反応陽性，尿沈渣（赤血球正常），顕微鏡的所見（陰性） 3. 血液生化学検査 　クレアチンキナーゼ（CK-MM型）：数千IU/L以上の急激な上昇 　ミオグロビン：数十倍～数百倍の急激な上昇 　　　　　　　　　　（目安：血中700 ng/mL以上，尿中200 ng/mL以上） 　AST：正常値の10倍以上 　ALT：正常値の10倍以上 　AST＞ALT 　乳酸脱水酵素（LDH）：正常値の2倍以上 　アルドラーゼ（ALD）：急激な上昇 　血清P濃度：急激な上昇 　血清Ca濃度：急激な上昇

各項目の注意事項
CK：1）心筋梗塞では発症5～6時間後に上昇し，20～24時間前後でピーク値を示す
　　　2）原発性筋疾患で高値を示す
　　　3）筋肉注射・運動により高値を示す
　　　4）新生児期には高値を示す（年齢に対する考慮が必要）
その他の注意すべき臨床検査値
1）BUN/Cr比の低下（BUNの上昇に比して，血清Cr値の上昇が著しい）
2）腎機能低下からの予測を上回る尿酸の上昇

〔佐藤信範，他：厚生科学研究「各種薬剤による横紋筋融解症の発症機序解明に関する研究」
平成12年度総括研究報告書，pp22-26, 2000より〕

あう・あわない推論

病歴より直接的な筋障害は生じていないため，外傷性の横紋筋融解症とはあわない！

　まず，薬剤起因性横紋筋融解症を疑う際，外傷性の横紋筋融解症を外しておきましょう。外傷性の横紋筋融解症とは，四肢が長時間圧迫を受けたことが原因で筋肉が損傷を受けるクラッシュ症候群や，打撲，骨折，脱臼などをきっかけに出血などで組織内圧が上昇して細動脈の血行障害を引き起こし，筋腱神経組織が壊死に陥るコンパートメント症候群などが代表的です。また，ジストニア，アテトーゼ，ミオクローヌスをはじめとする不随意運動や激しい運動によっても筋障害が生じ，横紋筋融解症を引き起こすことがあります。本症例ではそのような病歴はないため，外傷性の横紋筋融解症の可能性は低いです。

128

4　この「横紋筋融解症」はβ刺激薬によるものですか？

表2　横紋筋融解症の分類

外傷性	クラッシュ症候群に代表される挫傷，労作（ジストニア，アテトーゼ，ミオクローヌス，舞踏病，羽ばたき振戦などの不随意運動），血栓や閉塞などの虚血，熱射病，挫傷・筋肉壊死
非外傷性	**A）感染** 　a）ウイルス（サイトメガロ，単純ヘルペス，インフルエンザ，パラインフルエンザ，EB，コクサッキーA9・B5，エコー9，アデノ） 　b）細菌（ブルセラ症，野兎病，ワイル病，肺炎球菌，溶連菌） **B）代謝障害** 　低K血症，低P血症，高Na血症，低Na血症，アシドーシス（糖尿病性，腎尿細管性），高浸透圧性非ケトン性状態，甲状腺機能障害，体重減少 **C）筋疾患** 　a）進行性筋ジストロフィー 　b）代謝性ミオパチー 　　Ⅰ）糖代謝障害：糖尿病 　　Ⅱ）脂質代謝障害：カルニチン欠損症 　　Ⅲ）五単糖代謝障害 　　Ⅳ）プリン代謝障害 　　Ⅴ）ミトコンドリア呼吸鎖障害 　c）リアノジン受容体異常：悪性高熱症 　d）炎症性筋疾患：多発筋炎，皮膚筋炎 **D）悪性症候群** **E）薬剤性** **F）毒素**

〔文献7)-9) より〕

あう・あわない推論

CKが上がる時期や抗菌薬が効きにくいことから，インフルエンザウイルスや細菌が原因の感染による横紋筋融解症とはあわない！

　本症例の主病名はインフルエンザA（H1N1）pdm09によるウイルス性肺炎ですので，感染による横紋筋融解症の可能性について検討する必要があります。Singhら[10]は，感染を原因とする横紋筋融解症のなかではインフルエンザウイルスが最も頻度が高いと報告しており，その機序としてはウイルスの直接浸潤や，サイトカインやトキシンによる筋融解の2つが考えられています[11]。本症例においても入院当初CK値は1,000 IU/L以上の高値を認めていましたが，第10病日で正常値となりました。したがって入院当初はインフルエンザウイルスが原因の軽度の横紋筋融解症を呈していたと考えられます。

　現在までに報告されているインフルエンザウイルスが原因の横紋筋融解

第2章　実践！3ステップで推論する副作用

症[12)-14)]は，いずれもウイルス感染による発症時からCK値が高値です。しかしながら本症例では第22病日から再びCKが上昇しており，この2回目のCK高値はインフルエンザウイルスが原因の横紋筋融解症としては非典型的であると考えられます。また，本症例では細菌性肺炎も疑い抗菌薬の投与を行いましたが著明な効果は得られず，抗菌薬の投与中においてもCKが上昇しました。そして各種培養検査の結果や，初診時CTでの気管支血管束周囲の浸潤陰影とびまん性のすりガラス陰影の所見からも，細菌性肺炎が原因とは考えにくいです。

あう・あわない 推論

電解質異常もないことから，代謝障害による横紋筋融解症とはあわない！

　代謝障害のなかでも低ナトリウム血症，高ナトリウム血症，低カリウム血症のような電解質異常により横紋筋融解症が誘発された可能性も視野に入れましたが，本症例では発症前の電解質の値にいずれも異常はみられず，代謝障害による横紋筋融解症はなさそうです。

あう・あわない 推論

自己抗体検査結果から，膠原病由来の炎症性筋疾患による横紋筋融解症とはあわない！

　本症例では膠原病の家族歴があったため膠原病関連の自己抗体検査を実施しましたが，すべて陰性でした。したがって炎症性筋疾患，特に多発筋炎やリウマチ性多発筋痛症といった膠原病由来の炎症性筋疾患は否定的です。

あう・あわない 推論

病歴から，熱中症・脱水による横紋筋融解症とはあわない！

　集中治療中であるため暑熱環境への曝露もなく，水分出納のコントロール下であったため熱中症，脱水に伴うCK上昇も考えにくいです。

あう・あわない 推論

薬歴から，悪性症候群による横紋筋融解症とはあわない！

　定型・非定型抗精神病薬，制吐薬，抗認知症薬，麻酔薬，リチウムや過量

130

4 この「横紋筋融解症」はβ刺激薬によるものですか？

の三環系抗うつ薬などの投与や，抗パーキンソン病薬などのドパミン系刺激薬の中止・減量時に発症する悪性症候群も鑑別にあがりますが，発症時の薬歴には存在しないため，悪性症候群を合併した横紋筋融解症ではなさそうです。

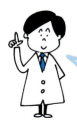

自分で思いつくその他の横紋筋融解症の原因についても，このように患者情報と照らし合わせて考えてみましょう!!

Step 3 考えをまとめてアクションへ

これは避けたい!? 期待されないコミュニケーション例

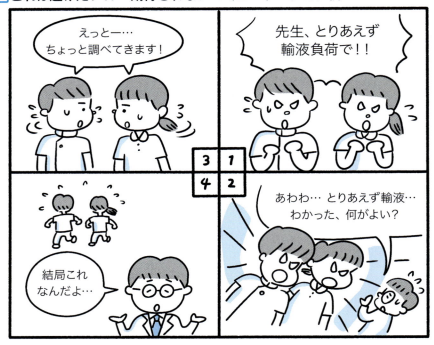

対症療法の提示のみは避けたいところですね。薬剤師の専門的な意見も必要なはずです。

> **その他，薬剤師と看護師の避けたいパターン**
> ①「先生，神経内科か腎臓内科にコンサルトしてください！」
> ②「先生，ツロブテロールテープが原因です。中止してください！」
> ③「先生，これって激しい運動した後ですかね!?」

　①はとりあえず筋炎が起きているから神経内科に丸投げ…と考えたのか，腎障害を考えたのか。医師がコンサルトするかどうか決めるわけですし，必要な情報を提供するならともかく，「コンサルトしてください！」はカチンときますよね。やめておきましょう。

　②は一見正しそうに思えますが，断定的な言い方はカンにさわるかもしれませんね。医師も同じように薬剤性の横紋筋融解症が怪しいと思っていて

も，それ以外の可能性も考察している段階でこれを言われると，「どうしてそう断定できるの？」って言いたくなりますよね。

③は，患者の年齢も若く激しい運動をした可能性はあるかもしれませんが，せめてさまざまな可能性を議論してから切り出してほしいですね。

症例の特徴をまとめる──不確かさもそのまま大切に

横紋筋融解症は急激に発症する筋肉の障害ですので，四肢の脱力感，疲労感，筋肉痛といった患者さんの訴えが重要となりますが，本症例では挿管中で意思疎通困難であったため，自覚症状の聴取から判断することはできませんでした。したがって，検査所見で最も重要なCKの急激な上昇とAST，ALT，LDHの値より，横紋筋融解症の可能性が高いと考えました。ここまではスムーズに考えられると思いますが，横紋筋融解症の原因は多岐にわたるため，一つひとつの原因を考察し，本当に薬剤性なのかを鑑別する必要があります。

本症例は，インフルエンザA（H1N1）pdm09によるウイルス性の重症肺炎に対して集学的治療を行っているなか，第22〜29病日にかけて横紋筋融解症を認めました。つまり，横紋筋融解症の発症時期は入院後ある程度経過しているため，入院中の病歴をていねいに振り返ることで絞り込んだ鑑別が可能となります。外傷性やそれ以外の感染，代謝障害，炎症性筋疾患，熱中症・脱水，悪性症候群などは，病態の大きな変化もない時期であったため否定的です。したがって，最後に可能性の一つとして薬剤性による横紋筋融解症を考えてもよさそうです。そして，入院中にon-offのあった薬剤のなかからツロブテロールテープを被疑薬として考えました。

デキると思われるかも?? 聴取のポイント

1. 発症時に筋肉痛，痺れ，腫脹などの訴えがあるか？
2. 続いて，筋壊死の結果として脱力，赤褐色尿（ミオグロビン尿）があるか？
3. 最終的な腎不全症状として無尿，乏尿，浮腫があるか？
4. 筋痛・筋力低下の部位は下肢，大腿部か？（近位筋が主体）
5. 呼吸困難感はないか？（まれではあるが，呼吸筋が障害されることもある）

第2章　実践！3ステップで推論する副作用

押さえておきたい医薬品による横紋筋融解症

　本症例は，添付文書のCK上昇の記載をもとに他のさまざまな原因を除外して得られたもので，β刺激薬のテープ剤を投与後に横紋筋融解症による急性腎不全を引き起こしたものとしては初の症例報告[1]となります。しかしながら，本来，薬剤性の横紋筋融解症を疑う際は，すでに明らかとなっている代表的な医薬品を把握しておくことが重要です。

　HMG-CoA還元酵素阻害薬は現在，最も横紋筋融解症の副作用報告が多い医薬品で，服用開始後，数カ月を経過して徐々に発生することが多いです。筋痛が先行することが多く，末梢神経障害の合併もしばしば認められることが知られています。米国における調査では，スタチン服用者において筋肉痛は2〜7％で生じ，CK上昇や筋力低下は0.1〜1.0％で認められています[2]。治療に関しては，軽症といえども筋症状が出た段階でHMG-CoA還元酵素阻害薬を中止あるいは減量することがまず必要です。

　フィブラート系脂質異常症治療薬は，HMG-CoA還元酵素阻害薬ほどではないとしても，横紋筋壊死の原因医薬品として重要なものです。使用開始より数カ月〜2年程度までの期間に発症することが多いです。HMG-CoA還元酵素阻害薬との併用は発症頻度を上げるため，注意が必要となります。

　ニューキノロン系を主体とする抗菌薬は，投与初期数日以内に急性に発症することから特に注意を要する医薬品です。風邪様症状がある場合などはウイルス感染に伴う横紋筋融解も知られており，薬剤性か感染性かを鑑別する必要があります。

　抗精神病薬，抗パーキンソン病薬は悪性症候群を引き起こすことが知られています。悪性症候群はしばしば横紋筋融解症を伴いますが，軽症ではCK上昇，発熱を示すのみで治療により軽快します。そのまま放置した場合，筋強剛・振戦，頻脈・発汗・血圧変動などの自律神経症状，意識障害，呼吸促迫あるいは低酸素血症，白血球増多，代謝性アシドーシス，ミオグロビン尿などの全身症状を伴い，悪性症候群としてまとめられています。

　麻酔薬・筋弛緩薬は全身麻酔中に横紋筋融解症を生じ，高熱・自律神経症状を伴うことから悪性高熱として知られています。悪性高熱はもともと何らかの筋疾患をもっている者，発症に至らずとも遺伝性筋疾患の保因者と考えられる者，高CK血症などの素因がある者に生じやすいです。熱中症や運動

時筋壊死の症状が認められた者もリスクが高くなります。

利尿薬，緩下薬，甘草を含む漢方薬，抗真菌薬のアムホテリシンB，フルドロコルチゾン酢酸エステルなどの副腎皮質ステロイドといった，低カリウム血症などの電解質異常を来す医薬品も横紋筋融解症に注意する必要があります。低カリウム血症が遷延化すると形質膜の破綻を生じて筋線維の壊死が広範囲に生じ，横紋筋融解症を来すことが知られています。

その他，頻度が高く詳細が不明ですが，アンジオテンシンII受容体拮抗薬，ヒスタミンH₂受容体拮抗薬，プロトンポンプ阻害薬，各種の消炎鎮痛薬なども報告されています。

どうアクションするべき？　書いた人はこう考える

このケースは，ICU入室後3週間が経過し，大きな病態の変化がないなかで発症した横紋筋融解症でしたので，薬剤性以外の要因を除外したうえで，薬剤性の横紋筋融解症を疑ってよい症例だったと思います。ただし，ツロブテロールテープには横紋筋融解症の症例報告がなく，インタビューフォームに記載のある市販後特別調査のCK上昇の報告も正常範囲上限〜500 IU/Lと，これを原因薬として特定し医師に提案するには，根拠としては少し弱いと思います。しかしながら，特にインフルエンザウイルスによる感染が原因の横紋筋融解症とするには発症時期が一般的ではないこと，その他の薬剤性以外の要因も当てはまらないこと，そのうえで薬剤性を疑ったところ，ツロブテロールテープでは比較的CK上昇の副作用の頻度が高いことを順序立てて説明することで，もっともらしい情報提供になると思います。さらに，ARDS発症に関与するサイトカインストームによって筋融解が起きやすい状況下であったこと，長期間に及ぶ人工呼吸器管理によって横隔筋や肋間筋などの呼吸筋に負荷がかかっていたこともあわせて情報提供できれば，かなり深みのある医師とのディスカッションになるのではないでしょうか。

本症例のようにICUで集中治療している症例では，少しでも治療の選択肢を広げる情報が必須になります。医師とのコミュニケーションが良好な場合はすぐに自分の意見を伝えてもうまくいくでしょうが，まだあまりコミュニケーションを取れていないような場合は特に，伝えるべき情報を客観的に伝え，医師の判断に任せましょう。

実際はこうなりました！

　まず，ツロブテロールテープを開始したタイミングで徐々にCKが上昇し始めたこと，添付文書には約10％にCK上昇の副作用が報告されており，市販後にはCKへの影響について特別調査が行われたこと，その結果は軽度なCK上昇だったことを伝えました。また，インフルエンザウイルスによる感染が原因の横紋筋融解症とするには発症時期が一般的ではないこともあわせて伝えました。ほかに積極的に横紋筋融解症を疑うような要因もなく，ツロブテロールテープを中止したところ，中止と同時に速やかにCKは減少し始め，中止して10日目にCKは正常値となりました。

医師からのKey Message
小堺　有史

　横紋筋融解症は，骨格筋細胞の壊死・融解により筋細胞内成分が血液中に流出した状態をいいます。流出した大量のミオグロビンが尿細管を閉塞して急性腎不全を併発したり，循環血液量減少に伴うショックや高カリウム血症による突然の心停止を来す危険があるため，迅速に診断して原因を特定して対応しなければならない病気です。自覚症状には四肢の脱力感，腫脹，痺れ，痛み，赤褐色尿（ミオグロビン尿）などがあり，これに腎不全症状として無尿，乏尿がみられることもあります。検査所見としては，高カリウム血症，高ミオグロビン血症，CKなどの筋逸脱酵素の急激な上昇が認められます。早期の大量輸液，高カリウム血症対策と尿アルカリ化，強制利尿が急性腎不全の治療およびその予防として行われ，完成された腎不全に対しては血液浄化法を行います。

　横紋筋融解症はさまざまな原因で起こりますが，前述の表2にあるようにクラッシュ症候群に代表される挫傷など外傷性のものと，薬剤，感染，低カリウム血症などの代謝障害，筋疾患などによる非外傷性のものに分けられます。治療にあたっては対症療法を迅速に始めることに加えて，原因を特定して速やかに対処することが重要です。特に薬剤性の場合は原因薬剤を中止しない限り回復は望めません。薬剤性の横紋筋融解症の診断にあたっては，ど

のような薬剤が横紋筋融解症を起こすのか知っていること，薬剤投与開始と発症の時間的な関係を整理して，ていねいに検討することが重要です。

　薬剤が関係する横紋筋融解症でわれわれ医師がしばしば遭遇するのは，スタチン，フィブラート製剤や抗精神病薬を使用しているとき，抗パーキンソン病薬内服中の患者さんが服薬を中断したり状態が悪くなったりしたときなどだと思います。しかしながら，本症例の第22病日から始まった2回目の横紋筋融解症はβ刺激薬投与に伴うものでした。確かにβ刺激薬の添付文書には高CK血症が起こりうるとの記載はありますが，多くの医師はご存知ないのではないかと思います。もちろんわれわれ医師も，原因不明の横紋筋融解症が起こった際にはマイナーな原因まで検索しないといけないわけですが，本症例は薬剤師さんがいち早く可能性を疑い，主治医にアドバイスをくださった結果，迅速に治療を行うことができました。

　β刺激薬の高CK血症に関しては，過去に急性腎不全に至るほどの重篤な横紋筋融解を来したという報告はありません。本症例で薬剤師さんのもう一つ素晴らしかったところは，そのような状況においてもβ刺激薬を被疑薬として疑い，実際に医師にアドバイスできたことだと思います。なぜこのように重篤な横紋筋融解を起こしたかはわかりません。もちろんツロブテロールテープ単独で起こりうるのかもしれませんが，本文にもあるように，インフルエンザウイルス感染症やARDSの存在が影響した可能性も候補にあがるかもしれません。

　本項では，当院において薬剤師の指摘から迅速に診断することができた薬剤性横紋筋融解症の一例を紹介していただきました。医療は医師だけで行うのではなく，薬剤師，看護師など多くのコメディカルを含めたチームで行うものであります。薬剤性横紋筋融解症などの薬剤が絡んだ病気においては，特に薬剤師の果たす役割は重要になると思います。

【引用文献】
1) 鈴木信也，他：ツロブテロールテープ剤投与後に横紋筋融解症を発症した1症例．日本病院薬剤師会雑誌，52：439-442, 2017
2) 厚生労働省：重篤副作用疾患別対応マニュアル；横紋筋融解症．2006
3) Verriello L, et al：Rhabdomyolysis caused by tocolytic therapy with ritodrine hydrochloride. Neuromuscul Disord, 19：718-720, 2009

第2章　実践！3ステップで推論する副作用

4) Schmidt E, et al：Elevated creatine kinase activity in serum following oral application of a beta2-mimetic broncholytic drug（NAB 365）. Arzneimittelforschung, 26：1455-1459, 1976

5) マイランEPD合同会社：ホクナリンテープ，添付文書（2017年4月改訂，第16版）

6) マイランEPD合同会社：ホクナリンテープ，インタビューフォーム（2017年4月改訂，第15版）

7) 佐藤信範，他：横紋筋融解症（RHABDOMYOLYSIS）の判断基準について．厚生科学研究「各種薬剤による横紋筋融解症の発症機序解明に関する研究」平成12年度総括研究報告書，pp22-26, 2000

8) 松本　満，他：ミオグロビン尿症（Rhabdomyolysis）Myoglobinuria（Rhabdomyolysis）. 日本臨牀，48：1563-1567, 1990

9) 三牧孝至：横紋筋融解症．小児内科，30：1329-1334, 1998

10) Singh U, et al：Infectious etiologies of rhabdomyolysis: three case reports and review. Clin Infect Dis, 22：642-649, 1996

11) 小沢　浩，他：インフルエンザ筋炎・横紋筋融解症．日本臨牀，58：2276-2281, 2000

12) Ayala E, et al：Rhabdomyolysis associated with 2009 influenza A（H1N1）. JAMA, 302：1863-1864, 2009

13) Fearnley RA, et al：Influenza A-induced rhabdomyolysis and acute kidney injury complicated by posterior reversible encephalopathy syndrome. Anaesthesia, 66：738-742, 2011

14) Parikh M, et al：Novel H1N1-associated rhabdomyolysis leading to acute renal failure. Clin Microbiol Infect, 16：330-332, 2010

Memo

Column 添付文書に頼る前に……薬剤師へ!!

ある朝の救命救急センターのカンファレンスにて,研修医による症例プレゼンが始まりました。

> 研修医:60歳代男性,意識障害,痙攣重積発作の患者です。意識の改善は乏しく,本日朝の採血にてAST,ALTの上昇を認めており,プロトンポンプ阻害薬(PPI)による薬剤性肝障害を疑っています。
> 上級医:PPI以外に被疑薬はないのか?
> 研修医:ローテーションにて消化器外科を回っているときにPPIによる肝機能障害疑いを経験したことがあり,いちばん怪しいと思っています。
> 上級医:決めつけるのは危険だぞ。薬剤性以外も考えなければいけないし,PPI以外の薬もしっかり考察しろよ。
> 研修医:わかりました。後で調べてみます。

カンファレンスが終了すると,研修医のA先生はすぐに薬剤師である私のところに来て,「患者さんが使用している薬の添付文書をすべて見せてください」と言いました。上級医のB先生は私と同じ年齢で,医師・薬剤師と職種は異なりますが,若手の教育について普段から意見交換していました。普段のカンファレンスであれば,薬剤関係については薬剤師に意見を求められることが多いのですが,B先生に教育的な考えがあるのもわかっていましたので,A先生の求めるとおりに,すべての添付文書を印刷して渡しました。それから15分後,再びA先生が私のところに戻ってきました。「すべての薬剤にAST,ALT上昇の記載があります。すべて被疑薬ということですかね…」と困った感じで相談に来てくれました。

私は救急外来から本症例に関わっており,継続して状態をモニタリングしていましたので,一連の経過がよくわかっていました。救急外来では意識障害,痙攣に対してジアゼパムで鎮痙を行い,気管挿管にて人工呼吸器管理を開始,集中治療室(ICU)入室後に脳波にててんかん波を認め,抗

痙攣薬としてレベチラセタムの投与が行われていました。カンファレンスの前日に発熱，血圧の低下を認め，8時間ほどカテコラミン需要がありました。私はカンファレンスの当日に本症例の検査値などを確認しており，AST，ALTの上昇を自分なりに整理し，前日の循環不全によるショック肝がもっともらしいのでは…と考えていました。もちろん，使用薬剤の投与歴，薬理作用や薬物動態，投与期間，過去の報告を加味して薬剤性肝障害も考慮に入れたうえです。

　そんなこんなで，いろいろなディスカッションをA先生としました。A先生は昨日に循環不全があったことを見落としていたことや，いままでのローテーションの診療科では原因不明の肝障害は薬剤性疑いにしていたとのことでした。私は「除外診断を終えて，いよいよ薬剤性肝障害が疑わしくなった場合でも，被疑薬の絞り込みは困難を極めることが多くあります。薬を中止することができればよいのですが，治療上必要な薬も存在します。そんなときは代替薬の提案もあわせて行いますので，薬剤師に声をかけてください」と伝えました。A先生は「はじめて薬剤師さんとたくさん話をしました。また相談させてください」と言って足早に去っていきました。その後ろ姿は，カンファレンスで上級医から質問を投げかけられているときとは違い，軽く満足気な印象を受けました。

　この症例ではPPIは継続されましたが，AST，ALTはすぐにピークアウトしています。これからも，医師と薬剤師がコラボレーションして「薬剤性」について一緒に悩んでいけたらよいと思っています。

今井　徹（日本大学医学部附属板橋病院薬剤部）

第2章 実践！3ステップで推論する副作用

Case 5
この「嘔吐」はがん化学療法誘発性の悪心・嘔吐ですか？

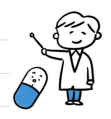

このケースを読み終わった後は

- 化学療法誘発性悪心・嘔吐の特徴を説明できるようになる。
- 頻度の高いその他の悪心・嘔吐を伴う疾患について知りたくなり，調べてしまう。
- 化学療法誘発性悪心・嘔吐を疑ったとき，そのもっともらしさを言えるようなる。

今回の一例

63歳男性。外来化学療法を行っている患者から，昨夜より嘔吐が続いていると薬剤師が電話で相談を受けた。水を飲んだだけでも嘔吐してしまうという。5年前に直腸がん（Stage Ⅲa）と診断され直腸切断術を施行，人工肛門を造設されている。術後は本人の希望で補助化学療法は行わず経過観察されていたが，1年前に小腸閉塞を発症したことを契機に肺転移・骨盤内リンパ節転移が発覚しSOX＋BV療法が開始された。現在8コース目を施行中（day 18）である。

SOX＋BV療法は以下のとおり

【注射】Rp.1　点滴静注　day 1
　　　　パロノセトロン注（アロキシ®）　　　　　　　　　　　　　0.75 mg
　　　　デキサメタゾンリン酸エステルナトリウム注（デカドロン®）　6.6 mg
　　　　生理食塩液　　　　　　　　　　　　　　　　　　　　　　100 mL
　　　Rp.2　点滴静注　day 1
　　　　ベバシズマブ注（アバスチン®）　　　　　　　　　　　　　7.5 mg/kg
　　　　生理食塩液　　　　　　　　　　　　　　　　　　　　　　100 mL
　　　Rp.3　点滴静注　day 1
　　　　オキサリプラチン（エルプラット®）　　　　　　　　　　　130 mg/m²
　　　　5％ブドウ糖液　　　　　　　　　　　　　　　　　　　　250 mL
【内服】テガフール・ギメラシル・オテラシルカリウム（S-1）配合OD錠（ティーエスワン®）T20　1回3錠　1日2回　朝夕食後　day 1夕食後〜day 15朝食後
　　　　デキサメタゾン錠（デカドロン®）4 mg　1回1錠　1日2回　朝昼食後　day 2〜3
　　　　以上を3週間ごとに繰り返す（この患者はこれ以外の薬を使用していない）

5　この「嘔吐」はがん化学療法誘発性の悪心・嘔吐ですか？

■電話がかかってきたのは最初の嘔吐から半日ほど経過した翌日の午前中である。電話で聴取した病歴をまとめると，「昨夜おにぎりを食べてから急に嘔吐が始まった。吐いたらすっきりした。夜中も何回か吐いた。朝方には水を飲んだだけで吐いてしまった。嘔吐した量は食べた量よりも多い感じだった。下痢はしていなくて，一昨日から便が出ていない。おへその上あたりが少し痛む。以前の腸閉塞と似たような痛み。熱は出ていない」ということであった。患者の話し声は落ち着いていて重症感は感じなかった。どうしたらよいかという患者の問いに，主治医と相談して電話をかけ直すと答え，受話器を置いた。

Step 1　被疑薬が原因である「もっともらしさ」を考える

　抗がん薬による悪心・嘔吐には，①抗がん薬投与後数時間以内に起こり24時間以内に消失する急性悪心・嘔吐，②投与後24時間以降に発症し数日持続する遅発性悪心・嘔吐，③抗がん薬で一度悪心・嘔吐を経験した患者が次回の治療を受ける前から悪心・嘔吐を生じる予期性悪心・嘔吐があります。抗がん薬による悪心・嘔吐が持続する期間は，通常，高度催吐性リスクの抗がん薬で4日間，中等度催吐性リスクの抗がん薬で3日間とされています[1]。つまり，抗がん薬による悪心・嘔吐を疑った場合は，投与された抗がん薬の催吐性リスクに加え，投与されてから悪心・嘔吐発症までの時間的関連性，場合によっては次回の抗がん薬投与の予定との関連性がポイントになります。SOX＋BV療法は，1日目に催吐性リスクが中等度であるオキサリプラチン，最小度であるベバシズマブを投与し，1日目の夕食後から15日目の朝食後まで催吐性リスクが軽度であるS-1を服用するスケジュールです。電話があったのは18日目なので，S-1の服用を終了して2日半経過した時点で嘔吐が発症したことになります。オキサリプラチンによる遅発性嘔吐は投与してから2週間以上経過しているので否定的です。可能性があるとすればS-1になりますが，服用中には悪心・嘔吐がなかったのに，服用終了後に急に嘔吐が出現しているところが気になるところです。また，この患者さんはこれまで軽度の悪心しか出現したことがなく，嘔吐は初めてのエピソードでしたので予期性嘔吐を考える必要はなさそうです。

　悪心・嘔吐の症状から考えるとどうでしょうか。抗がん薬による悪心・嘔

143

第2章　実践！3ステップで推論する副作用

吐の症状はさまざまで，「こういうパターン！」という決まったものはありません。食欲がなくなることもあれば，空腹がだめで常に食べ物を口にしている患者さんもいます。胸焼けや胃部不快感を訴えたり，つわりに似ている（女性の場合）と訴えたりする患者さんもいます。それらの症状は嘔吐によって軽快することもあれば，嘔吐しても漫然と症状が持続する場合もあり，悪心・嘔吐の症状だけでは抗がん薬を原因と特定するのは困難です。そこで，随伴症状に着目するとよいでしょう。便秘や下痢といった症状は抗がん薬の副作用でもよく起こりうることですが，腹痛は通常，抗がん薬の副作用で起こる症状ではないですね。患者さんは「おへその上あたりの痛み」も同時に訴えており，「抗がん薬による嘔吐」らしさが当てはまらないように思います。

副作用の基礎知識——化学療法誘発性悪心・嘔吐ってなぁに？

> 抗がん薬治療中の嘔吐＝化学療法誘発性悪心・嘔吐

と頭に思い浮かべる方も多いでしょう。事実，悪心・嘔吐は抗がん薬治療をしている70～80％の患者にみられるという報告もあり，最も臨床で遭遇しやすい副作用です。ここでは，抗がん薬による悪心・嘔吐の知識を一度整理します。

　悪心とは，嘔吐しそうという主観的な感覚です。嘔吐とは，何らかの原因で嘔吐中枢が刺激されたことにより上部消化管の内容物が口から吐き出されることであり，客観的な症状といえます。嘔吐は脳幹により調整されていて，入力された刺激が呼吸を調整する孤束核，迷走神経背側核，横隔神経核，延髄核，および咽頭・顔面・舌の運動をつかさどる核などを介して嘔吐運動を引き起こします[2]。血液脳関門に覆われたこれらの部位は，直接には嘔吐誘発物質の刺激を受けませんが，ドパミンD_2受容体，ムスカリン受容体，ヒスタミンH_1受容体，セロトニン$5HT_{2,3}$受容体，ニューロキニンNK_1受容体などを介した神経伝達により刺激を受けます。このような嘔吐中枢への刺激の伝達経路としては，①大脳皮質からの刺激，②化学受容器引金帯（chemoreceptor trigger zone；CTZ）からの刺激，③前庭器からの刺激，④消化管などの末梢からの刺激などが考えられています（図1）。精神的な

144

5 この「嘔吐」はがん化学療法誘発性の悪心・嘔吐ですか？

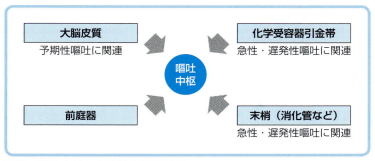

図1 嘔吐中枢への刺激の伝達経路

要因により生じる化学療法の予期性嘔吐は①の経路によるものと考えられ、ほかにも頭蓋内圧が亢進するような腫瘍や血管病変などによる嘔吐がこれにあたります。抗がん薬による急性・遅発性嘔吐は②、④の経路が関連していて、抗がん薬投与により分泌されたセロトニンやサブスタンスPといった神経伝達物質がCTZや嘔吐中枢の刺激に直接または間接的に関与しています。なお、CTZが存在する延髄第4脳室底の最後野は血液脳関門がないため、抗がん薬などの催吐性薬物や細菌毒素、ケトアシドーシスといった代謝障害など、さまざまな刺激を神経伝達だけでなく血流からも直接受けています[3]。

化学療法により誘発される嘔吐の発現リスクは使用する抗がん薬の種類に影響され、制吐薬の予防的投与なしで抗がん薬投与後24時間以内に発現する悪心・嘔吐の割合に基づいて、高度（90％を超える患者に発現）、中等度（30～90％の患者に発現）、軽度（10～30％の患者に発現）、最小度（発現しても10％未満）に分類されています。SOX＋BV療法に用いられる各薬剤の催吐性リスクは、前述のとおり、オキサリプラチン（中等度）、ベバシズマブ（最小度）、S-1（軽度）となっています[1]。これらの催吐性リスクに基づいて悪心予防のための制吐薬も選択されていて、本症例では中等度催吐性リスクの抗がん薬を含む化学療法で標準的な5-HT$_3$受容体拮抗薬とデキサメタゾンによる制吐療法が行われています。

第2章　実践！3ステップで推論する副作用

Step 2　被疑薬以外が原因である「もっともらしさ」を考える

　もし化学療法誘発性悪心・嘔吐以外が原因の嘔吐だったらどうするの？を考えていきましょう。

　担がん患者における悪心・嘔吐の原因はなにも抗がん薬だけではありません。表1に示すように抗がん薬以外が原因の場合も多く，その原因は必ずしも一つではなく複数が同時に存在する場合もあり，非担がん患者と比べると少々複雑です。今回の患者さんはSOX＋BV療法以外に薬物を使用していなかったので，その他の薬物を原因とした嘔吐は除外できます。

あう・あわない推論

嘔吐に加えて，便秘と，過去の経験と似た腹痛を伴うことから，本患者の症状は小腸閉塞とあう！

　消化器系を原因とする悪心・嘔吐を考えます。がん患者の急性腹症で手術を必要とした疾患の頻度は，消化管の閉塞39％，穿孔22％，出血15％，炎症10％，その他14％と報告されています。特に大腸がんのオンコロジーエマージェンシーで最も頻度の高いのが大腸がんによる腸閉塞といわれています[4]。腸閉塞を来す原因は腸管内の腫瘤や腹膜播種による場合もあれば，腫瘍が直接関係しないものとして，過去の開腹手術に伴う腸管の癒着や蠕動運動障害，内ヘルニア，腸間膜動脈血栓症なども考えられます。小腸閉塞の原因としては術後癒着性によるものが75％を占めるという報告もあり[2]，腹部手術の既往は常に確認しておきたいですね。小腸閉塞では痙性の腹痛が腹部

表1　担がん患者において抗がん薬以外で悪心・嘔吐の原因となりうるもの

薬　物	オピオイド，抗痙攣薬，抗うつ薬，抗菌薬
消化器系	腹水，肝腫大，腫瘍による圧迫，腹部膨満，がん性腹膜炎，消化管閉塞，消化管運動麻痺，便秘
代謝・電解質	肝不全，尿毒症，高カルシウム血症，低ナトリウム血症，高血糖
中枢神経系	脳転移，脳腫瘍，脳浮腫，がん性髄膜炎，放射線治療，前庭機能不全
心理的要因	不安，恐怖

〔日本緩和医療学会・編：がん患者の消化器症状の緩和に関するガイドライン 2011年版，金原出版，p17，2011より〕

中央にみられるのが特徴的であるとされ，症状は突発的に出現しますが，腹痛の間欠期は比較的落ち着いていることもあります。嘔吐はほとんどの場合でみられ，嘔吐によって腹痛が軽減するのも特徴です。部分的閉塞では下痢がみられることもありますが，閉塞が完成すると常に便秘になりガスも出なくなります。この患者さんは腹部手術の既往があり，1年前に小腸閉塞を起こしています。排便は一昨日からなく，昨日から嘔吐が出現しました。そして，へその上あたりに痛みもあり，その痛みは過去の小腸閉塞と似ていると訴えていました。病歴聴取をする際に，過去に同様の経験をしたことがあるか聴き出すのはとても重要です。嘔吐により腹痛が軽快するかも聴取できていれば，さらにもっともらしさが深まったかもしれません。

あう・あわない推論

肝転移がないこと，口渇や頭痛，意識障害といった随伴症状がないことから，本患者の症状は典型的な代謝・電解質異常とあわない！

次に，代謝・電解質異常を考えます。転移性大腸がんの場合，肝臓に転移があれば，その進行により肝不全を来すことがありえますが，そうなるのはかなり進行した状態ですし，この患者さんに肝転移はありませんでした。高カルシウム血症や低ナトリウム血症などの電解質異常は臨床でしばしば遭遇します。高カルシウム血症では，多尿，それに伴う脱水・口渇，食欲低下・悪心・嘔吐・便秘などの消化器症状，傾眠や意識障害などの中枢神経症状がみられます[4]。低ナトリウム血症は多くの場合，無症候性ですが，急速に血漿Na^+値が低下したり，慢性でも高度に低下（120 mmol/L以下）したりすると症状が出現します。低ナトリウム血症の症状は脳浮腫に関係した神経学的なものといわれ，悪心や倦怠感，頭痛，傾眠，錯乱，感覚障害などがあります[2),4]。この患者さんではこれらの電解質異常で生じるような随伴症状は電話で聴取した限りなさそうでした。なお，化学療法施行時の血液検査では電解質異常は認めていませんでした。

第2章　実践！3ステップで推論する副作用

あう・あわない推論
頭痛や神経症状といった随伴症状がないことから，本患者の症状は典型的な中枢神経系の異常とあわない！

　大腸がんの遠隔転移で最も多いのは肝臓，次いで腹膜，肺となっています[5]。中枢神経系への転移も報告はありますが非常にまれなケースです。嘔吐と腹痛を一連の症状と考えるのであれば，一般的に脳転移やがん性髄膜炎により腹痛は起こりえないですし，頭痛や運動機能障害，精神機能障害といった神経症状の病歴がほしいところです。

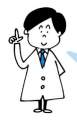

自分で思いつくその他の嘔吐の病態についても，
このように患者情報と照らしあわせて考えてみましょう!!

5 この「嘔吐」はがん化学療法誘発性の悪心・嘔吐ですか？

Step 3 考えをまとめてアクションへ

これは避けたい!?　期待されないコミュニケーション例

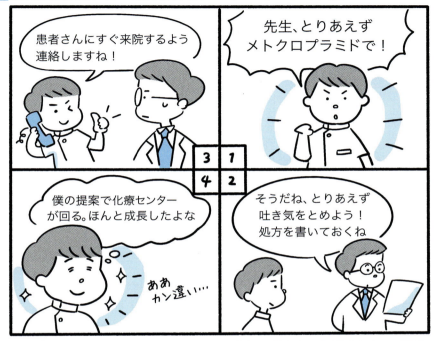

対症療法だけ提示というのはよくないですね。嘔吐といえばメトクロプラミドという短絡的な発想はやめましょう。

> **その他，薬剤師と看護師の避けたいパターン**
> ①「先生，抗がん薬による嘔吐です。次回はアプレピタント使いましょう！」
> ②「先生，これって腸閉塞ですよね。救急車で来てもらいましょう！」
> ③「先生，消化器科コンサルトしてください！」

①なんかはありがちで，せっかく次回のための予防策まで考えたようですが，断定的な言い方はカンにさわるかもしれませんね。抗がん薬が原因と決めつけて，医師に必要な情報提供をしないと後でとんでもないことになるかもしれません。

今回の場合，②は一見正しそうに見えますが，腸閉塞かどうか診断をするのは医師の仕事であり，薬剤師・看護師の役目は診断の手助けとなるような

第2章　実践！3ステップで推論する副作用

情報を提供することです。いくら腸閉塞っぽい症状だったからといって，それと決めつけて医師に伝えるのはやめましょう。

③は，とりあえず嘔吐でお腹だから消化器科に丸投げ…というパターンです。丸投げ感満載なのはよくないですね。

症例の特徴をまとめる──不確かさもそのまま大切に

今回のケースは，外来化学療法を行っている患者さんからの電話相談という状況でした。このような場合，「すぐに受診させるべき症状か？」という緊急性を判断する必要があります。抗がん薬が原因の嘔吐であれば，時間の経過とともに自然と治まっていくので，希望がなければ無理に受診を勧める必要はないでしょう。しかし腸閉塞が原因であれば重篤になることもありうるので，すぐに受診を勧めるべきです。緊急性の判断には，症状が「突然」や「急に」発症したのか，その発症様式を確認することが有用です。発症して数秒〜数分で症状が進行していく「突然発症」や，数分〜数時間で進行していく「超急性発症」の疾患は，血管や消化管などが詰まったり（例：心筋梗塞，腸閉塞など），破れたり（例：大動脈解離，消化管穿孔など）して起こる重篤で緊急性の高い疾患の可能性が高いといわれています[6]。この患者さんの場合には，昨夜おにぎりを食べた後から「急に」嘔吐が出現していました。それまでは吐き気もなく普段どおりだったようです。夜中も何度か嘔吐していますが，朝方には水を飲んだだけで嘔吐するようになりました。症状は半日程度で進行していて，緊急性を予感させるサインです。

前述したように，嘔吐の症状だけでそれが化学療法誘発性悪心・嘔吐かを判断するのは困難です。抗がん薬の投与と嘔吐出現時の時間的関連性や，嘔吐以外の随伴症状を総合して判断しましょう。腸閉塞については，それを疑わせる嘔吐の症状があります。摂取した量よりも嘔吐の量が多い，飲水も食事もしていないのに嘔吐する，悪心を伴わないかまたはほぼ同時に嘔吐する，などです。また，腹痛が出現してから嘔吐が起こるまでの時間や，吐物の性状がわかると閉塞部位の推定に役立ちます[7]。

150

5　この「嘔吐」はがん化学療法誘発性の悪心・嘔吐ですか？

デキると思われるかも??　聴取のポイント

1. 吐物の量と性状は？　摂取量に対して嘔吐量は見合っているか？
2. 腹痛はあるか？（どのあたりが痛いか？　どのように痛いか？　重症度は？）
3. 腹痛出現から嘔吐までの時間はどれくらい経っているか？
4. 嘔吐により腹痛は軽減するか？
5. その他の随伴症状は？

押さえておきたい悪心・嘔吐の原因となる医薬品

　がん患者において，抗がん薬以外の薬剤で悪心・嘔吐が問題となる薬物としては表1のようなものがあげられます。オピオイドによる悪心・嘔吐の発現割合は10〜40％といわれ，経口モルヒネでは50〜60％，オキシコドンでは40％，フェンタニル貼付剤では30〜40％の割合で発現すると報告されています。発現機序はCTZのドパミン受容体刺激，消化管の蠕動運動の抑制，前庭器の感受性亢進などが考えられていて，特に投与初期に発現しやすいです[8]。また，がん患者ではオピオイドやNSAIDsが効きにくい神経障害性の痛みに対して抗痙攣薬や抗うつ薬が使用される場合もあり，これらが悪心・嘔吐の原因となることもあります。選択的セロトニン再取り込み阻害薬（SSRI）の悪心・嘔吐も投与初期に発現しやすいといわれています。

どうアクションするべき？　書いた人はこう考える

　今回は電話で相談を受けたので，患者の訴えを薬剤師が医師よりも先に聴取した形になりました。聴取した内容は緊急性を感じさせるものでしたが，自分の判断が正しいとは限りませんし，前もって医師に相談しておけば患者が来院後もスムーズに事が運ぶので，患者には即答を避け主治医に相談することにしました。医師へ報告するときには，主訴や随伴症状などが効率良く伝わるように情報をまとめる工夫をしましょう。自分の考えに沿うように伝えるのではなく，医師が客観的に判断できるような情報伝達をすることも大事なポイントです。

151

実際はこうなりました！

主訴である嘔吐については，摂取量に対してそれ以上の嘔吐量があること，飲水しただけで嘔吐してしまうことを伝えました。随伴症状としては，へその上あたりに腹痛があり過去の腸閉塞に似た痛みを訴えていること，便秘をしていること，発熱はないことを伝えました。そのうえで，緊急受診の必要性を自分の意見として医師に伝えました。医師も同感で救急外来への受診を指示しました。診察の結果，腸閉塞と診断され入院となり，翌日に緊急手術となりました。癒着性の腸閉塞でした。術後18病日で退院し，外来化学療法が再開されました。

医師からのKey Message
小林ゆかり

私が外科レジデントであった1990年代，進行/再発大腸がんの余命はわずか6カ月程度でした。しかし現在，化学療法の進歩は目覚ましく，全生存期間（overall survival；OS）中央値が30カ月を超えるものもみられ3年に手が届きそうな勢いです。たとえ遠隔転移があっても化学療法や放射線療法，手術療法による集学的治療によりR0切除（完全切除）が可能となり5年無再発生存率（relapse-free survival；RFS）も20％を超えるようになってきました。早期であれば内視鏡切除や手術療法だけで治癒できますが，なかなかそうはいきません。大腸がんの場合，術後病理でリンパ節転移が認められたStage Ⅲa～Ⅳの場合は術後6カ月間の補助化学療法が必要とされます。

この患者さんの場合，術後Stage Ⅲaでしたがご本人の意向で補助化学療法は施行していませんでした。しかし術後4年目にして癒着性イレウスを契機に複数臓器に遠隔転移が発見され，再発大腸がんの診断のもと外来化学療法を施行していました。一般に化学療法だけで腫瘍を完全に消失させるのは困難なことが多く，その目的は，進行を遅らせ痛みなどのがんによる症状を緩和しQOLを保ちながら可能な限り長期生存を図ることです。そのため，無効（progressive disease；PD）と判断された場合は早期に他剤に変更する必要がありますし，有効な場合はいかに継続投与できるかが重要となりま

5　この「嘔吐」はがん化学療法誘発性の悪心・嘔吐ですか？

す。投与期間や回数の制限はありません。この継続投与のために重要なのが
副作用対策です。化学療法経験者の実に92.3％が何かしらの副作用に悩ん
でいるという報告があります。化学療法の副作用は多岐にわたります。投与
中に現れるものもあれば，数日～数週間で現れるものもあります。この報告
では最もつらいと感じた副作用は悪心・嘔吐（31.5％）でした。

　昨今は一部薬剤を除き化学療法は外来施行になりましたから，多くの副作
用は病院以外で現れることになります。患者さんには心配なときは連絡をす
るようにお話していますから，今回のケースのように電話で相談を受ける場
合は少なくありません。当院では腫瘍内科がないため，多くの病院がそうで
あるように化学療法は外科で施行しています。しかし，外科医は外来診療時
以外は手術に関与していることが多く，じっくりと電話に応じる余裕がない
のが実情です。

　「イレウスの既往を有する直腸がん術後の転移/再発に対して化学療法施行
中の患者さんが悪心・嘔吐を訴えている」──この情報だけが手術中のわれ
われに伝えられたとしたら，さまざまな“憶測”が走馬灯のごとく脳裏をよ
ぎり，的確な指示を出せないどころか手術への集中も削がれ思わぬミスにも
つながりかねません。

　このような状況を踏まえ，当院では外来化学療法施行中の患者さんからの
相談（電話）は化学療法センターにつながり，ファーストタッチ（初期対
応）には薬剤師・看護師があたります。今回は薬剤師が電話を取りました。
電話口でのわずかの間に，患者さんから聴取した断片的な情報を整理し，系
統立て，さらに自分の専門分野である薬剤情報を踏まえて客観的に分析し，
手術中のわれわれに簡潔にかつ的確に伝えてくれました。その伝達内容か
ら，この悪心・嘔吐は抗がん薬の副作用ではなくイレウスによるものと推察
でき，救急外来受診を指示しました。その後の経過は上述のとおりです。後
日イレウスで手術を施行しましたが，大事には至りませんでした。

　医療は医師だけでできるものではありません。さりとて医師，看護師，薬
剤師，医療事務などの“歯車”が各自勝手に回っているだけでも思う方向に
は動かないでしょう。上手い具合に噛み合い連動して初めて“医療”として
動き出せると思います。

　当院の化学療法センターでは，がん診療に携わるあらゆる職種が毎週集

153

第2章 実践! 3ステップで推論する副作用

まって Tumor Board を開催し，患者さんの治療方針の検討や意見交換を行い，情報を共有しています。まさにこれが潤滑油となりあらゆる歯車が抵抗なく連動し，がん治療という目標に向かって動いています。今回の事例は決してチャンピオンデータではないのです。

【引用文献】

1) 日本癌治療学会・編：制吐薬適正使用ガイドライン 2015年10月 第2版. 金原出版, 2015
2) 福井次矢, 他・日本語版監修：ハリソン内科学 第3版. メディカル・サイエンス・インターナショナル, 2009
3) 日本緩和医療学会・編：がん患者の消化器症状の緩和に関するガイドライン 2011年版. 金原出版, 2011
4) 日本臨床腫瘍学会・編：新臨床腫瘍学 改訂第2版. 南江堂, 2009
5) 大腸癌研究会・編：大腸癌治療ガイドライン 医師用2014年版. 金原出版, 2014
6) 岸田直樹：総合診療医が教えるよくある気になるその症状；レッドフラッグサインを見逃すな！ じほう, 2015
7) 急性腹症診療ガイドライン出版委員会・編：急性腹症診療ガイドライン 2015. 医学書院, 2015
8) 加賀谷 肇：オピオイド鎮痛薬の副作用と対策. 医薬ジャーナル, 50：1203-1210, 2014

Memo

第2章 実践！3ステップで推論する副作用

Case 6
この「高熱」「筋強剛」「CK高値」は抗精神病薬による悪性症候群ですか？

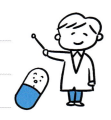

このケースを読み終わった後は

- 悪性症候群の特徴を説明できるようになる。
- セロトニン症候群との違いを説明できるようになる。
- 悪性症候群を疑ったとき，そのもっともらしさを言えるようになる。

今回の一例

83歳女性。2月の土曜日，デイケアから帰宅後，自宅にて39℃台の発熱と咳嗽を認め，19時半頃，救急車で当院に搬送となった。救急外来でのバイタルは，意識レベルGCS E4V5M6，体温39.4℃，血圧180/100mmHg，心拍数130～170回/分，SpO_2 90%（room air）であった。既往歴は，皮質性小脳萎縮症，認知症，心房細動があり，アレルギー歴は特記すべき事項はなかった。

■ 持参薬は以下のとおり

アスピリン腸溶錠（バイアスピリン®）100mg	1回1錠	1日1回	朝食後
ラベプラゾールナトリウム錠（パリエット®）10mg	1回1錠	1日1回	朝食後
ベラパミル錠（ワソラン®）40mg	1回1錠	1日2回	朝夕食後
タルチレリンOD錠（セレジスト®）5mg	1回1錠	1日2回	朝夕食後
クエチアピン錠（セロクエル®）25mg	1回1錠	1日1回	就寝前
リバスチグミンパッチ（イクセロン®）13.5mg	1回1枚	1日1回	貼付
ラメルテオン錠（ロゼレム®）8mg	1回1錠	1日1回	就寝前

■ 救急外来での検査所見は以下のとおり

AST 20IU/L，ALT 14IU/L，LDH 220IU/L，CK 83U/L，BUN 15mg/dL，CRE 0.58mg/dL，Na 138mEq/L，K 4.6mEq/L，Cl 105mEq/L，CRP 0.23mg/dL，WBC 10,000/μL

■ 救急外来医師は，収縮期血圧が140mmHg以上，急激な症状の発症，胸部X線での肺うっ血などから，急性心不全クリニカルシナリオ（CS）1として硝酸イソソルビド注を開始，著明に呼吸苦が改善された。

6 この「高熱」「筋強剛」「CK高値」は抗精神病薬による悪性症候群ですか？

- 発熱の原因としてインフルエンザを除外するため検査を行ったが陰性であった。内服薬は持参薬を継続とした。また，混濁尿の所見があり，湿性咳嗽も継続していたため尿路感染症，気管支炎を鑑別にあげ，エンピリックにセフトリアキソン1回2g 1日1回が開始され，0時に入院となった。
- Day2（日曜日），当直医が対応。朝の時点で血圧102/60mmHgと安定したため，硝酸イソソルビド注オフとなる。1日を通して37～38℃台の発熱が継続していた。
- Day3（月曜日），主治医が循環器内科医に決定する。バイタルは，体温37.6℃，心拍数120回/分，血圧108/60mmHgであった。検査所見は，AST 45IU/L, ALT 19IU/L, LDH 246IU/L, CK 1,147U/L, CK-MB 10U/L, 心筋トロポニンT定性：陰性，BUN 15mg/dL, CRE 0.63mg/dL, Na 135mEq/L, K 3.5mEq/L, CRP 3.83mg/dL, WBC 7,100/μLであった。「膝がなかなかまっすぐにならない」と筋強剛を思わせる病棟看護師による記録あり。主治医より「薬剤性のCK上昇だとしたら，現在服用している薬のうち，どの薬剤が原因か？」と質問があった。

Step 1 被疑薬が原因である「もっともらしさ」を考える

　悪性症候群（あるいは神経遮断薬悪性症候群；英名でneuroleptic malignant syndrome，仏名でsyndrome malin）は，主に精神神経用薬服薬下での発熱，意識障害，錐体外路症状，自律神経症状を主徴とし，治療が行われなければ死に至る可能性のある重篤な副作用です[1]。悪性症候群を疑うときは，発熱があるか，力を抜いた状態で関節を他動させた際に抵抗がみられる現象（筋強剛）がみられるか，血清クレアチンキナーゼ（CK）の上昇がみられるかが症状の主なポイントとなります。

　本症例では，クエチアピン錠を服用中の患者が，入院時から39℃以上の発熱があり，「膝がなかなかまっすぐにならない」という筋強剛を疑わせる看護師の記録，入院後3日目にCK 1,147U/Lと高値を認めました。CKは高値ですが，CK-MB 10U/L，心筋トロポニンT定性：陰性ということから心筋虚血はなさそうです。同時に，救急外来では高血圧，頻脈，白血球増多も呈していました。入院後に気管支炎や尿路感染が疑われセフトリアキソンが開始されましたが，投与3日後でも体温37.6℃，心拍数120回/分と効果が認

第2章　実践！3ステップで推論する副作用

められませんでした。Levenson[2]やCaroff and Mann[3]による診断基準にある発熱，筋強剛，血清CKの上昇，頻脈，血圧の異常，頻呼吸，意識変容，発汗過多，白血球増多の多くを満たしていることになります。

副作用の基礎知識──悪性症候群ってなぁに？

　悪性症候群はまれな副作用ですが，見逃してはならない副作用です。悪性症候群の発生頻度は精神神経用薬服用患者の0.07～2.2％であるとAdityanjeeら（1999年）[4]により報告されていますが，その死亡率は約4％といわれています。したがって，本症候群に関しては早期に疑い，副作用を推論できることが大切です。

> 精神神経用薬＋発熱 or 意識障害 or 錐体外路症状 or 自律神経症状
> ＝悪性症候群

　というように，精神神経用薬の使用時，特にその投与開始後，減量後，中止後あたりに急激に出現する「原病では説明できないさまざまな症状」が出たときには悪性症候群を頭の片隅に置いておきましょう。

　悪性症候群を生じると，高熱・発汗，意識のくもり，錐体外路症状（手足の振るえや身体のこわばり，言葉の話しづらさやよだれ，食べ物や水分の飲み込みにくさなど），自律神経症状（頻脈や頻呼吸，血圧の上昇など），横紋筋融解症（筋肉組織の障害：筋肉の痛みなど）などの症状がみられます。以上のような臨床症状の出現とほぼ同時期に，血清CK高値や白血球増多が多くの症例で認められ，ほかにもCRP，LDH，ミオグロビン，アルドラーゼの上昇や筋融解の程度によりミオグロビン尿をみる場合もあります。

　悪性症候群の多くは定型，非定型抗精神病薬により引き起こされますが，そのほかにも制吐薬，抗認知症薬，リチウムや過量の三環系抗うつ薬を投与したときや，抗パーキンソン病薬などのドパミン系刺激薬（レボドパ，ドパミン作動薬）の中止・減量時に発症するといわれています。臨床的には，脱水，低栄養，疲弊，感染，脳器質性疾患の併存などが悪性症候群の発症危険因子として考えられています。また，昏迷や精神運動興奮など精神症状の著しい増悪，悪性症候群の既往や家族歴も危険因子として着目する必要があります。

6 この「高熱」「筋強剛」「CK高値」は抗精神病薬による悪性症候群ですか?

表1 Levensonによる悪性症候群の診断基準

大症状	小症状
• 発熱 • 筋強剛 • CKの上昇	• 頻脈 • 血圧異常 • 呼吸促迫 • 意識障害 • 発汗 • 白血球増多

以下の①または②を満たした場合,悪性症候群と診断
①大症状3項目
②大症状のうち2項目+小症状のうち4項目
〔Levenson JL:Am J Psychiatry, 142:1137-1145, 1985より〕

表2 Caroff and Mannによる悪性症候群の診断基準

①発症前7日以内の抗精神病薬の使用の既往(デポ剤では発症の2〜4週間以内)
②38℃以上の発熱
③筋強剛
④以下のうち5項目

• 意識障害	• 振戦
• 頻脈	• 尿失禁
• 高血圧あるいは低血圧	• CKの上昇あるいはミオグロビン尿
• 頻呼吸あるいは低酸素症	• 白血球増加
• 発汗あるいは流涎	• 代謝性アシドーシス

⑤他の薬剤の影響,他の全身性疾患や神経精神疾患を除外できる

①〜⑤の5項目すべてを満たせば確定診断
〔Caroff SN, et al:Med Clin North Am, 77:185-202, 1993より〕

悪性症候群の発症機序と病態は十分に解明されていませんが,悪性症候群を惹起する可能性のある薬の多くは共通してドパミン受容体遮断作用を有すること,レボドパ,ドパミン作動薬の中断が時に悪性症候群を惹起すること,ブロモクリプチンなどのドパミン作動薬が悪性症候群に有効であることから,黒質線条体や視床下部での急激で強力なドパミン受容体遮断,あるいはドパミン神経系と他のモノアミン神経系との協調の障害といったドパミン神経系仮説が支持されています[5]。臨床現場で用いられている診断基準を表1〜2に示しましたので,一読しておきましょう。

Step2 被疑薬以外が原因である「もっともらしさ」を考える

もし,悪性症候群以外の原因による発熱,筋強剛,血清CKの上昇,頻脈,血圧の異常,頻呼吸,意識変容,発汗過多,白血球増多だったらどうなるか? を考えていきます。

第2章　実践！3ステップで推論する副作用

あう・あわない推論

服用薬物にセロトニン作動薬がないこと，ミオクローヌスや反射亢進が認められなかったこと，CK高値，白血球増加があることから，本患者の症状はセロトニン症候群とあわない！

　表3に示したように，発熱，意識状態の変化，頻脈や頻呼吸，血圧の上昇といった自律神経症状など，悪性症候群とセロトニン症候群は症状が類似しています[6]。しかし，今回の症例にはセロトニン症候群の原因薬物とされるセロトニン作動薬の服用歴がありません。またセロトニン症候群では，CK

表3　悪性症候群とセロトニン症候群の比較

		悪性症候群	セロトニン症候群
原因薬物		ドパミン拮抗薬	セロトニン作動薬
		ドパミン作動薬の中止	ドパミン作動薬（？）
経過	症状の発現	数日〜数週間	数分〜数時間以内
	症状の改善	平均9日	24〜48時間以内
症状	発熱（38℃以上）	90%以上	45%以上
	意識状態の変化	90%以上	50%以上
	自律神経症状	90%以上	50〜90%以上
	筋強剛	90%以上	50%以上
	白血球増加	90%以上	11%以上
	CK値上昇	90%以上	15%以上
	AST/ALT値上昇	75%以上	8%以上
	代謝性アシドーシス	多い	9%以上
	腱反射亢進	まれ	非常に多い
	ミオクローヌス	まれ	非常に多い
	精神症状	意識障害 昏迷（意思発動性の低下）	不安，焦燥感，錯乱などの落ちつかなさ
治療薬		ダントロレン ドパミン作動薬 ・アマンタジンなど	ベンゾジアゼピン系 ・クロナゼパムなど セロトニン作動薬 ・シプロヘプタジン ・クロルプロマジンなど

〔町野彰彦，他：薬局，61：86-92, 2010より〕

高値，白血球増加は頻度が低く，1991年以降報告された168例の統計[7]をみると，白血球増加を認めた例は全体の8.3％，血清CKの上昇を認めた例は全体の26.8％と報告されており，セロトニン症候群に特徴的な検査所見ではないと考えられます。セロトニン症候群は重症化するに従い症状が重複するため，鑑別が困難になってきますが，その場合はミオクローヌスや反射亢進が認められるか，原因薬剤がセロトニン作動薬かといった点から判断しなければなりません。したがって，医師にセロトニン作動薬の服用歴を伝えるだけでも，副作用を鑑別する際に非常に有益な情報となります。

あう・あわない推論

病歴より暑熱環境下への曝露がない，筋強剛といった錐体外路症状がみられることから，本患者の症状は熱中症とはあわない！

　熱中症も高熱，意識障害，筋攣縮などの症状があるので，悪性症候群との鑑別が重要となります。熱中症は来院時の症状だけから診断することは不可能ですので，「暑熱環境への曝露」を含め病歴聴取が非常に重要になってきます。本症例の季節は冬であり，デイケアから帰宅後に発症したことから暑熱環境下にいたとは考えにくいです。また，熱中症では筋攣縮などの症状はあるものの，筋強剛，振戦などの錐体外路症状はみられないか，あっても軽度です。

あう・あわない推論

高CK血症はあるが，発熱，錐体外路症状，自律神経症状などを伴っており，本患者の症状は"悪性症候群と関連しない横紋筋融解症"とはあわない！

　本症例の悪性症候群は，発熱，意識障害，錐体外路症状，自律神経症状に加えて，CK 1,000U/Lを超えるような横紋筋融解症を伴いました。しかし，抗精神病薬を使用中に，悪性症候群と関連しない横紋筋融解症を合併することがあります。横紋筋融解症を引き起こす代表的な原因薬剤としてスタチン系薬剤（HMG-CoA還元酵素阻害薬）やフィブラート系薬剤，ニューキノロン系抗菌薬が知られていますが，抗精神病薬についても注意が必要です。また，薬剤性の横紋筋融解症のほかにもクラッシュ症候群やコンパートメント症候群のような直接的筋障害（外傷性）により横紋筋融解症を起こすことが

161

あるため，病歴を再確認することは大切です．薬剤性や外傷性のいずれにしても悪性症候群と関連しない横紋筋融解症であれば，悪性症候群とは治療方法が異なってきますので，CK高値以外に，発熱，錐体外路症状，自律神経症状などの随伴症状の有無をいま一度確認しましょう．

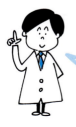

発熱，筋強剛，血清CKの上昇，頻脈，血圧の異常，頻呼吸，意識変容，発汗過多，白血球増多などの所見について，自分で思いつく他の原因を患者情報と照らしあわせて考えてみましょう!!

6 この「高熱」「筋強剛」「CK高値」は抗精神病薬による悪性症候群ですか？

 考えをまとめてアクションへ

📄 **これは避けたい!?　期待されないコミュニケーション例**

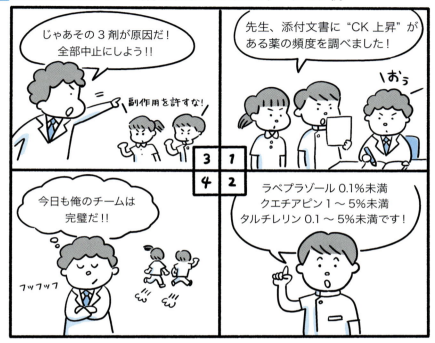

添付文書の記載事項だけ伝えて医師に丸投げ…。添付文書を読むのは誰でもできます。データを踏まえたアセスメントを加えて議論することが大切ですね。

> **その他，薬剤師と看護師の避けたいパターン**
> ①「先生，クエチアピンではCK上昇の頻度が高いので副作用が原因です。中止してください！」
> ②「先生，これって横紋筋融解症ですよね。HMG-CoA還元酵素阻害薬の併用はないですね」
> ③「先生，打撲か外傷の可能性もあるので，とりあえず経過観察にしましょう！」

　①は添付文書の副作用の頻度を横並びに比較して，最も副作用の頻度が高かった医薬品をそのまま回答したものです。異なる医薬品の副作用報告数は，それぞれ背景も母数も違うため頻度を横並びに比較することはできず，

第2章　実践！3ステップで推論する副作用

良い回答とはいえません。

　②ですが，高CK血症といえばHMG-CoA還元酵素阻害薬の副作用である横紋筋融解症を真っ先に思い浮かべがちですが，鑑別しなければならないことは前述のように多岐にわたります。

　③のように安易に経過観察にするのではなく，特に治療が必要な疾患を逃さないようにしましょう。

症例の特徴をまとめる──不確かさもそのまま大切に

　悪性症候群は，ドパミン作動性神経伝達の減少（ドパミン受容体の遮断）が主な原因と考えられており，抗精神病薬，抗うつ薬などの投与や抗パーキンソン病薬などのドパミン系刺激薬（レボドパ，ドパミン作動薬）の中止・減量によって発症します。

　まず，高熱や意識障害があった場合には，抗精神病薬，抗うつ薬，抗パーキンソン病薬の内服歴があるかを確認します。本症例のように抗精神病薬クエチアピンの内服歴がある場合は，錐体外路症状である筋強剛（筋固縮）があるのかどうかが大きなポイントになります。これらが否定的であれば他の疾患を積極的に鑑別するべきです。筋強剛があれば，まずCaroff and Mannの診断基準にあてはめ，あてはまれば悪性症候群の治療を開始し，Caroff and Mannの診断基準にあてはまらない"高熱を伴わない非典型的な悪性症候群"もLevensonの診断基準であてはまるケースがあるため，再検討することでより精度の高い聴取が可能となります[8]。

> ### デキると思われるかも??　聴取のポイント
>
> 1. 高熱，意識障害があるのか？
> 2. 抗精神病薬，抗うつ薬，抗パーキンソン病薬の内服歴はあるか？
> 3. 筋強剛（筋固縮）はあるか？
> 4. Caroff and Mannの診断基準にあてはめてみる
> 5. Caroff and Mannの診断基準にあてはまらない症例もLevensonの診断基準にあてはめて再検討する

押さえておきたい悪性症候群の原因となる医薬品

　副作用が悪性症候群であると考えるうえで最も重要なのは，悪性症候群を

164

引き起こす可能性がある医薬品を服用している（していた）かどうかを確認することです。原因となる医薬品は中枢神経におけるドパミン受容体遮断作用が強いほど悪性症候群を引き起こしやすいと報告されており，投与量に関係なく発症すると考えられています。そのため，抗精神病薬によるものが圧倒的に多いと報告されています。本症例で原因医薬品となったクエチアピンをはじめとする第二世代（非定型）抗精神病薬は，クロルプロマジン，ハロペリドールなどの第一世代抗精神病薬と比較するとドパミン受容体遮断作用が比較的弱く，錐体外路症状が少ないという特徴があります[6]。そのため，悪性症候群の発症も少ないことが期待されていますが，現在のところ統一した見解は得られておらず，実際に本症例のようなケースがあるため注意が必要です。

　ほかには，抗パーキンソン病薬の急激な減量や中止，抗うつ薬，ドパミン受容体遮断作用をもつ制吐薬のプロクロルペラジン，消化管運動促進薬のメトクロプラミド，抗認知症薬のドネペジル，リチウムなどの医薬品も報告例があるため注意する必要があります。

どうアクションするべき？　書いた人はこう考える

　本症例では，基礎疾患として心房細動をもつ患者さんが感染・発熱を契機に心不全悪化を起こしたと初療の当直医師が判断し，感染症の治療に対してセフトリアキソン，高血圧に対して硝酸イソソルビド注が開始されました。3日後にCK値上昇がみられたことから，CK値上昇を引き起こす薬剤について薬剤師に相談がありました。悪性症候群は有名な副作用ですが，専門外の医師にとっては気づくのが難しいことがあるのかもしれません。医師よりコンサルテーションを受けた際に，われわれ薬剤師としては添付文書の副作用頻度を見るだけではなく，患者さんの症状，検査所見，内服服用歴を全体的に見渡すことで医師に適切なアドバイスをすることができるのではないかと思います。

実際はこうなりました！

　まず，循環器内科の主治医に「薬剤性のCK上昇だとしたら，現在服用している薬のうち，どの薬剤が原因か？」と質問を受けました。クエチアピンという抗精神病薬を服用下で，入院時39.4℃の高熱，筋強剛を疑わせる看護師記

録，CK値の突然の上昇，頻脈，高血圧，呼吸促迫，発汗，白血球増多がLevensonやCaroff and Mannによる診断基準[2),3)]の多くを満たしました。

そこで主治医に「入院時より38℃以上の高熱，CKの上昇，白血球の増加，120回/分以上の頻脈，呼吸促迫，看護記録にあった筋強剛らしい症状から考えると，抗精神病薬のクエチアピンが原因の悪性症候群が疑われます」と回答しました。すると，主治医より神経内科医師にコンサルトとなり，軽度の悪性症候群と診断され，クエチアピン中止，ブロモクリプチン開始となりました。その後，1週間で症状は軽快し退院となりました。

医師からのKey Message
小堺　有史

悪性症候群は早期発見・早期治療により重症化を防ぐことが可能ですが，診断が遅れると命に関わる疾患です。診断にあたって診察所見や検査所見はもちろん重要なのですが，最も重要なのは問診であり，特に服薬歴，既往歴，直近の患者さんの状態を詳細に把握することです。

悪性症候群は，本文中に示されているような薬剤，特にドパミンD_2受容体に親和性の高い抗精神病薬を開始・増量した際，またドパミン産生神経細胞の変性・脱落が起こるパーキンソン病患者においてレボドパやアマンタジンなどの抗パーキンソン病薬を減量・中断した際に起こりえます。また，これらの患者さんで投薬の変更がない場合においても，脱水や低栄養の状態になったり，感染症を起こしたりした際に悪性症候群が起こりえます。これらのポイントを中心に，情報をしっかり聞き出すことが悪性症候群の診断に最も重要なことであります。

主治医の先生は診察にあたり問診を行うことになりますが，例えば，内服薬の直近の増減を聞き漏らしてしまったり，患者さんが多施設から投薬されていた場合に一部の内服薬について把握できなかったりすることがあるかもしれません。そのような際に，病棟の薬剤師さんに服薬歴を細かく聴取していただけるとダブルチェックにもなりわれわれ医師はたいへん助かりますし，特に悪性症候群のように投薬が絡んだ病気の診断には大きな役割を果たすことになると思います。

6 この「高熱」「筋強剛」「CK高値」は抗精神病薬による悪性症候群ですか？

　悪性症候群の患者さんは，症状・所見として発熱，錐体外路症状，自律神経症状，意識障害，高CK血症などを認めるわけですが，上述のような問診がしっかりとれたうえでこれらの所見を診れば，診断はわれわれ医師にとって比較的容易なものであります。

　鑑別診断としてはセロトニン症候群，脳炎，横紋筋融解，熱中症などがあります。横紋筋融解に関しては悪性症候群，セロトニン症候群，熱中症に合併して起こるものから，外傷，感染症，代謝疾患，筋疾患，薬物によるものなどがあります。これらの疾患の一部は症状や所見だけから悪性症候群と鑑別することが難しいこともありますが，やはり鑑別診断にあたりポイントとなるのは服薬歴を含めた問診をきちんととることになります。例えば悪性症候群の重要な鑑別診断であるセロトニン症候群ですが，本文では症例の臨床所見からも疾患の鑑別に迫っていますが，実際には，特に重症例において症状・所見からの鑑別が困難であることも多いと思います。診断において重要なのはやはりセロトニン作動薬内服歴の聴取ということになります。ここでもやはり薬剤師さんの役割は非常に大きなものとなります。

　本文では，実際に当院において薬剤師さんのご協力により診断に至った悪性症候群の一例を紹介していただきました。医療は医師だけで行うのではなく，薬剤師さん，看護師さんなど多くのコメディカルを含めたチームで行うものであることは言うまでもありません。悪性症候群など薬剤が絡んだ病気においては，特に薬剤師さんの果たす役割は重要です。

【引用文献】
1) 厚生労働省：重篤副作用疾患別対応マニュアル；悪性症候群. 2008
2) Levenson JL：Neuroleptic malignant syndrome. Am J Psychiatry, 142：1137-1145, 1985
3) Caroff SN, et al：Neuroleptic malignant syndrome. Med Clin North Am, 77：185-202, 1993
4) Adityanjee YA, et al：Epidemiology of neuroleptic malignant syndrome. Clin Neuropharmacol, 22：151-158, 1999
5) 山脇成人：悪性症候群の病態生理. 神経研究の進歩, 42：933-938, 1998
6) 町野彰彦, 他：悪性症候群への対応. 薬局, 61：86-92, 2010
7) Mann SC, et al：Serotonin syndrome. Neuroleptic malignant syndrome and related conditions 2nd edition, American Psychiatric Publishing, pp75-92, 2003
8) 田中 亮, 他：救命救急センターでの検討から得られた悪性症候群の診断法の問題点とその改善策. 日本臨床救急医学会雑誌, 11：1-5, 2008

Column　ほーら，ねっ！

　同じ事象（患者）をみていても，そのみかたは専門性によって違う。推論でもアセスメントでも呼び方はどうでもいいが，事象に対する視点やアプローチが違っても同じ結論に達すると嬉しいものだ。

　大学病院で緩和ケアチームの専従看護師として勤務しているときに，＜吐き気と倦怠感がコントロールできないために，肺がんIV期の1st Line 4コース目が開始できない＞という依頼が入った。初回介入は看護師と薬剤師で対応した。ベッドサイドに出向く前，それぞれに自分のアプローチで診療録から情報取集して，プライマリケアチームからの聞き取りをした。

　患者は4カ月前にがんと診断されて化学療法を開始しており，吐き気悪化は入院数日前ごろで，依頼は入院7日目。プライマリケアチームは，患者が4年前に配偶者と死別したこと，その後に適応障害の診断で治療歴（継続内服あり）があること，予定入院の4時間前の早朝に来院していること，各種制吐薬が無効なことを教えてくれ，また，吐き気の原因に心因を強く疑って精神科にも併診依頼していた。

　血液データに異常がなく遠隔転移もないとわかり，使用薬剤も確認したが，実際の使用状況は問診で確認することとした。看護師である私は，プライマリケアチームの見立ても踏まえ，患者がどう病と向き合いセルフケアしているか，いま現在の患者の体験世界を知ろうと問うた。薬剤師は，吐き気のメカニズムを踏まえて原因鑑別のための問い，実際の薬剤使用状況などを問うた。そして決めたわけでもないのに，それらの問いは阿吽の呼吸で順不同に，患者ケアを兼ねた回答の受けとめを挟みながら，どちらが主であるということもなく進められた。病室では看護師も薬剤師も，患者の所作も観察しており，そうしながら問診途中で同時に「……！」（ほら，ね！）とばかりに無言で顔を見合わせる瞬間があった。患者はとにかく落ち着きがないのであった。その様子から，私たちは同時に"アカシジア"を導き出しており，問診もそれを確認するものへと互いに進めていったのである。患者は「確かにあるんです」と言った身体因が確かにあると理解されたこと，対処法があると伝えられたことを喜んでいたなぁ…。

病室を離れ，チームとしての見解をプライマリケアチームにフィードバックし助言しているとき，やはり落ち着きなく病室から顔を出して看護室の私たちを覗き見している患者の姿を確認し，私たちは今度こそ声に出して「やっぱり，ね！」（間違いない！）とニヤついたのだった。

柏谷　優子（辻仲病院柏の葉緩和ケア病棟 看護師長）

第2章　実践！3ステップで推論する副作用

Case 7
この「心窩部痛」「胸やけ」は
NSAIDs潰瘍によるものですか？

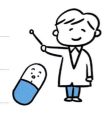

このケースを読み終わった後は

- NSAIDs潰瘍の特徴を説明できるようになる。
- *Helicobacter pylori* やNSAIDs以外の医薬品で起こる消化性潰瘍について知りたくなり，調べてしまう。
- NSAIDs潰瘍を疑ったとき，そのもっともらしさを言えるようになる。

今回の一例

58歳女性，乳腺外科で乳がん術後のフォローをしている患者。Weeklyパクリタキセル療法11コース目投与後より心窩部痛・胸やけが多くなり，何となく食欲のない状態が1週間続いた。症状は心窩部付近に限局しており，軽度だが持続的な症状が続いているとのことであった。いままで抗がん薬を投与していても通常どおり食事ができていたのに突然の心窩部痛・胸やけに不安を覚えたため，外来化学療法当日，医師の診察前に担当の薬剤師のところへ相談に来た。患者は右乳がんの診断にて半年前に右乳房切除術を施行し，術後補助化学療法としてAC療法（ドキソルビシン＋シクロホスファミド）を4コース施行後，腋窩リンパ節転移陽性であったため，Weeklyパクリタキセル療法を12コース施行する計画であった。

 現在の処方内容は以下のとおり

【注射：Weeklyパクリタキセル療法】
　　Rp.1　点滴静注30分
　　　　デキサメタゾンリン酸エステルナトリウム注（デカドロン®）　　6.6mg
　　　　ラニチジン注（ザンタック®）　　50mg
　　　　d-クロルフェニラミン注（ポララミン®）　　5mg
　　　　生理食塩液　　100mL
　　Rp.2　点滴静注60分
　　　　パクリタキセル注（タキソール®）80mg/m²　　120mg
　　　　生理食塩液　　250mL

7　この「心窩部痛」「胸やけ」はNSAIDs潰瘍によるものですか？

【内服】ロキソプロフェンナトリウム錠（ロキソニン®）
　　　　60mg　　　　　　　　　　　　　　　1回1錠　1日3回　毎食後
　　　　レバミピド錠（ムコスタ®）100mg　　　　1回1錠　1日3回　毎食後

■現在休職中，1カ月ほど前に息子の引っ越しの手伝いで腰を痛めてしまい，整形外科を受診し鎮痛薬が処方となっていた。乳がんの骨転移を疑いMRI検査をしたが異常を認めなかった。

■Weeklyパクリタキセル療法12コース目投与前，看護師が測定したバイタルサインは血圧128/76mmHg，脈拍数85回/分，体温36.7℃，SpO_2 99%（室内気），めまいや動悸はなく，意識清明であった。排便は良好であり便の性状はいつもと変わらないとのことであった。当日の採血結果ではHb 12.8g/dL，BUN 16mg/dL，血清Cr 0.49mg/dL，眼瞼結膜は正常であった。

■その他の情報として，がん化学療法開始時から体重の変動は認めず，普段より喫煙や飲酒はしていない。虚血性心疾患や不整脈の既往歴なし，過去に人間ドックで施行した上部消化管内視鏡検査では異常なし，胃がんの家族歴もない。術後補助化学療法に対する理解力は良好であり，積極的に副作用や治療についての質問をしてくる患者であった。

Step 1　被疑薬が原因である「もっともらしさ」を考える

　今回の患者さんは，乳がん術後補助化学療法中に，いままでにない違和感に不安を覚えたところに注目する必要があります。パクリタキセルを11コース施行していますので，AC療法から数えると約6カ月経過しています。その間のがん治療以外の変化としては，腰痛でロキソプロフェンナトリウム＝NSAIDsが開始となったことです。NSAIDsとは非ステロイド性消炎鎮痛薬（non-steroidal anti-inflammatory drugs）の略です。一般に，末梢性シクロオキシゲナーゼ（cyclooxygenase；COX）を阻害し，抗炎症作用，鎮痛作用を発現する薬剤を総称してNSAIDsと呼んでいます。そのなかでもロキソプロフェンはわが国で創薬されたプロピオン酸系のNSAIDsであり，比較的に消化管障害作用が弱いにもかかわらず鎮痛・抗炎症作用が強いのが特徴です。2016年3月現在，日本を含め28カ国で上市されていますが，欧米諸国では販売されていません。これだけ日常診療で処方されており，街のドラッグストアでも購入できる薬であるにもかかわらず，世界的なエビデンスに乏

第2章　実践！3ステップで推論する副作用

しいことも特徴です。

　NSAIDsの代表的な副作用として胃腸障害や腎機能障害，肝機能障害，血小板・心血管系障害などがあげられますが，そのなかでも胃腸障害の一つであるNSAIDs潰瘍に注意する必要があります。一般にNSAIDs潰瘍の発生時期は，非アスピリンNSAIDsでは投与3カ月以内の発生リスクが高いと言われています[1),2)]。今回はロキソプロフェン服用1カ月経過した頃より心窩部痛・胸やけが出現していることがポイントとなります。自覚症状として，上腹部や心窩部付近の「鈍い」，「うずくような」，「焼けるような」痛みがあり，一般的に持続的といわれています。しかし，多くのNSAIDs潰瘍では決定的な症状に乏しいのが特徴であり，これにはNSAIDsの鎮痛作用による影響が推定されています[3)]。また，潰瘍を疑うのであれば「貧血」の確認も必要となります。出血を合併した場合は，眼瞼結膜の貧血や頻脈，動悸などを呈することがあり，生化学検査ではBUN/Cr比が上昇することがあります。血便は出血が多ければ見るだけで判断ができますが，出血が微量だと肉眼ではわかりません。そこで採取した便に試薬を混ぜ，その変化で血液の混入判定を行う検査が便潜血検査です。もし胃や腸の上部で出血している場合，血液が酸化して黒っぽい便（コールタール様）になる場合があります。さらに穿孔を合併した場合は筋性防御（腹腔内に何らかの急性炎症が起こり，反射的にその部分の腹壁が緊張して硬くなる反応）や反跳痛などが出現しますが，副腎皮質ステロイド使用中の患者では発熱や腹膜刺激徴候がマスクされてしまいます[3)]。特にがん化学療法中は制吐薬としてデキサメタゾンを使用する機会が多いので，もしかしたら無症状で経過している可能性があります。

副作用の基礎知識——消化性潰瘍ってなぜ起こるの？

> NSAIDs服用後，約1カ月で出現した心窩部痛・胸やけ＝NSAIDs潰瘍

と短絡的に疑うのも悪くないかもしれませんし，むしろ薬剤師だけでなく医療者は想起できなければいけない必須な考え方といえます。知識を一度整理します。

　まず潰瘍（ulcer）という言葉ですが，これは病名ではなく状態を示す言葉です。一般に潰瘍とは，皮膚や粘膜などを覆う上皮組織が欠損しその下層

の組織に至った状態を指します。ちなみに，上皮粘膜内にとどまりその下層に至らないものは糜爛(erosion)といいます。

消化性潰瘍の二大発症要因は，グラム陰性のらせん状桿菌である*Helicobacter pylori*(*H. pylori*)の感染，および低用量アスピリンを含むNSAIDsの投与であり，海外のメタ解析では，潰瘍発症のリスクは*H. pylori*感染単独で18.1倍，NSAIDs服用単独で19.4倍，*H. pylori*感染かつNSAIDs服用で61.1倍に増加すると報告されています[4]。胃潰瘍の主な症状は心窩部や上腹部の疼痛であり，NSAIDs潰瘍では疼痛の訴えが*H. pylori*関連潰瘍より少ないとされています[5]。わが国において，NSAIDs潰瘍および消化管出血の発生頻度は，予防治療がされていない胃潰瘍は10～15％，十二指腸潰瘍は3％，消化管出血は約1％といわれています[6]。NSAIDs潰瘍の発生部位は胃幽門部に多発する傾向があり，胃角から胃体部にかけて多い*H. pylori*関連潰瘍とはやや異なります[6]。

NSAIDsによる胃粘膜障害の機序としては，プロスタグランジン(PG)合成酵素であるCOXの抑制によるPG産生低下，酸依存性の障害，好中球の関与などが知られています。COXには主にCOX-1とCOX-2という2つのアイソザイムが知られています。COX-1は胃粘膜や腎，血小板などほとんどの細胞に常時発現しており，PG産生により胃粘膜保護，腎血流維持，血管拡張作用などの生体の恒常性維持を担っているため「構成型酵素」とよばれています。一方，COX-2は局所の組織障害など炎症性サイトカインの刺激により誘導され，炎症に関与するPGを産生するため「誘導型酵素」とよばれています。胃粘膜の恒常性の維持にはCOX-1が重要であり，炎症に対してはCOX-2の抑制を選択的に行えば胃粘膜障害を軽減し，消炎鎮痛作用が発揮できると考えられています[7]。2010年に発表されたシステマティックレビューにおいて，上部消化管出血リスクは従来の非選択的NSAIDsで4.5倍(95％信頼区間3.82-5.31)，COX-2選択的阻害薬で1.88倍(95％信頼区間0.96-3.71)であり，COX-2選択的阻害薬の消化管出血のリスクが低いことがわかります[8]。

NSAIDs潰瘍の高リスク因子としては，消化管出血を伴った潰瘍既往歴があげられます。中等度のリスク因子としては高齢者，潰瘍の既往，グルココルチコイドの併用，高用量NSAIDsや2種類以上のNSAIDs使用者，抗凝

第2章　実践！ 3ステップで推論する副作用

表1　NSAIDs内服に伴う消化性潰瘍発症のリスク因子

確実なリスク因子	• 高齢（年齢とともに増加） • 潰瘍の既往 • グルココルチコイドの併用 • 高用量あるいは複数のNSAIDs内服 • 抗凝固療法の併用 • 全身疾患の合併
可能性のあるリスク因子	• *Helicobacter pylori*感染 • 喫煙 • アルコール摂取

〔Wolfe MM, et al：N Engl J Med, 340：1888-1899, 1999 より〕

固・抗血小板作用のある薬剤の併用，*H. pylori*陽性者，重篤な全身疾患を有する者があげられます[9]。NSAIDsが原因である可能性が高い場合は，医師とはNSAIDsの必要性，代替薬の有無に加え，表1のようなリスク因子の情報も踏まえて協議すべきでしょう。

Step 2 被疑薬以外が原因である「もっともらしさ」を考える

もしNSAIDsが原因ではない心窩部痛・胸やけだったらどうするの？　を考えていきましょう。

あう・あわない 推論

機能性ディスペプシア（FD）や胃食道逆流症（GERD）の症状はNSAIDs潰瘍と酷似しているが，心理的・社会的要因や胃酸を逆流させる要因が乏しいため，本患者の症状は典型的なFDやGERDとはあわない！

消化器疾患の鑑別として，機能性ディスペプシア（functional dyspepsia；FD）や胃食道逆流症（gastroesophageal reflux disease；GERD）などがあげられます。これらの疾患の鑑別には，まずそれぞれの定義を整理しておきましょう。

FDの概念は近年確立したもので，それまでは慢性胃炎や神経性胃炎と診断されていた疾患です。ところが，胃炎があっても症状があるとは限らず，逆に症状があっても胃炎が認められないことも多々あります。胃には貯留，撹拌，排出という3つの運動機能がありますが，これらの働きに障害が生じ

てFDの症状が引き起こされると考えられています。そこで，症状があっ
てもそれを説明できる異常が認められない場合，胃粘膜に炎症があるなしにか
かわらず「機能性ディスペプシア」とよばれるようになりました。なお，
FDの治療薬として2013年にアコチアミドが発売されました。末梢のアセチ
ルコリンエステラーゼを阻害し胃からの食物排出を亢進させ，食後膨満感，
上腹部膨満感，早期満腹感の症状を改善します。しかし添付文書の「効能・
効果に関連する使用上の注意」にも記載されているように，心窩部の疼痛や
灼熱感に対する有効性は確認されていません。

　次に，GERDは下部食道括約筋（lower esophageal sphincter；LES）機
能不全によって胃内容物が食道に逆流し，心窩部痛や胃もたれといった症状
が起こるとされています。逆流性食道炎のような症状があるにもかかわら
ず，内視鏡検査では食道粘膜にびらんや潰瘍などの異常な病変がみられない
ものを含め，幅広く総称して胃食道逆流症としています。代表的な症状とし
て呑酸（酸っぱい液体が口まで上がってくること）が有名でしょう。逆流を
もたらす要因として，体重増加，脂肪食，カフェイン含有飲料，炭酸飲料，
アルコール，喫煙などがあります。LES圧を低下させる薬物には，抗コリン
薬，抗ヒスタミン薬，三環系抗うつ薬，カルシウム拮抗薬，硝酸薬があげら
れます。

　GERDの簡便な診断方法として，胃酸分泌抑制薬による診断（PPIテスト）
があります。プロトンポンプ阻害薬（PPI）を1～2週間，試しに服用して効
果があるかをみるものです。この方法で胸やけなどの症状が良くなれば，逆
流性食道炎や非びらん性GERDの可能性が高いと診断されます。

　いずれの疾患にせよ，食道や胃・十二指腸の粘膜の状態を内視鏡により確
認することが原因究明の一つとなりますが，実臨床において重篤な貧血や吐
血，明らかに危険なバイタルを認めない限り，緊急で内視鏡を施行すること
はまれかと思われます。また，現在は強力な胃酸分泌抑制薬が使用できるた
め，症状をかき消してしまうことも予想されます。この時点で消化器疾患を
鑑別することは困難ではありますが，薬剤師としては鑑別に必要な情報収集
を心がけたいものです。

第2章　実践！3ステップで推論する副作用

あう・あわない推論

軽度催吐リスクに対して適切な予防投薬が施行されており，抗がん薬投与後の悪心・嘔吐の発症パターンも異なるため，本患者の症状は典型的な抗がん薬による心窩部痛・胸やけとあわない！

　この症例は乳がん術後補助化学療法中ですので，やはり抗がん薬が原因と考えやすいでしょう。ここでは抗がん薬による悪心・嘔吐について整理したいと思います。

　がん薬物療法で誘発される悪心・嘔吐（chemotherapy-induced nausea and vomiting；CINV）の発現頻度は，使用する抗がん薬の催吐性に大きく影響されます。わが国でも海外のガイドラインに則り，制吐薬の予防投与なしで，各種抗がん薬投与後24時間以内に認められる「急性（acute）悪心・嘔吐」の発現割合に従って4つのリスクに分類され[10]，適切な制吐療法が推奨されています（表2）。その他，24時間以降に発現し持続する「遅発性（delayed）悪心・嘔吐」や，過去の抗がん薬で強い悪心・嘔吐を経験した患者では次回の治療を受ける前から悪心や嘔吐が生じる「予期性（anticipatory）悪心・嘔吐」があります（図1）。しかし，その推奨された制吐薬が奏効しない症例も存在するわけであり，その場合の対応は薬剤師の出番ではないで

表2　乳がん治療で用いられる抗がん薬の催吐性リスク分類

催吐性リスク		代表的な乳がんレジメン
高度	high emetic risk（催吐頻度＞90%）	AC療法（ドキソルビシン＋シクロホスファミド） FEC療法（5-FU＋エピルビシン＋シクロホスファミド）
中等度	moderate emetic risk（催吐頻度30〜90%）	TC療法（ドセタキセル＋シクロホスファミド） CMF療法（5-FU＋メトトレキサート＋シクロホスファミド） イリノテカン
軽度	low emetic risk（催吐頻度10〜30%）	ドセタキセル パクリタキセル 経口フッ化ピリミジン系 ゲムシタビン エリブリン
最小度	minimal emetic risk（催吐頻度＜10%）	ビノレルビン トラスツズマブ

〔日本癌治療学会・編：制吐薬適正使用ガイドライン2015年10月 第2版．金原出版，2015より〕

7 この「心窩部痛」「胸やけ」はNSAIDs潰瘍によるものですか？

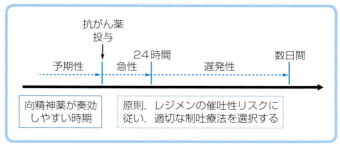

図1　抗がん薬による悪心・嘔吐の分類

しょうか？　食欲不振は化学療法後の悪心によるものだけでなく，口腔粘膜の障害や味覚変化が原因になることがあります。また，5-HT$_3$受容体拮抗薬やNK$_1$受容体拮抗薬などの制吐薬による便秘によっても悪心・嘔吐は起こることがあります。これらの症状は，悪心を伴ったり複数の症状が同時に起こったりすることがあるので鑑別が困難です。

　この患者さんは乳がんの術後補助化学療法として，はじめにAC療法（ドキソルビシン＋シクロホスファミド）とよばれる高度催吐リスクに分類される治療が施行されました（表2）。しかし本人が言われたとおり，悪心・嘔吐コントロールは非常に良好でした。その後に投与されたWeeklyパクリタキセル療法は軽度催吐リスクに分類され，前投薬も適切に施行されていました。典型的な急性・遅発性の悪心・嘔吐のパターンにあわず，それまでに強い副作用も認めなかったため，予期性の悪心・嘔吐も想定しにくくなります。この症例は治療終盤に差しかかるまで心窩部痛・胸やけの訴えがなく，排便コントロールは良好，がんの転移や病状の進行も術前の検査より考えにくかったため，今回は抗がん薬による影響は少ないと判断しました。

あう・あわない推論

心窩部痛は限局的であり，術前の検査においても心電図や心エコー検査で異常を認めないため，本患者の症状は急性冠症候群とあわない！

　今回の心窩部痛・胸やけという症状は，常に消化器が原因となるとは限りません。実は虚血性心疾患においても似た症状を引き起こすことがあります。虚血性心疾患は心筋壊死を認める心筋梗塞と，それを認めない狭心症に

分けられ，さらに狭心症は発作のパターンから不安定狭心症と安定狭心症に分けられます。特に急性心筋梗塞と不安定狭心症は緊急対応を迫られるので，臨床的に両者をまとめて急性冠症候群（acute coronary syndrome；ACS）として扱われます。典型的なACSは突然の胸痛（押しつぶされるような圧迫感）や肩や腕，頸，顎，歯，背中，上腹部に「放散痛」を伴います[11]。のどが痛いから風邪薬を飲んだり，肩こりや腰痛に湿布を貼ったりする方は多いかと思われます。もしかしたらACSの前兆かもしれませんので要注意です。労作で発症し，安静で軽快する心窩部痛・胸やけには特に注意して鑑別を行う必要があるでしょう。

補足として，アンスラサイクリン系抗がん薬を投与するうえで，累積投与量とうっ血性心不全の関係に注意しなければなりません。最も重要なリスク因子はアンスラサイクリン系薬剤の累積投与量であり，ドキソルビシンでは累積投与量が$400\,mg/m^2$以上で$0.14〜5\%$の確率でうっ血性心不全を起こし，$550\,mg/m^2$以上では$7〜26\%$，$700\,mg/m^2$以上では$18〜48\%$に増加することが報告されています[12]。一般に術前検査やドキソルビシン投与前には心電図や心エコー検査で心機能の確認をしていますので，波形とともに左室駆出率をチェックしておくとよいでしょう。

その他の可能性については，現在，乳がん術後フォロー中であり，採血や画像検査にて脳転移や他臓器への転移のチェックがされていますので，乳がんの遠隔転移が影響している可能性は低いと考えます。また，胃潰瘍の鑑別診断で必要な疾患に，胃がんがあげられます。胃潰瘍と胃がんの症状は共通する部分があるため，しっかりと鑑別の必要があります。しかし，今回の症例では胃がんの家族歴がないことと，術前の全身精査の段階では胃がんを認めていないため，ひとまず保留でよいのではないでしょうか。

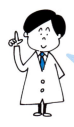

自分で思いつくその他の心窩部痛・胸やけの病態についても，このように患者情報と照らしあわせて考えてみましょう！！

7 この「心窩部痛」「胸やけ」はNSAIDs潰瘍によるものですか？

Step 3 考えをまとめてアクションへ

これは避けたい!? 期待されないコミュニケーション例

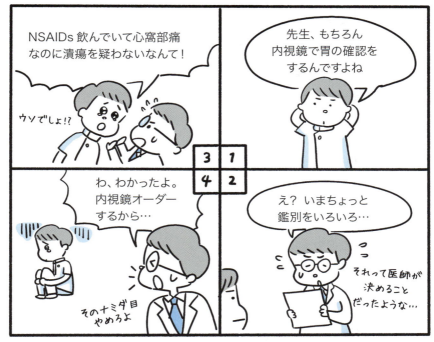

NSAIDs潰瘍を疑ってのことですが，医師が上部消化管内視鏡検査の有無を判断するのに必要な情報を提供することが先ではないでしょうか。内視鏡検査は患者に負担を強いるものです。添付文書などで決められている検査ならともかく，薬剤師・看護師から検査を依頼する場合は，それなりの根拠をもって慎重に対応したいものです。

> **その他，薬剤師と看護師の避けたいパターン**
> ①「先生，ロキソプロフェンが原因です。中止がいいですよね!?」
> ②「先生，これってNSAIDs潰瘍ですよね？ やはりエソメプラゾールですよね？」
> ③「先生，とりあえず食欲がないのでドンペリドンを処方してください！」

①は一見正しい判断かもしれませんが，医師だって「NSAIDsを飲んでいるのだから，胃潰瘍になるくらいのことはわかっている！」と言いたくなる

第2章　実践！3ステップで推論する副作用

かもしれません。もしかしたら虚血性心疾患の鑑別をしているところを邪魔してしまったかもしれません。

②は，NSAIDs潰瘍の治療や予防にエソメプラゾールやラベプラゾールといったPPIを使用することはガイドラインどおりであるため正しいかもしれませんが，もう少しさまざまな可能性を議論してから切り出してほしいです。

③のように"軽い食欲不振であればちょっとくらい様子をみても平気じゃないの"というのは安易な対応です。もしかしてロキソプロフェンで徴候をマスクされているのではないか？　本当に経過観察で問題ない症状なのか？を判断するスキルを身につけなければなりません。

症例の特徴をまとめる──不確かさもそのまま大切に

まずは患者さんの状態を的確に伝える必要がありますよね。日常診療ではまず緊急性の判断が必要になります。以下のようなときは詳細に情報をとるよりすぐ医師に連絡しましょう。

- 明らかな吐血や下血を認める
- 張り裂けそうな胸の痛み
- 自分の直感で，やばそう！　と思ったとき

今回の症例では，「心窩部痛・胸やけが多くなり，何となく食欲のない状態が1週間続いた。症状は心窩部付近に限局しており，軽度だが持続的な症状が続いている」と述べました。乳がん術後補助化学療法中に腰痛でロキソプロフェンの服用を開始し，約1カ月で発症した亜急性期の症状です。薬局の仕事が忙しいときにはつい「たかが胸やけ程度で…」と思ってしまうかもしれませんが，痛みの表現は難しく，誰もが的確に言えるわけではありません。そんなときこそ患者さんの曖昧な表現をしっかり受け止め，痛みの部位や範囲，随伴症状に加え発症様式などをとらえておくことが第一歩となります。続いて既往歴を聴取し，より疑わしい疾患を絞り込んでいく必要があります。もし心筋梗塞や狭心症由来の症状であった場合，内視鏡をしていたら心停止なんてことも起こりうるかもしれません。そうならないためにも，虚血性心疾患を除外できる情報をできる限り集めることが大切です。

現代の医療においてNSAIDsは欠かすことのない重要な医薬品です。また，アスピリンやイブプロフェンは一般用医薬品などとして街の薬局でも購

180

入することが可能です。つまり，誰もがNSAIDs潰瘍が陥りやすい状況にあり，また症状に不確かさがあることも踏まえ，そのまま客観的に医師へ伝えるようにしましょう。

デキると思われるかも?? 聴取のポイント

1. いつから痛いのか，持続しているのか？
2. 痛みの部位や範囲は？（心窩部や胸部，限局か？ 放散か？ など）
3. 痛みの強さは？（何となく，死にそうなくらい など）
4. 痛みのタイプは？（鈍い，うずくような，焼けるような など）
5. 痛みを悪化させる，または軽減させる要因は？（食後，空腹時，労作時，安静時など）

押さえておきたい消化性潰瘍を発症あるいは増悪させうる主な医薬品

　患者さんから心窩部痛・胸やけの訴えを聞いたとき，「とりあえず胃酸を抑えるH_2ブロッカーかPPIを投与してみる」のではなく，その原因を考察してくことが重要です。薬剤師であれば，まずは投薬歴を確認し，そのなかから疑わしい医薬品をピックアップし，医師や看護師にいつ聞かれても答えられるようにしておきたいですね。特に心血管イベントの予防で服用される低用量アスピリンは，高齢者では投与されているケースが多いため注目する必要があります（最近はアスピリンによる潰瘍予防のため，PPIが配合された医薬品も発売されています）。

　その他，ビスホスホネート製剤や選択的セロトニン再取り込み阻害薬が潰瘍発生リスクを高めるとされています。ビスホスホネート製剤は骨粗鬆症治療薬として欠かせない薬剤ですが，咽喉頭・食道などの粘膜に対し局所刺激症状を引き起こすおそれがあります。特に適切に服用しない患者では食道，口腔内に重度の副作用が発現する可能性があるので，起床してすぐにコップ1杯の水（約180mL）とともに服用することや，服用後少なくとも30分経ってからその日の最初の食事をとり，食事を終えるまで横にならないことなどの患者指導が重要となります。

　まずは心窩部痛・胸やけの原因になることが明らかとなっている医薬品を把握しておくことが第一歩です。さて，いろいろ考えてきた結果をどのように医師に伝えるのか，考えていきましょう。

第2章　実践！3ステップで推論する副作用

🔲 どうアクションするべき？　書いた人はこう考える

　今回の症例では，ロキソプロフェン＝NSAIDsを服用していたという情報から誰もが一番にNSAIDs潰瘍を想像しているかもしれません。その考えに同意しつつ，COX-2選択性による発症リスクの違いやステロイド併用により疼痛や発熱，腹膜刺激徴候がマスクされている可能性を説明すれば，「さすが薬剤師！」と思ってもらえるかもしれません。また，医師と一緒に虚血性心疾患の除外診断をしてみるとよいでしょう。心電図や心エコー検査から得られる情報は，薬剤師には見落としやすいポイントかもしれません。一方，医師がNSAIDs潰瘍以外を疑っていた場合，その考えを尊重するスタンスでいましょう。もっともらしい医薬品による副作用情報を薬剤師がもっていたとしても，医師や看護師によるフィジカルアセスメントで得られた情報量にはかなわないこともしばしばです。多少下手な感じのスタンスでコミュニケーションをとり，医師が判断に苦しんでいる場合，すかさず薬剤師・看護師がそれぞれアセスメントした，もっともらしい客観的情報を伝え，あとは医師の判断に委ねましょう。

👉 実際はこうなりました！

　患者さんの心窩部痛・胸やけについて医師に情報提供をする前に，まず投薬歴をしっかり確認しました。また，緊急性の高い出血・穿孔の可能性や虚血性心疾患の除外に役立つ情報を含めて伝えました。医師は確定診断のため，乳がん術後化学療法終了後に上部消化管内視鏡検査の予約を入れました。後日，内視鏡検査の結果，胃幽門部に血液が付着した多発潰瘍を認め，H. pylori検査は陰性でした。まずは潰瘍治療のため，PPIであるエソメプラゾールを投与することになりました。同時に潰瘍発症時にはNSAIDsの中止が推奨されるため，医師から患者さんへは副作用である可能性が高いことを説明し，ロキソプロフェンの内服が中止となりました。

　その後のカンファレンスにて，潰瘍治癒後のNSAIDs再投与はどうしたらよいかと話題にあがりました。日本の健常ボランティアを対象とし，セレコキシブとロキソプロフェンを2週間投与して胃・十二指腸潰瘍の発生の有無を内視鏡を用いて評価したランダム化比較試験では，COX-2選択的阻害薬であるセレコキシブのほうがNSAIDs潰瘍の発生が有意に少ないとする報告[13]があること，また再発予防としてセレコキシブにエソメプラゾールを併用することで出血性潰瘍再発の予防効果が高くなること[14]を情報提供しました。しかし，セレコキシブの投与により心筋梗塞，脳卒中などの重篤で場合によっては致命的

182

な心血管系血栓塞栓性事象が発現するおそれがあるため[15),16)]，観察を十分に行い，これらの徴候および症状の発現には十分に注意していきました。

医師からのKey Message
池田　真

本症例のようにNSAIDsを服用しながら抗がん薬を投与されているがん患者は決してまれではなく，皆さんも実臨床で経験しているのではないでしょうか。今回の胃潰瘍を語る前に，まず私たちのもつ胃について整理したいと思います。

私たちの胃は胃酸を産生し食物を分解します。この仕組みをはじめ胃腸における消化吸収にpHが果たす役割を調べてみると興味深い事実に驚かされます。胃の中でつくられる胃酸は，手につけば炎症反応を起こしてヒリヒリと痛み，表皮がはがれたりするほどのpH 1～2の強い酸です。この強酸性の塩酸により，病原微生物，例えばコレラ菌が胃に入ったとしても死に絶えてしまうので小腸へは侵入できません。つまり，コレラ菌が小腸に侵入しなければコレラは発症しないのです。しかし，暴飲暴食などで胃酸のpHが高くなるとコレラ菌が死滅せず小腸に侵入しコレラが発症してしまいます。実際に東南アジアで日本の旅行者がビールを飲み過ぎて胃液が薄まったときに食べた食物にコレラ菌が付着しており，それでコレラになったという事例があります。このように，胃の内部は細菌の生育には適さない環境がつくりあげられていることから，長い間，胃には細菌は生息できないと考えられてきました。私が医学部を卒業した30年以上前は *H. pylori* が発見されておらず，教科書にはストレス性胃潰瘍などが記載されており，いくつかの仮説に基づいて書かれていたのを記憶しています。

胃潰瘍を診断するうえで内視鏡検査は有効な手段であり，近年の器具の進歩は目覚ましいものがあります。しかし，医師一人で内視鏡を施行することは困難であり，看護師や臨床検査技師のサポートがなければスムーズに施行できません。また，薬剤師による投薬歴やアレルギー歴の確認，抗血小板薬を服用している患者への休薬期間の指導は，内視鏡検査を安全に施行するう

第2章　実践！3ステップで推論する副作用

えで重要な業務です。今回の症例は事前にNSAIDsであるロキソプロフェンを服用していた情報がありましたので、同薬剤が急性の胃粘膜障害の原因と推測するのは妥当なものと考えます。

　しかし、胃潰瘍の原因は複合的な要因が絡み合って生じる可能性もあります。特に今回の症例のようながん患者では、ストレスやステロイドの影響を完全に除外することは困難かと思います。学生時代、デキサメタゾンの過量投与の影響についての研究を手伝ったことがあります。過量のデキサメタゾン投与に伴いラットがみるみる痩せていき、性格が凶暴になり共食いを始めました。その光景に、まだ学部の1年生だった私は強いショックを受けながらも実験を続けたことが記憶に残っています。ステロイドはタンパク異化作用があり、ムチンの産生を減弱させるという機序があります。自験例ですが、突発性難聴患者に対してステロイド漸減療法を行っている途中、胃潰瘍が発生してしまい、胃粘膜保護薬などの処方を怠っていたことを大いに反省した経験を思い出します。

患者のストレスに適切な対応を

　さて、この症例を読み進めていくと、いくつかのストレスに気づきます。乳がん手術による乳房の喪失や、年頃の子どもが実家を巣立っていく母親の切ない気持ちがあったのではないでしょうか。さらに突然の心窩部痛・胸やけといった有害事象に対し不安を覚えていることも聴取されていますので、この不安に伴うストレスなどの複合的な要因も視野に入れておく必要があるでしょう。

　当院では抗がん薬を施行している患者に対して、医師によるインフォームドコンセントはもちろんのこと、専任の看護師や薬剤師がそれぞれの専門的な立場で説明を行っています。さらに薬剤師による指導は点滴施行ごとに行い、帰宅後の電話サポートにも対応しているため、患者およびその家族が相談しやすい環境が築かれているかと思います。今回の情報はそのなかで聴取されたものであり、薬剤師が適切に対応し医師へ伝達してくれたことで早期診断に至ったと考えます。医療現場において、一つの診断を下すにあたり、医師はさまざまな可能性を考えて鑑別診断をあげ、そのうえで確定診断を下していきます。これからの薬剤師には、このような思考回路をもってもらい、医療技術・診療態度の向上に絶えず努力してもらいたいと思います。

7 この「心窩部痛」「胸やけ」はNSAIDs潰瘍によるものですか？

【引用文献】

1) Lanas A, et al：Risk of upper gastrointestinal ulcer bleeding associated with selective cyclo-oxygenase-2 inhibitors, traditional non-aspirin non-steroidal anti-inflammatory drugs, aspirin and combinations. Gut, 55：1731-1738, 2006

2) Hernández-Díaz S, et al：Association between nonsteroidal anti-inflammatory drugs and upper gastrointestinal tract bleeding/perforation：an overview of epidemiologic studies published in the 1990s. Arch Intern Med, 160：2093-2099, 2000

3) 厚生労働省：重篤副作用疾患別対応マニュアル 消化性潰瘍（胃潰瘍，十二指腸潰瘍，急性胃粘膜病変，NSAIDs潰瘍）．2008

4) Huang JQ, et al：Role of *Helicobacter pylori* infection and non-steroidal anti-inflammatory drugs in peptic-ulcer disease：a meta-analysis. Lancet, 359：14-22, 2002

5) Lichtenstein DR, et al：Nonsteroidal antiinflammatory drugs and the gastrointestinal tract. The double-edged sword. Arthritis Rheum, 38：5-18, 1995

6) 日本消化器病学会・編：消化性潰瘍診療ガイドライン 2015 改訂第2版．南江堂，2015

7) 日本緩和医療学会緩和医療ガイドライン委員会・編：がん疼痛の薬物療法に関するガイドライン 2014年版．金原出版，2014

8) Massó González EL, et al：Variability among nonsteroidal antiinflammatory drugs in risk of upper gastrointestinal bleeding. Arthritis Rheum, 62：1592-1601, 2010

9) Wolfe MM, et al：Gastrointestinal toxicity of nonsteroidal antiinflammatory drugs. N Engl J Med, 340：1888-1899, 1999

10) 日本癌治療学会・編：制吐薬適正使用ガイドライン2015年10月 第2版．金原出版，2015

11) 循環器病の診断と治療に関するガイドライン（2012年度合同研究班報告）：ST上昇型急性心筋梗塞の診療に関するガイドライン（2013年改訂版）（http://www.j-circ.or.jp/guideline/，2016年9月29日アクセス）

12) Slordal L, et al：Heart failure induced by non-cardiac drugs. Drug Saf, 29：567-586, 2006

13) Sakamoto C, et al：Comparison of gastroduodenal ulcer incidence in healthy Japanese subjects taking celecoxib or loxoprofen evaluated by endoscopy：a placebo-controlled, double-blind 2-week study. Aliment Pharmacol Ther, 37：346-354, 2013

14) Chan FK, et al：Combination of a cyclo-oxygenase-2 inhibitor and a proton-pump inhibitor for prevention of recurrent ulcer bleeding in patients at very high risk：a double-blind, randomised trial. Lancet, 369：1621-1626, 2007

15) Schjerning Olsen AM, et al：Duration of treatment with nonsteroidal anti-inflammatory drugs and impact on risk of death and recurrent myocardial infarction in patients with poor myocardial infarction：a nationwide cohort study. Circulation, 123：2226-2235, 2011

16) Solomon SD, et al：Cardiovascular risk associated with celecoxib in a clinical trial for colorectal adenoma prevention. N Engl J Med, 352：1071-1080, 2005

第2章 実践！3ステップで推論する副作用

Case 8
この「ふらつき」はがん化学療法によるものですか？

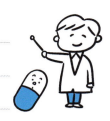

このケースを読み終わった後は
- 低血糖の特徴を説明できるようになる。
- 頻度の高いその他のふらつきについて知りたくなり，調べてしまう。
- 低血糖を疑ったとき，そのもっともらしさを言えるようになる。

今回の一例

70歳女性。糖尿病で当院受診中にてHbA1c 9.3％と上昇を認める。精査の結果，膵体部がんと両側肺転移と診断される。がん化学療法の方針となり，ゲムシタビン療法を開始し，通院治療を行っている。1コース目day 10（ゲムシタビン投与2日後）にふらつきがひどいと夫に付き添われて受診した。主治医が不在であり，看護師より「ゲムシタビンの副作用でふらつきがあるか」と薬剤師が質問を受け，まずは患者・家族に話を聴いた。

薬歴は以下のとおり

【糖尿病科】グリクラジド錠（グリミクロン®HA）20 mg　1回1錠　1日1回　朝食後
　　　　　　トリアゾラム錠（ハルシオン®）0.125 mg　1回1錠　1日1回　不眠時
【腫瘍内科】ゲムシタビン注（ジェムザール®）
　　　　　　1,000 mg/m²　　　　　　　　　　　　day 1, 8, 15　1コース28日間
　　　　　　グラニセトロン注（カイトリル®）3 mg　day 1, 8, 15

既往歴は以下のとおり

- 中枢神経原発悪性リンパ腫：6年前，当院脳神経外科にて化学療法＋放射線治療後，CR（完全奏効）評価で現在経過観察のみ。
- 高次機能障害：6年前の水頭症後から軽度構音障害，日付などの時間感覚障害がある。
- 歩行障害：6年前の水頭症後から杖歩行で独歩はできるが通院時付き添いは必要である。
- 糖尿病：発症時期不明，6年前すでに治療開始，当院糖尿病科にて内服治療中。

8　この「ふらつき」はがん化学療法によるものですか？

■来院時のバイタルサインは以下のとおり
- 体温36.8℃，血圧104/62mmHg（座位），心拍数86回/分，呼吸数16回/分，SpO2 98％
- 血圧108/61mmHg，心拍数83回/分（臥位）
- 血圧116/58mmHg，心拍数86回/分（立位）
■意識清明であるが，ぐったりとしており，車いすにて来院した。本人は発語に時間がかかるため夫から話を聴いた。
「朝は自分でトイレにも行けたんですが，だんだんふらついて力が入らず立っていられなくなり，横になってました。横になってるほうが楽みたいです」
「最初に抗がん薬（ゲムシタビン）をしたときとは違う感じがします」
「6年前の水頭症の症状とも違う感じです」
「2日前に抗がん薬（ゲムシタビン）を投与した後，めまいや吐き気はないですが，食欲が落ちて，食べる量も減りました」
「水分はとれてます。今朝は私がミキサーでかけた野菜ジュースを1杯飲んできました。それから食事はしてません」
「この前の検査でHbA1cが上がったので，朝食後の糖尿病の薬（グリクラジド）はきちんと飲んでます」
「最近夜はよく眠れているので，睡眠薬（トリアゾラム）は飲んでません」
■陰性所見：黒色便，下痢，めまい，頭痛，四肢麻痺，四肢冷感，咳嗽，息切れ，眼瞼結膜蒼白，冷汗，尿量の減少，口腔粘膜乾燥

Step 1　被疑薬が原因である「もっともらしさ」を考える

　ふらつきと聞くとめまいによる平衡感覚の失調や中枢神経系の異常を思いつくかもしれませんが，患者によってさまざまに表現されます。本患者でも夫が「ふらつく」という訴えをしていますが，症状の性状を確認すると「力が入らず立っていられない」ということから脱力感に該当する症状と考えられます。しかし，脱力感は症状としてとらえることが難しいかもしれません。本患者の病歴から，脱力感の原因となる病態として重度の倦怠感もしくは軽度の中枢神経系の異常と考えました。そこで倦怠感と中枢神経系の異常の副作用として，患者の服薬歴から2つの可能性をあげました。

#ゲムシタビンによる倦怠感
#グリクラジドによる低血糖

187

第2章　実践！3ステップで推論する副作用

ゲムシタビンによる倦怠感

ゲムシタビンは核酸代謝拮抗作用のある抗がん薬です。ゲムシタビンによる倦怠感は投与後2～3日目にピークとなり，経時的に改善することが多いです。比較的急性（1日～数日単位）に出現しますが，十分な休息や栄養で軽減し，だるいや意欲が湧かない，疲れやすいなどと表現する場合があります。随伴症状はなく，日常生活が制限されるほどの症状はまれですが，がん化学療法を行っている患者において倦怠感はよくある症状（common）の一つです。

倦怠感の原因は①身体的な原因，②精神的な原因，③身体的と精神的の複合的な原因の3つに分けられます。

精神的な原因によるものは慢性的で，行動自体にやる気がしない，休息で改善しない，付随する説明のつかないさまざまな身体症状，特定のイベントで生じる，抑うつ的，睡眠障害があるといった場合に考えやすいです。

身体的な原因によるものは急性発症で，気力はあるがやり遂げられない，休息で改善，労作で悪化，体重減少，見た目がつらそうといった場合に考えやすいです[1]。

がん化学療法を行っている患者では繰り返し起きる倦怠感と疾患などによる精神的ストレスから複合的な原因であることが多いです。複合的な場合は身体的な原因と精神的な原因のどちらが主体かを確認していくことが重要です。本患者は病歴から身体的な原因が主体と考えられますが，程度が強く，ゲムシタビンの倦怠感とは一致しない部分があります。倦怠感は特異的な症状ではないため，アプローチとして発症の形態や随伴症状から可能な限りの原因の推定と除去が重要です。ゲムシタビン自体の倦怠感であれば休薬期間での改善が見込めますので，まずは他の原因や可能性の除外を考えたほうがよいでしょう。

また，高齢者や意識障害などで本人から病歴聴取が困難な場合は付添者や同居家族から普段と違う点を聴くことが重要です。本患者では前回のゲムシタビン投与後と様子が違うという情報が聴けました。

グリクラジドによる低血糖

グリクラジドはスルホニルウレア（SU）系の経口血糖降下薬です。添付

文書ではグリクラジドによる低血糖の頻度は1.9％と記載されています。最高血中濃度到達時間（Tmax）は2時間，半減期（$T_{1/2}$）は12.3時間とされています。本患者では朝食後内服のため，薬物動態から日中に低血糖が発症することは考えやすいです。

低血糖のリスク因子には長期の糖尿病罹患歴，高齢，運動直後，血糖コントロールの改善，体重減少，アルコール多飲，中等度以上の腎機能障害，β遮断薬やACE阻害薬，ARBの併用があります。本患者では糖尿病の発症時期は不明であるため高齢が該当します。

初期症状としては動悸，発汗，顔面蒼白，脱力感，痺れ感などのカテコラミン分泌亢進による症状が現れます。しかし，高齢者や自律神経障害のある患者では症状が乏しく，初期症状なく意識障害を来すことがあります。本患者でも収縮期血圧の上昇や心拍数の増加はなく，脱力感以外の症状は認めていません。しかし，2日前から食事量が低下しており，当日はほぼ絶食状態ですが，グリクラジドを内服していることから低血糖が疑わしいと考えます。

低血糖の診断ではWhippleの三徴があり，①低血糖と矛盾しない症状（動悸，発汗，意識障害，痙攣など），②血漿グルコース濃度の低下，③血漿グルコースの上昇による症状の改善の3つを満たすことで確認できるとされています[2]。

本患者では食事摂取状況や服薬歴から低血糖の可能性が考えられますが，特異的な症状はないことから断定できるだけの病歴は得られませんでした。医師に血糖値の測定の必要性を提示して情報を得る必要がありそうです。

副作用の基礎知識──がん関連倦怠感，そして低血糖ってなぁに？

服薬歴に基づき2つの可能性について考えてみましたが，実際の現場ではがん患者にこうした症状が起こると

> がん化学療法施行中の症状＝抗がん薬の副作用？

と考えがちかもしれません。患者の訴えるふらつき（脱力感）は薬剤によるものといえるのかどうか，倦怠感と低血糖について改めて知識を整理しましょう。

第2章　実践！3ステップで推論する副作用

（1）倦怠感

　「倦怠感」はだるさ，元気のない様子を表します。類似する症状として「疲労」があり，エネルギーが不足し，全身的に弱くなった様子を表します。臨床上ではあまり区別されることはありませんが，がん患者においてはNational Comprehensive Cancer Network（NCCN）のガイドラインにあるがん関連の疲労（cancer-related fatigue）として考えられることが多く，「がん関連の倦怠感は身体的，感情的または認知的に疲労または消耗と感じ，がんもしくはがんの治療に関連して，つらく，持続する主観的な感覚である。さらに最近の活動性に比例せず，日常生活が制限されるものである」と定義されています。担がん患者の80％が疲労を感じるといわれ，よくある症状（common）の一つです[3]。今回は便宜上，倦怠感を用いています。倦怠感は十分な原因解明・診断・治療法が研究されていません。そのため医療者からも軽視されがちな症状ですが，患者の苦痛となる副作用の一つとされています。倦怠感のアプローチとしては可能な限りの原因の推定と除去が重要になります。

　症状はだるさや疲労感，無気力，消耗に関連する表現で訴えることが多いです。抗がん薬投与後に比較的急性に出現しますが，急激に悪化することはまれで，休薬期間中であれば数日で改善します。ただし治療強度の高い強力ながん化学療法では持続することがあります。

　がん化学療法による倦怠感の直接的な原因として，エネルギーの消耗や腫瘍細胞の崩壊による電解質バランスの失調，炎症性サイトカインの放出が考えられていますが，特定はされていません。間接的な原因もしくはがんの疾患から生じる原因として，骨髄抑制の回復などに伴う消耗，貧血，視床下部－下垂体－副腎系の調節異常，不適切な休息・睡眠などによる概日リズムの変動，長期臥床による筋力の低下，低栄養，嘔吐・下痢による脱水，感染症，浮腫，がん悪液質，抑うつ，不眠などがあげられます。ただし，抗がん薬が原因となる場合で，ソラフェニブ，アキシチニブ，レゴラフェニブなどの一部の分子標的治療薬では甲状腺機能低下症により倦怠感を生じることがあります。原因は特定されていませんが，甲状腺は血流が豊富な臓器であり，血管内皮増殖因子（VEGF）シグナルが阻害されて血流が減少することで甲状腺機能障害が生じたり，血管新生阻害による低酸素刺激によって低酸

8 この「ふらつき」はがん化学療法によるものですか？

素誘導因子が誘導され，甲状腺ホルモンの代謝に関わる3型甲状腺脱ヨード酵素が活性化することで甲状腺ホルモンが低下するなどの仮説が考えられています[4]。治療開始後に休息しても改善しない倦怠感や意欲の低下があれば疑い，遊離サイロキシン（FT4）や遊離トリヨードサイロニン（FT3），甲状腺刺激ホルモン（TSH）の検査が推奨されています。

（2）低血糖

低血糖の定義は血漿血糖値で63mg/dL未満とされていますが，臨床的には70mg/dL未満とすることが多いです。血糖値が低下するとインスリン分泌が低下し，血糖値を維持しようとインスリン拮抗ホルモンであるグルカゴン，カテコラミン，成長ホルモン，コルチゾールの分泌が亢進します。そのなかで血糖の上昇に大きな役割を果たしているのがグルカゴン，次にカテコラミンです。そのため健康成人では血糖値が65～70mg/dLを下回るとグルカゴンやカテコラミンの分泌が亢進し，55～60mg/dLを下回るとアドレナリン分泌亢進により振戦，動悸，イライラ感といった症状が出現し，アセチルコリン分泌亢進により発汗，空腹感，痺れ感といった症状が出現します。さらにカテコラミンが分泌されることで収縮期血圧の上昇がみられますが，拡張期血圧は大きく変動しないことが特徴です。心拍も上昇は軽度で120回/分を超えることはないためショックバイタルとはなりません。

また，グルコースは脳にとって必要不可欠なエネルギー源です。脳はグルコースを合成できないため，継続的なグルコースの供給を必要とします。そのため血糖値が50mg/dLを下回ると中枢神経系の活動が低下し，集中力低下，めまい，見当識障害，頭痛，かすみ目といった症状が出現します。さらに血糖値が低下すると傾眠や意識障害，痙攣，昏睡といった症状が出現します。

しかし，糖尿病による自律神経障害や高齢者などで生理機能が低下している場合には交感神経系症状が認められないことや，発現順序が異なることがあります。また，高齢者では中枢神経系の症状が認知症と誤認され，低血糖が遷延する場合があります。

低血糖のリスク因子は上述したとおりです。薬剤性の低血糖ではインスリンの頻度が最も高く，続いてSU薬，速効型インスリン分泌促進薬で起きやすいです。しかし，その他の糖尿病治療薬でも頻度は低いですが起きる場合はあります。

191

第2章　実践！3ステップで推論する副作用

　低血糖の診断は前述したWhippleの三徴を満たすことで確認できます[2]。重度の低血糖ではあらゆる神経症状を引き起こすため脳血管障害と疑われやすいです。診断学において著名な内科医であるローレンス・ティアニー先生の言葉で，「脳卒中と思われる患者では，50％ブドウ糖50mLを静注するまで脳卒中と診断できない」とあるほどです[5]。例えば，低血糖は全身性の病態であっても片麻痺といった片側性の症状を認めることもありますので注意が必要です。

Step 2　被疑薬以外が原因である「もっともらしさ」を考える

　倦怠感や中枢神経系の異常を伴う疾患は表1にあげたように数多くあり，臨床のなかで一つひとつを検討することは困難と考えられます。まずは本患者の発症形態から，急性発症となる疾患を考えるとよいでしょう。次に随伴

表1　倦怠感，中枢神経障害（特に意識障害）であげられる疾患リスト

倦怠感		意識障害	
頻度が高い疾患	見逃したくない疾患	頻度が高い疾患	見逃したくない疾患
・感染症 ・精神疾患（うつ病，身体化障害，パニック障害など） ・生活不規則者 ・糖尿病 ・甲状腺機能亢進症 ・甲状腺機能低下症 ・副腎不全 ・副甲状腺機能亢進症 ・電解質異常，アシドーシス ・貧血 ・感染後疲労状態 ・薬剤 ・貧血を伴わない鉄欠乏症	・悪性腫瘍 ・劇症1型糖尿病 ・膠原病（特にPMR） ・神経筋疾患 ・アルコール ・睡眠時無呼吸症候群 ・妊娠 ・更年期 ・慢性疲労症候群 ・線維筋痛症 ・脳脊髄液漏出症	・血管迷走神経反射 ・状況失神 ・起立性低血圧 ・神経疾患（パニック障害など） ・低血糖 ・痙攣	・洞不全症候群，完全房室ブロック，心室ブロック ・大動脈弁狭窄，閉塞性肥大型心筋症 ・A型大動脈解離 ・腹部大動脈瘤破裂 ・肺塞栓 ・くも膜下出血 ・鎖骨下動脈盗血症候群

PMR：リウマチ性多発筋痛症
〔金城光代，他・編：ジェネラリストのための内科外来マニュアル．医学書院，pp68-73，pp176-179，2013より〕

8　この「ふらつき」はがん化学療法によるものですか？

症状などの病歴から頻度の高い（commonな）疾患と見逃したくない疾患を検討していくのがよいでしょう。

　本患者では中枢神経原発悪性リンパ腫の既往があることから再発による頭蓋内圧亢進が原因である可能性が疑われます。さらによくある疾患として，貧血，脱水，電解質異常，起立性低血圧，徐脈性不整脈，肺炎，感染性脳炎をあげました。それぞれの可能性について考えていきましょう。

あう・あわない 推論
頭痛や神経症状を中心とした随伴症状がないこと，6年経過していることから本患者の症状は頭蓋内圧亢進とあわない！

　頭蓋内容物は主として脳実質，脳脊髄液，血液で構成されており，頭蓋骨は優れた脳保護作用がありますが，頭蓋内容積の増加に対してはほとんど許容性がありません。脳腫瘍があると腫瘍塊とその周囲の浮腫により脳髄液の循環が阻害され，水頭症を引き起こすことがあります。水頭症により頭蓋内圧が亢進し，脳灌流が減少し，脳虚血を引き起こすことで中枢神経の活動が障害されます。

　頭蓋内圧が亢進するとめまいや頭痛，嘔気，麻痺，行動や性格の変化，痙攣や麻痺，構音障害，視力障害などのさまざまな神経症状を認めます。

　本患者は6年前の中枢神経原発悪性リンパ腫発症時に水頭症を引き起こしています。中枢神経原発悪性リンパ腫は再発率が高く，再発部位は中枢神経系であることが多いです。化学療法＋放射線治療後でも生存期間中央値は3年ほどとされています。本患者は発症から6年経過しており，急性発症で再発するとは考えにくく，脱力感以外の所見を認めないことから可能性は低そうです。しかし，除外するにはMRIといった画像所見での確認が必要そうです。

あう・あわない 推論
・随伴症状がないこと，膵体部がんであることから典型的な**消化管出血**とはあわない！
・随伴症状や循環血液量の低下を示す所見がないことから，本患者の症状は典型的な**貧血・脱水**とあわないが否定する根拠も乏しい！

193

第2章　実践！3ステップで推論する副作用

　がん患者における貧血の主な原因として骨髄抑制や出血，慢性炎症があげられますが，ゲムシタビンによる血液毒性は血小板や白血球が中心であり，赤血球の寿命は約120日と長いため，骨髄抑制による貧血は慢性発症（数週間～数カ月単位）であることが多いです。直近までの赤血球数，ヘマトクリット値やヘモグロビン値の推移を確認しておくことが重要です。

　急性発症となる貧血の原因としては出血が考えられます。膵がんでは膵酵素の分泌低下で胃酸が十分に中和されないため十二指腸潰瘍のリスクがあります。特に膵頭部がんでは腫瘍が十二指腸まで浸潤すると腫瘍からの出血によって貧血を生じることがあります。

　黒色便や貧血症状（めまい，労作時息切れ，四肢冷感など）を認めた場合，消化管出血による貧血が疑われます。眼瞼結膜の蒼白は感度31～62％，特異度82～97％であり，所見が陽性であれば貧血を強く疑います。

　また，出血や脱水による循環血液量の低下が原因と考えた場合，尿量の減少，四肢冷感，冷や汗，座位での血圧低下，心拍数の増加といった所見があるかを疑います。腋窩の乾燥は感度50％，特異度82％，口腔，鼻の粘膜の乾燥は感度49～85％，特異度58～88％であり，所見が陽性であれば脱水や出血による循環血液量の低下を強く疑います[6]。

　しかし，本患者では膵体部がんであることから出血リスクは比較的高くないと考えられますし，脱力感以外の所見は確認できませんでした。しかしながら上記の身体所見は感度が低いため，所見が確認できないからといって否定できるほどの根拠にはなりません。血液検査の結果を含めて考えていく必要がありそうです。

あう・あわない推論

随伴症状がないことから，本患者の症状は典型的な電解質異常とあわないが，軽度であれば否定できない！

（1）低Na血症

　低Na血症は血清Na^+濃度が135mEq/L未満と定義されていますが，初期では特異的な症状は現れないことが多く，一般的には125mEq/L未満で症状が出現するといわれています。入院患者の22％にみられるといった報告があり，比較的頻度の高い病態といえます。本患者で低Na血症の原因にな

194

8　この「ふらつき」はがん化学療法によるものですか？

りうる病態としては，悪性腫瘍，脳腫瘍，水頭症によって引き起こされる抗利尿ホルモン不適切分泌症候群（SIADH）があげられます。低Na血症になると浸透圧勾配により低張の細胞外液から細胞内液に向かって水分が移動します。その結果，全身の細胞が膨張し，まず固い頭蓋骨のなかで脳浮腫が進行し神経学的な症状がみられます。症状は嘔気・嘔吐，頭痛を伴い，重篤になると意識障害や痙攣発作，脳幹ヘルニアを生じ死に至ります[7]。

（2）高Na血症

高Na血症は血清Na^+濃度が145mEq/Lを超えた状態と定義されています。低Na血症と比較するとまれですが，高齢者では口渇を感じにくく，飲み物に手を伸ばさなくなることから発症リスクとされています。さらに水分の不感蒸泄の増加や下痢，特に浸透圧性下痢やウイルス性胃腸炎では便のNa^+やK^+の濃度が低いことから高Na血症を起こしやすいといわれています。また，高血糖による尿糖の持続で浸透圧利尿を引き起こすことから高Na血症のリスクとなります。本患者では高齢，糖尿病がリスク因子として該当します。高Na血症になると細胞外液の浸透圧が上昇し，細胞外液と細胞内液の間に浸透圧勾配が生じ，細胞内液が流出して細胞が収縮します。高Na血症では口渇や多尿が先行し，低Na血症と同様に神経学的な症状として見当識障害や嗜眠，昏睡などがみられます[7]。

（3）低K血症

低K血症は血清K^+濃度が3.5mEq/L未満と定義されています。入院患者の20％にみられるといった報告があり，比較的頻度の高い病態と言えます。下痢，嘔吐による電解質の喪失が一般的ですが，本患者で低K血症の原因となりうる病態として糖尿病ケトアシドーシスがあげられます。K^+は98％が細胞内，特に筋に分布していることから，低K血症では心筋の障害により血圧の異常や心電図異常を生じることがあります。さらに骨格筋の障害により筋力低下や四肢麻痺，骨格筋ミオパチーにより横紋筋融解症が生じることがあります[7]。

本患者では電解質異常のリスク因子として高齢，糖尿病，悪性腫瘍があり，食事量の低下を認めていますが，脱力感以外に所見が確認できないこと，バイタルサインに異常がないことから，緊急性の高い重篤な電解質異常の可能性は低いと考え，血液検査の結果を含めて考えていく必要がありそう

195

第2章　実践！3ステップで推論する副作用

です。

あう・あわない推論

バイタルサインの異常がないことから，本患者の症状は典型的な起立性低血圧や徐脈性不整脈とあわない！

　起立性低血圧の基準は起立時3分以内に収縮期血圧が20mmHg以上，拡張期血圧が10mmHg以上の低下とされています。Schellong（能動的起立）試験により比較的簡単に所見をとることができます（表2）[8]。また，徐脈の基準は安静時心拍数が60回/分未満とされています。

　本患者では座位で症状が改善しない点，また血圧，心拍数といったバイタルサインが正常であることからどちらも可能性は低いと考えます。

あう・あわない推論

随伴症状がないこと，前駆症状で発熱がないから，本患者の症状は典型的な肺炎や感染性脳炎とあわない！

　現在もしくは1～2週間前からの発熱，咳や呼吸困難感，頭痛，めまいがあれば肺炎，感染性脳炎を疑います。本患者では随伴症状がないことから可能性は低いと考えます。

表2　Schellong（能動的起立）試験

| ①収縮期血圧の低下21mmHg以上
②脈拍の増加21回/分以上
③拡張期血圧が5～10mmHg以下
④脈圧の狭小化（16mmHg以上）
⑤ふらつきや嘔気などの症状の自覚 | 起立性低血圧の診断に用いられることのある試験で，1）10分間の安静臥床後に血圧と脈拍を測定する。2）自力で起立し1～2分間隔で10分間，血圧と脈拍を測定する。上記の項目，特に①，②が該当する場合に陽性とする。 |

〔川口　崇，他・編：ここからはじめる！薬剤師のための臨床推論．じほう，p169，2013より〕

8 この「ふらつき」はがん化学療法によるものですか？

Step 3 考えをまとめてアクションへ

これは避けたい！？ 期待されないコミュニケーション例

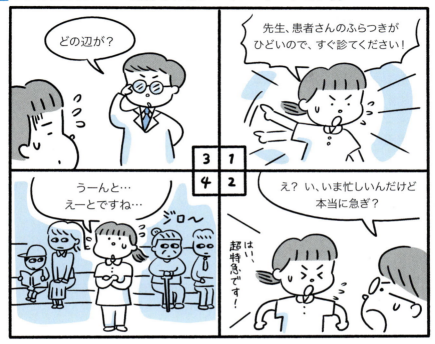

医師へ診察を依頼していますが，緊急性を判断する根拠や患者の病歴など必要な情報を提示していません。患者の訴えをそのまま伝えるようではあまり頼りにならないですね。体調不良を訴えている患者さんがいる場合，すぐに医師に診てもらう必要があるか緊急性について判断する必要があります。患者さんは食欲不振が先行する脱力感でしたが，発熱や麻痺，バイタルサインの異常があれば医師に積極的に診てもらうようにしたほうがよいでしょう。

> **その他，薬剤師と看護師の避けたいパターン**
> ①「先生，グリクラジドによる低血糖です。ブドウ糖静注しましょう！」
> ②「ゲムシタビンの倦怠感かな？　予約外の受診だから待ってもらおう」
> ③「先生，とりあえず補液で様子みましょう！」

①は一見正しそうに見えますが，断定できるほどの根拠は示されていないですよね。しかも倦怠感は高血糖状態でも起きる場合があるため，血糖値を

第2章　実践！3ステップで推論する副作用

確認しないままブドウ糖静注はリスクとなる可能性があります。

　②は特異的な症状がないからといって頻度の高いゲムシタビンの倦怠感と断定してしまうと，思わぬ落とし穴に落ちることがあります。病歴から緊急性の高い病態が想定される場合は，その可能性を除外してから改めて原因精査することが大切ですね。

　③のように，原因がはっきりしないからといって対症療法だけの提示もよくないですね。しかも輸液療法を提案する場合は，どの組成の輸液をどの投与量・速度・期間で投与するかを提案できるとよいと思います。

症例の特徴をまとめる──不確かさもそのまま大切に

　看護師から「ゲムシタビンの副作用か」という質問を受けたことをきっかけに患者の家族から話を聴きました。他の医療者に患者の情報を伝える際には，患者の状態，緊急性を把握するのに必要な情報と想定する可能性をまとめ，的確に伝える必要があります。

- 急性発症のふらつき（脱力感）があり，ゲムシタビンの倦怠感としては一致しない
- 著明な貧血，脱水，中枢神経障害を疑う随伴症状が確認できない
- 先行する食事量低下とグリクラジド内服
- 意識レベルやバイタルサインに異常なし

　これまでさまざまな可能性を検討してきましたが，はっきりと確定や否定できるだけの根拠を示せたものはありませんでした。情報を伝える際には得られた情報に加え，不足している情報やわからなかったこと，はっきりしなかったことがあればそのまま伝えることも大切です。断定的な表現は誤解や意図的な誘導につながることもありますので，情報を客観的に伝えることを心がけるとよいかもしれません。

　本患者は化学療法後のふらつきということで軽微であれば見過ごしてしまう症状ですが，程度が強く，よくあるゲムシタビンの倦怠感と一致するかということで話を聴いていきました。脱力感や倦怠感といった症状は特異的な症状ではないため，患者さんによって表現がさまざまです。症状を把握するには丁寧な病歴聴取が必要となりますので，ポイントを以下にまとめました。ただし，バイタルサインの異常や意識障害，麻痺といった神経症状があ

8　この「ふらつき」はがん化学療法によるものですか？

る場合は緊急性が高い可能性があるのですぐに医師に診察を依頼しましょう。

> ### デキると思われるかも??　聴取のポイント
>
> 1. いつから起きたのか，起きる前はどうだったか，普段と違うことはなかったか
> 2. 倦怠感は行動自体にやる意欲が起きないのか，行動をしても長続きしないのか（精神的要因 or 身体的要因？）
> 3. ほかに症状がないか（特に神経症状，めまいや嘔気）
> 4. 食事の情報は具体的に聴く（特に発症直前の食事，内容，量，1日何食か）
> 5. どのように薬を使っているか（特に頓用や外用は注意）

押さえておきたい医薬品によるふらつき（脱力感・倦怠感）

　ふらつきを起こす薬剤はその原因によりさまざまあります。例えば眠気が原因であればベンゾジアゼピン系をはじめとした睡眠薬や抗ヒスタミン薬，抗うつ薬や抗痙攣薬が考えられます。その他，がん患者でよく使われる薬剤でオピオイドやプレガバリンといった薬剤も考えられます。筋力低下が原因であれば筋弛緩薬やスタチン系の脂質異常症治療薬が考えられます。血圧低下が原因であれば高血圧治療薬（特にα遮断薬）や狭心症治療薬が考えられます。

　本患者では頓用でトリアゾラムの処方歴があり，使用している場合は使用量や内服時間の確認が必要ですし，CYP3A4関連の薬物相互作用を引き起こす要因があると疑わしくなります。

どうアクションするべき？　書いた人はこう考える

　看護師からの質問への返答として，副作用以外の可能性があることと，医師に診察してもらう必要があることを伝えましょう。本患者では主治医が不在であることから，別の医師に診察を依頼する必要があるので，そのときの外来の状況を把握している看護師に協力してもらうことも大切です。医師には患者の状態と疑っている可能性を情報提供し，そのうえで症状の原因追及や除去につながる提案があれば伝えるのがよいかもしれません。

👉 実際はこうなりました！

看護師にはゲムシタビンの副作用以外の可能性があるとして当日外来担当の医師を確認してもらい，薬剤師から以下の内容を医師に情報提供しました。

「膵がんでゲムシタビン療法中の70歳女性が立っていられないほどのふらつきで受診したのですが，2日前から食欲不振があり，今日はほぼ絶食状態でSU系の経口血糖降下薬を服用しています。バイタルサインに異常はなく，めまいや意識障害，麻痺は確認できませんでした。あと，貧血や脱水を示す所見は確認できませんでした。ゲムシタビンの副作用よりは低血糖や電解質異常が疑わしいと思いますが，明らかな症状は確認できなかったため診ていただけますか？ すぐに診察するのが難しければまずは血糖値を測定しますか？」

医師より血糖測定の指示が出て，血糖値は51mg/dLでした。経口摂取ができることからブドウ糖20gを投与。経過をみる間に血液検査を実施したところ，好中球の減少と軽度の脱水傾向がみられましたが，大きな異常はみられませんでした。1時間後ふらつきが改善したことでSU系の経口血糖降下薬による低血糖と診断されました。

医師からのKey Message
成毛　大輔

主訴である「ふらつき」は，立ちくらみ，脱力感，めまいや倦怠感などさまざまな不快な症状を表すときに使われるため，本人や付添者への詳しい病歴聴取がまず重要となります。本症例では脱力感でした。予約外受診では外来主治医がいつも対応できるとは限りません。看護師や薬剤師によって病歴や薬歴が初療担当医へ適切に伝えられることはスムーズな初期対応につながります。当院の外来化学療法室では常駐する薬剤師が化学療法患者の抗がん薬以外の薬剤までも幅広く把握しているため，有害事象の対応時には有益な情報を迅速に提供してもらえており非常に助かっています。

化学療法中の患者から訴えを聞くときには，①がんそのものによる症状か（腫瘍増悪か），②抗がん薬の副作用か，③その他合併症かを常に考えながら診察にあたります。膵がんは非常に進行が早いことが特徴です。1～2週間違うだけで病状が大きく変わってしまうことも経験します。そのため膵がん患者の診療では①の腫瘍増悪ではないかと常に疑いながら診療しています。

8 この「ふらつき」はがん化学療法によるものですか？

しかし今回の症例ではOnset（発症様式）がわかりやすいこと，1日のなかで急速に発症した脱力ということで，さすがに①の序列は下がります。

　そうなると②か③を疑います。②のゲムシタビンによる倦怠感は投与翌日～day 3に生じることが多く，1～3日間で改善しますし立ち上がれないくらいまでの状態になることはほとんどありません。

　③その他合併症では，膵がんによく合併する胆管炎か既往の糖尿病関連が頭に浮かびますが，胆管炎は通常発熱を伴いますのでやはり糖尿病関連を強く疑うことになります。それは低血糖だけでなく高血糖も含めてです。高血糖による細胞内脱水や浸透圧利尿による脱水から脱力が生じてもおかしくありません。もともと血糖コントロールが上手くいっていなかったようですし，ゲムシタビンの制吐薬としてデキサメタゾンを使用することも多いため高血糖も鑑別に入れなければなりません。したがって直近のHbA1cと前投薬に関する情報がもらえると，よりスムーズに原因を絞れることになります（通常は血糖コントロール不良時にはデキサメタゾンは回避する対応をしています）。

　私の救急医療での経験では，かつては高齢者の第二世代SU薬による低血糖発作に非常によく遭遇しました。低血糖の救急搬送といえば高齢者のSU薬でした。第三世代SU薬が出てからは激減しましたが，それでも高齢者の腎機能低下例では要注意です。今回の患者は当初のHbA1cが9.3％であったこと，化学療法が開始されると食事量も不安定（シックデイ）になることが多く，治療開始前にSU薬は回避しDPP-4阻害薬やインスリン導入が好ましいと考えます。当院ではこのあたりも医師・看護師・薬剤師との外来化学療法導入カンファレンスでチェックされるシステムが構築されているため，その場で糖尿病科へのコンサルトを促す提案がされることもしばしばです。

【引用文献】
1) 金城光代，他・編：ジェネラリストのための内科外来マニュアル．医学書院，pp74-76，2013
2) 福井次矢，他・日本語版監：ハリソン内科学 第4版．メディカル・サイエンス・インターナショナル，pp291-300，2013
3) NCCN Guidelines：Cancer-Related Fatigue 2016 Version 1（https://www.nccn.org/professionals/physician_gls/f_guidelines.asp#supportive，2016年4月4日アクセス；アクセスには会員登録が必要）

第2章　実践！3ステップで推論する副作用

4) 槙田紀子，他：VEGF受容体阻害薬およびmTOR阻害薬による内分泌異常；メカニズムとマネジメント．泌尿器外科，25：2127-2138, 2012
5) ローレンス・ティアニー・著，松村正巳・訳：ティアニー先生のベスト・パール2．医学書院，2010
6) 柴田寿彦，他・訳：マクギーの身体診断学：エビデンスにもとづくグローバル・スタンダード 改訂第2版 原著第3版．診断と治療社，pp61-64，2014
7) 福井次矢，他・日本語版監：ハリソン内科学 第4版．メディカル・サイエンス・インターナショナル，pp2598-2604，2013
8) 川口　崇，他・編：ここからはじめる！ 薬剤師のための臨床推論．じほう，pp168-169，2013

Memo

Column 「先生に言ってないんだけど…」は信頼の証！?

　「先生に言ってないんだけど…」という患者さんの一言，看護師や薬剤師だったら誰でも経験したことありますよね？ 「それ，先生に直接言ってよ！」とつっこみたくなるところをぐっとこらえて，「じゃあ，私から伝えておきますね～」なんていうこと，よくあるんじゃないでしょうか。しかも，そんなときに限って結構大事なことだったりしますよね。

70歳代女性。乳がん術後補助療法でトラスツズマブの3週間毎投与を外来で施行中。11回目の投与時に話を聴きに行くと，「忙しそうで先生に言えなかったんだけど，昨日の明け方，胸の痛みで目が覚めたのよね。こんなの初めてだったわ」と打ち明けられた。前回投与時（3週間前）に心エコーを実施しており，そのときの左室駆出率は67%で低下はみられなかった。

　「胸の痛み」と聴いてドキッとしました。これは詳しく聴かなければ！と病歴を聴取すると，「胸がぎゅーっと苦しい感じが明け方から11時頃まで続いた」，「これほどの胸痛は初めてだった」，「数日前から右肩にも強い痛みがあった」，「いままでも階段を上ったり急いで歩いたりしたときに胸が苦しくなることがあった」，「父親が狭心症で亡くなっている」ということでした。

　トラスツズマブの副作用といえば心不全ですが，それとは異なる症状で，狭心症を考えました。ただ，狭心症の典型的な症状（通常は左または両肩への放散痛，胸痛の持続時間は長くて20分以内）とは異なっていて，はたしてどうなんだろう？ という感じでした。いまは症状も完全に消失しています。悩みながら外来診療中の主治医に報告すると，医師も首をひねっていましたが，心電図検査はしておこうということになりました。心電図でも異常はみられず原因はわかりませんでしたが，患者さんは検査してもらって安心したといって帰宅されました。もし狭心症だったとすると，発作時でないと心電図異常がみられないので，循環器科を受診することをお勧めしました。

忙しい診療のなかで医師が患者さんの訴えをすべて聴くのは難しいと思います。でもそこはチーム医療で行っているがん治療ですから，足りないところは薬剤師や看護師で補えばよいですよね。逆に「先生に言ってないんだけど…」と打ち明けられたということは，患者さんにとって話しやすかったり，信頼してもらえたということなのかもしれません。抗がん薬治療を受けている患者さんは常に病気の進行や副作用などの不安と闘っています。患者さんが安心して治療を継続できるようサポートしていきましょう。

岩井　大（東京西徳洲会病院薬剤部）

第2章 実践！3ステップで推論する副作用

Case 9
この「徐脈」はジギタリス製剤によるものですか？

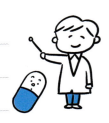

このケースを読み終わった後は
- ジギタリス製剤による徐脈の特徴を説明できるようになる。
- 徐脈を引き起こす薬剤，および他の要因について知りたくなり，調べてしまう。
- 薬剤の副作用による徐脈を疑ったとき，そのもっともらしさが言えるようになる。

今回の一例

83歳男性。総胆管結石で入院。内視鏡的逆行性胆道膵管造影（ERCP）後，順調に経過していたが，第5病日昼に突如として心拍数35回/分に低下し，それに伴い血圧も76/43mmHgと低下していた。病棟看護師が外来診療中の主治医へ報告した後に，何か薬剤的な因子があるか薬剤師に相談があった。なお，バイタル変動前，当日朝の記録は心拍数70回/分，血圧110/66mmHgと安定していた。

入院時から継続中の持参薬は以下のとおり

アムロジピン錠（アムロジン®）5mg	1回1錠	1日1回 朝食後
メチルジゴキシン錠（ラニラピッド®）0.1mg	1回1錠	1日1回 朝食後
フロセミド錠（ラシックス®）10mg	1回1錠	1日1回 朝食後

■第5病日の検査所見
WBC 7,040/μL, Hb 9.3g/dL, BUN 36.5mg/dL, Cr 2.73mg/dL, Na 138mEq/L, K 3.9mEq/L, Cl 108mEq/L, Ca 8.3mg/dL, Alb 2.8g/dL

■入院時からの心拍数推移

9 この「徐脈」はジギタリス製剤によるものですか？

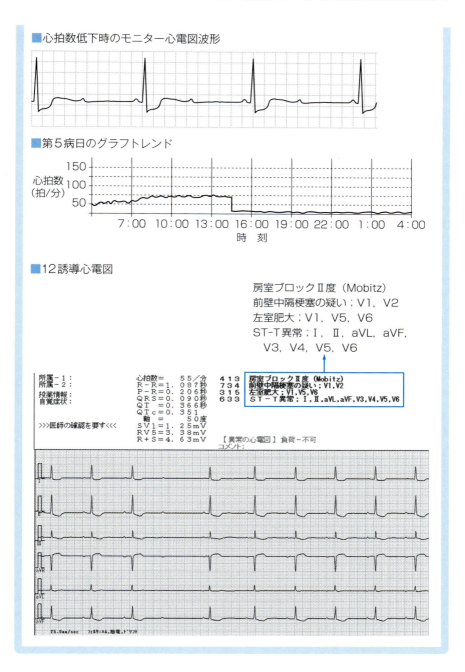

被疑薬が原因である「もっともらしさ」を考える

　徐脈と聞いてパッと薬歴を見ると，やはりジギタリス製剤に目がいくのではないでしょうか。一口に徐脈といっても，通常の洞性徐脈で徐々に心拍数が低下している場合では，それが何らかの生理反応（副交感神経優位状態）によって自然低下したものなのか，薬剤によって誘発されたものなのか，それとも両方の因子によって引き起こされたものなのかの判断は非常に難しいです。

　しかしながら本症例のように，急激に発症した徐脈性不整脈において薬剤が関与する可能性は，薬剤服用歴および作用機序からその関与を推測できる場合があります。

　今回の症例は，もともとバイタルが安定していたにもかかわらず突如として高度房室ブロックを伴う徐脈が起きています。ジギタリス製剤の陰性変時作用は，主に房室伝導の抑制によるものであり，またその作用は当然，血中濃度に依存して強くなるとされています。また，クレアチニン値が2.73mg/dLと腎機能が低下しているにもかかわらずメチルジゴキシンが0.1mg/日と不相応に高用量で投与されていることから，ジギタリス中毒による徐脈の可能性が高そうですね。

副作用の基礎知識──そもそも徐脈って？

> ジギタリス服用中に出現した徐脈＝ジギタリスによる徐脈

と短絡的に疑うのも悪くないかもしれません。薬剤師としては想定できなければならないですし，医師・看護師はまずはこのまま覚えてしまってよい，必須の考え方でしょう。知識を一度整理します。

　徐脈を考えるうえでぜひ知っておいていただきたいのが，必ずしも徐脈＝臨床上問題のある事態というわけではないことです。そもそも徐脈の定義とは何でしょう？　これは非常に曖昧で，50回/分以下や60回/分以下など複数の定義が混在しています。Rubenstein分類による洞性徐脈の定義が「50回/分以下の持続性洞性徐脈」とされていることもあり，一般的には50回/分以下を徐脈と定義することが多くなっています。

9 この「徐脈」はジギタリス製剤によるものですか？

　では、50回/分以下の徐脈ではすべて、徐脈に伴う症状（失神，めまい，息切れ，易疲労感など）を引き起こすかというとそうではありません。1分間の心拍出量（CO）＝1回の拍出量（SV）×1分間の心拍数（HR）という式からわかるように，いくら徐脈（HRの低下）といえども，心拍出量（SV）が維持（簡単に言うと血圧ですね！）されていれば全身の循環状態に何ら問題は生じません。ですから，そのような場合は何ら治療が必要とされません。これはガイドラインにも同じく記載されています（図1）[1]。

　これを踏まえつつ，副作用の定義を振り返りましょう。世界保健機関（WHO）では副作用を「医薬品に対する有害で意図しない反応」と定義しています[2]。では，徐脈に伴う症状がまったくない方は……有害ではないので副作用とはいえませんよね。副作用といえる徐脈は，50回/分以下かつ，それに伴う症状（失神，めまい，息切れ，易疲労感など）が引き起こされている状態になるかと思います。前置きが長くなりましたが，筆者はいままで，「心拍数50回/分だからまずい！」と非常に焦る薬剤師とそうでない循環器医との温度差を見てきましたので少し詳しく説明しました。

　では本題に戻りましょう。薬剤による徐脈を疑う際は，その薬剤が主とし

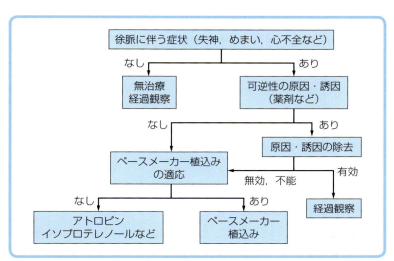

図1　洞性徐脈性不整脈，徐脈性心房細動，房室ブロック（第Ⅱ～Ⅲ度）の治療方針
〔日本循環器学会，他：不整脈薬物治療に関するガイドライン（2009年改訂版），p36より〕

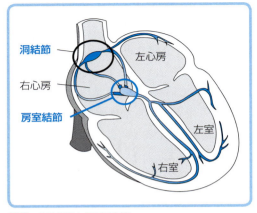

表1 徐脈性不整脈の分類

洞結節 機能不全	房室ブロック
洞性徐脈 洞房ブロック 洞停止	Ⅰ度房室ブロック Ⅱ度房室ブロック (Wenckebach型・ MobitzⅡ型) 高度房室ブロック Ⅲ度房室ブロック

図2 洞結節と房室結節

て刺激伝導系のどこに作用するかを考えることでその関与を推測することができます。その作用部位は大きく洞結節と房室結節があります（図2）。薬剤による洞結節と房室結節の過度の抑制により徐脈性不整脈が引き起こされる可能性があるわけですが，当然のことながらそれにより生じる不整脈の種類も，洞結節であれば洞不全，房室結節であれば房室ブロックというように部位によって異なります（表1）。

心電図の波形としては各々どうなっていくかですが，「心電図は学生のときに習って以来なので……」という方もいるかもしれません。そこで次項で心電図の基本を確認しておきましょう。解説が長くなりますので，すでに理解されている方は先に進んでいただいて結構です。

心電図の読み方のおさらい
（1）房室結節の役割とは？

心電図の基本波形は，心房の収縮波であるP波，心室の収縮波であるQRS波，その弛緩波であるT波で構成されています（図3）。徐脈性不整脈の心電図波形を確認していくうえで最も重要なのは，洞結節と関連のあるP波と，房室結節と関連のあるP-Q間隔です。

洞結節がP波と関連があることは何となくわかると思いますが，房室結節のP-Q間隔に関してはイメージが湧きにくいかもしれません。これは房室

9 この「徐脈」はジギタリス製剤によるものですか？

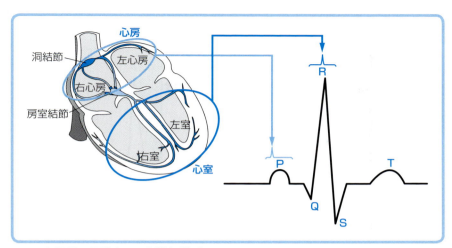

図3 心電図に反映される刺激伝導系

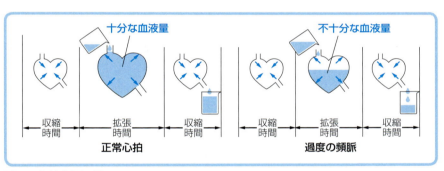

図4 心拍出量の違い

結節が刺激伝導系においてどのような役割を果たしているかを知ることで理解できると思います。

　房室結節は簡単に言うと，心房からの伝導が過剰となった際に，それが心室にすべて伝わらないように制御する一種の関所のような役割を担っています。どういうことかというと，心室はご存知のとおり全身循環を維持するために心臓のなかで最も重要な器官です。ここに過度の頻脈が起こってしまうと，図4に示すように，心室が拡張して十分な血液が心臓に充満する前に次の収縮が来てしまうため，心拍出量が低下してしまい循環が維持できなくなります。不整脈のたびにこのような状況になってしまっては非常にまずいた

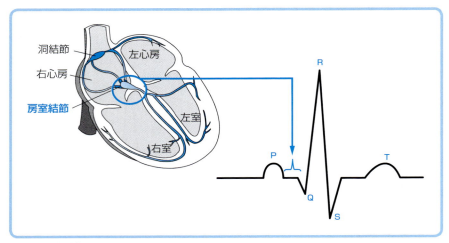

図5 房室結節とP-Q間隔

め，何らかの不整脈などで心房に過度の刺激が発生した場合に，それがダイレクトに心室に伝わらないよう房室結節が制御し，心室の拡張・収縮といった一連の作用を維持し全身循環が保たれるわけです。よく考えると，もし心房細動発生時に房室結節がなかったら，心室頻拍へと即移行し，致死的な不整脈となってしまいますね。

これを踏まえて，P-Q間隔を改めて確認してみましょう。見事に，P波（心房）からQRS波（心室）のインターバル期間となっていることがわかるのではないでしょうか（図5）。

(2) 徐脈性不整脈の心電図波形

先ほど述べたとおり，徐脈性不整脈の発症機序は大きく分けると，洞結節の異常な抑制か房室結節の異常な抑制しかありません。これを心電図の知識を重ね合わせると，洞結節の異常はP波の異常，房室結節の異常はP-Q間隔の異常となるわけです。その抑制の程度によりさまざまな徐脈性不整脈が引き起こされ，それに伴う心電図波形が生じるのですが，ここでは紙幅の都合上，抑制の程度が見分けやすい不整脈を紹介します。

　①洞結節の過度の抑制（図6〜7）：図7に丸で囲んだように，本来P波が出る箇所にもかかわらず，洞結節の抑制によりP波が出現せず，それに続くQRS波，T波も出ていません。

9 この「徐脈」はジギタリス製剤によるものですか？

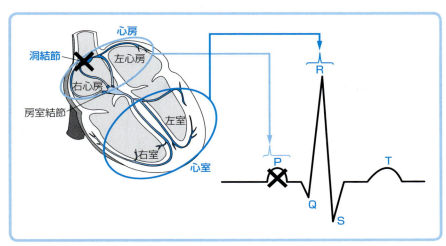

図6　心電図に反映される刺激伝導系

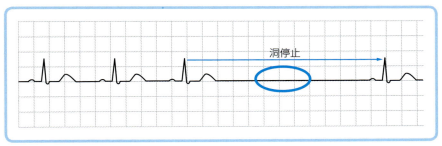

図7　洞停止の心電図波形

②房室結節の過度の抑制（図8～9）：図9に丸で囲んだように，本来ならP波に連動してQRS波が出る箇所にもかかわらず，房室結節の抑制によりQRS波が出現せず，それに続くT波も出ていません。

何となくイメージはできたでしょうか？　ちなみに図7と図9を比べると，何となく洞停止のほうが危険な心電図に思えますが，実はⅡ度房室ブロック（Mobitz Ⅱ型）のほうが危険な心電図です。理由はいろいろとありますが……興味がある方は調べてみてください。

ジギタリス製剤による徐脈の特徴

では，ようやくですが本題に戻ります。ジギタリス製剤の陰性変時作用

第2章　実践！3ステップで推論する副作用

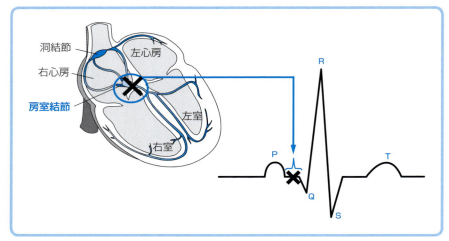

図8　房室結節とP-Q間隔

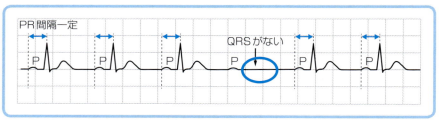

図9　Ⅱ度房室ブロック（Mobitz Ⅱ型）の心電図波形

は，主として房室結節抑制作用によるものなので，過度の抑制となった場合は房室ブロックが引き起こされる可能性が高くなります（ただし洞結節にまったく作用しないわけではなく，後述の表2に示したように洞不全を引き起こす可能性もあります）。さらに表1のうち，心拍数50回/分以下かつ，それに伴う症状が起こる状態となりうるのは，より重症度の高いⅡ度房室ブロック以降の不整脈です。こう書くと，「結局，心電図を解析しなければならないの？」と思われるかもしれません。確かに薬剤による徐脈を疑った際，本来は心電図解析が必須となります。しかし，冒頭の症例情報に示したように，12誘導心電図には解析結果が記載されています。この記載は100％正しいわけではなく注意が必要ですが，これを参考にしない手はありません。

　ひとまずここまでを整理すると，ジギタリス製剤による副作用である徐脈

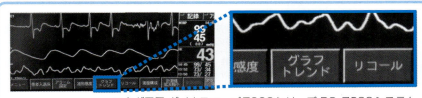

フクダ電子 ダイナスコープ7000シリーズ DS-7600システム

図10　グラフトレンド機能

は,「重症度の高い徐脈性不整脈が突如として発生する可能性が高い」ということになるかと思います。ここには薬剤による副作用である徐脈を疑うヒントが隠されていますが,皆さんお気づきになったでしょうか?

ジギタリス製剤などの心拍調整薬は心拍を下げる作用があるので,投与後は徐々に心拍数が低下していきます。それを期待して投与するのですから当然ですね。しかし,この理解だけでは,どのようなタイミングで徐脈性不整脈の副作用を疑ってよいかわからなくなりがちです。このときに有力な手がかりとなるのが,上のヒント,つまり「突如として」という情報です。

冒頭の「入院時からの心拍数推移」のグラフを見ると,第5病日に突如として心拍数が低下していることがわかります。さらに,モニター心電図が装着されている場合に活用していただきたいのがグラフトレンド機能です(図10)。これにより経時的な心拍数変化の詳細が確認できます。冒頭に示した第5病日のグラフトレンドを見ると,13:00以降に心拍数の急激な低下が記録されていますね。

さて,ジギタリス製剤による徐脈の多くはジギタリス中毒によって引き起こされます。ジギタリス中毒は,心毒性,消化器症状,中枢神経系症状の3つに大別されます(表2)[3]。本項では,薬剤性の徐脈を考えるという観点から心毒性に焦点を当てて解説しますが,消化器症状,中枢神経症状もジギタリス製剤による副作用を考慮していくうえで重要な要素です。

Step 2　被疑薬以外が原因である「もっともらしさ」を考える

もし,ジギタリス製剤以外の原因の徐脈だったらどうするの? を考えて

第2章　実践！３ステップで推論する副作用

表2　ジギタリス中毒の症状と徴候

心臓障害 （心毒性）	自動能亢進，遅延後脱分極による不整脈	心室期外収縮，促進接合部調律，単源性あるいは多源性の心室二段脈，心室頻拍，二方向性心室頻拍
	伝導遅延あるいは不応期延長による不整脈	心静止，洞房ブロック，Ⅰ度あるいはⅡ度（Wenckebach型）房室ブロック，高度房室ブロック（あるいは完全房室ブロック），WPW症候群の副伝導路を介した伝導亢進，ブロックを伴った多源性あるいは発作性心房頻拍，心室固有調律，房室解離
消化器症状	食欲不振，嘔気，嘔吐，下痢，腹痛，腸管虚血/梗塞	
中枢神経系	視覚障害（霧視，黄視），頭痛，脱力，（浮動性）めまい，無気力，錯乱，精神障害（不安，うつ，せん妄，幻覚）	
その他	女性化乳房，血小板減少，重度高カリウム血症	

〔日本循環器学会，他：2015年版 循環器薬の薬物血中濃度モニタリングに関するガイドライン．p22より〕

いきましょう。

あう・あわない推論

基本心拍数は維持されていたため，スポーツ心臓による徐脈は考えにくい！

　前述したように，徐脈であっても循環血流量が維持されていて，血圧などもまったく問題なく治療の必要がない，ただ基本心拍数が低いだけという場合もあります。代表的な例はスポーツ心臓です。マラソンなどの長距離走，自転車，クロスカントリースキーなど持久力を必要とするスポーツの持続的なトレーニングにより，心臓に心拡大など可逆性の構造的・機能的変化が起こるもので，1回拍出量が増加するため，35～50回/分といった低い心拍数でも通常の循環血流量が十分維持されます。そのため基本心拍数は低くなります。しかし今回の症例では，もともとの心拍数は70回/分とある程度維持されていますので異なります。

あう・あわない推論

心拍数が突如低下しているため，日内変動による徐脈は考えにくい！

　徐脈になる可能性としてよく散見されるのが，夜間の徐脈です。副交感神経系が優位となるため心拍数が自然に低下し，徐脈傾向となるわけです。日中は心拍数が平常にもかかわらず夜間徐脈となり，夜勤の看護師が徐脈を報

9 この「徐脈」はジギタリス製剤によるものですか？

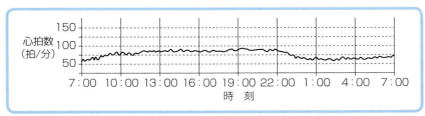

図11　一般的な心拍数グラフトレンド

告する例をしばしば見かけますが，これと薬剤性の徐脈はどのように見分けたらよいでしょうか？　ここで有益な情報となりうるのは，やはり心拍数の継時的記録とグラフトレンド機能です。

　図11のように，日内変動により徐脈傾向となる場合，緩やかに少しずつ徐脈傾向となっていくのが特徴です。また，日内変動単独の徐脈では，その多くが症状を伴いません。本症例では日々の経過から突如として徐脈が発症し，グラフトレンドでも突如心拍数の低下が記録されていることから，日内変動による可能性は低いと考えられます。

あう・あわない推論
検査値，既往歴，腎機能などを踏まえると，電解質異常による徐脈は考えにくい！

　徐脈を引き起こす原因として忘れてはいけないのは電解質異常です。最も代表的なのはK値異常による徐脈ですね。その他，頻度はあまり高くないものの，Ca値異常，Mg値異常でも生じる場合があります。

　本症例ではK値異常は認められていません。その他の電解質をみると，Ca値は8.3mg/dLとみかけ上は低いですが，アルブミン補正すると8.3＋4－2.8＝9.5mg/dLと正常値ですね（Ca値の補正式については第2章12，p.261を参照）。Mg値異常に関しては測定はされていませんが，腎機能低下症例であるものの，病院食かつ酸化マグネシウムなどのマグネシウム製剤の投与歴もないため可能性は低いと推測されます。

第2章 実践！3ステップで推論する副作用

Step 3 考えをまとめてアクションへ

これは避けたい!? 期待されないコミュニケーション例

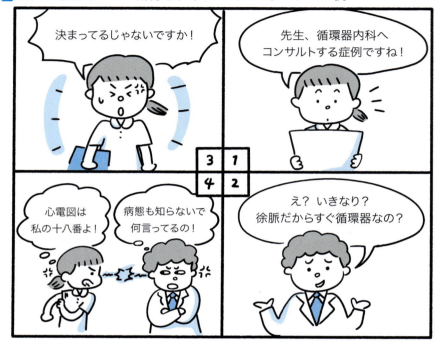

ひとまず徐脈で危険そうだから循環器内科へ丸投げという，主治医の意見を通り越した非常に失礼かつ無責任なアクションですね．まずは必要な情報提供をしようという努力が必要かと思います．もし心拍数50回/分程度で，徐脈による症状がまったくない症例だったら……目も当てられない状況に追い込まれるかもしれません．

> **その他，薬剤師と看護師の避けたいパターン**
> ①「先生，ジギタリスが原因です．中止してください！」
> ②「先生，ペースメーカー不良です！」
> ③「先生，ひとまずアトロピンですかね？」

①は，確かに非常にあやしい．あやしいのですが，まず大前提として，このようにいきなり断定するならば，そうである根拠を医師に提示しなければいけません．医師は可能性の高い疾患から疑って症例を考慮しているからで

9 この「徐脈」はジギタリス製剤によるものですか?

す。いきなり医師に断定する以上はそれなりの根拠があってしかるべきです。

②はやめましょう。薬剤師・看護師の範囲をちょっと超えています。さらに安易に機器のせいにするのはよくありません。

③のように，対症療法のみをいきなり提案するのは良くないですね。結果的に毒を以て毒を制すでしょうか？　そもそも最初の毒はいらないかも…とは考えなくてよいでしょうか？　見方によっては①よりも問題のあるアクションかもしれません。

症例の特徴をまとめる——不確かさもそのまま大切に

まずは患者さんの状態を的確に伝える必要がありますよね。日常診療では緊急性の判断が必要になるため，下のようなときは詳細な情報をとるよりすぐに医師に連絡しましょう。

- 一時的にでも意識が遠のいている
- 意識が消失した
- 突如として呼吸苦を訴え出した

薬剤性徐脈を疑う場合においては，それが薬効によって許容されるものなのか，予期せぬ不整脈まで起こっているかの判断が非常に難しいため，得られた情報に自分の判断や考えに沿うような手を加えることなく，不確かさもそのまま客観的に伝えるようにしましょう。本症例は入院時からやや徐脈傾向でモニター心電図管理されていたため，突然の徐脈性不整脈の発症にもかかわらず比較的早期に発見され，症状としては冷感程度で済みましたが，薬剤によって生じる徐脈性不整脈のなかには突如として発症し，重篤となり緊急対応を必要とするケースもあります。その際は上のような症状を引き起こす可能性があるので押さえておきましょう。

デキると思われるかも?? 聴取のポイント

1. 労作時の息切れはいままでにあったか？
2. 突如としてめまい，ふらつきを生じたことがあるか？
3. 薬を服用してから足がむくんだり体重が増えたりしたか？

第2章　実践！ 3ステップで推論する副作用

押さえておきたい医薬品による徐脈

　徐脈を引き起こす薬剤は，主作用として心拍抑制作用をもつ場合が大半なのでイメージが湧きやすいかと思います（表3）。しかしながら，どこまでが主作用でどこからを副作用としてとらえるかの判断は非常に難しくなります。そのため，何度も言うようですが，徐脈に伴う症状（失神，めまい，息切れ，易疲労感など）が認められるか否かが重要となります。主作用とは別に徐脈を生じる代表的な薬として，コリン作動薬により副交感神経優位になることにより徐脈が引き起こされますが，これもイメージしやすいと思われます。

どうアクションするべき？　書いた人はこう考える

　まず，徐脈が確認されたら，原因が何であるとしても医療従事者としてなすべきは，それに伴う症状があるかないかの確認です。次に，疑わしい薬剤があるのであれば，その機序から推測される徐脈パターンか否かを心電図結果にて確認し，さらに薬剤服用後に突如として発症した徐脈か否かを確認しておくことは，医師に薬剤の可能性を報告する際に非常に有益になるかと思われます。

　また，その他の因子との複合的な作用により徐脈性不整脈が重篤化するケースもあるので，薬剤師・看護師であればあくまで「薬剤因子の可能性について評価した」という謙虚な姿勢で医師へ報告したほうがよいかと思います。

表3　徐脈の原因となる主な薬剤

コリン作動薬	ベタネコール塩化物，ジスチグミン臭化物，ドネペジル，ガランタミン，リバスチグミンなど
強心配糖体	ジゴキシン，メチルジゴキシン，ジギトキシンなど
抗不整脈薬	ジソピラミド，シベンゾリン，プロカインアミド，アプリンジン，メキシレチン，プロパフェノン，フレカイニド，ピルシカイニド，アミオダロン，ソタロールなど
β遮断薬	カルベジロール，ビソプロロールなど
Ca拮抗薬 （非ジヒドロピリジン系）	ベラパミル，ジルチアゼム，ベプリジルなど

9 この「徐脈」はジギタリス製剤によるものですか？

実際はこうなりました！

本日発症した徐脈は突如として起こっていること，その波形はモニター心電図と12誘導心電図からⅡ度房室ブロック（MobitzⅡ型）の徐脈性不整脈が示唆されることを医師に伝えました．薬剤の可能性については，クレアチニン値が2.73mg/dLと腎機能低下にもかかわらずメチルジゴキシン0.1mg/日と高用量で投与されており，ジゴキシンの作用である房室結節の伝導抑制作用が過度となったためと推測しても矛盾はないことを伝えました．そこで循環器内科へ対診となり，ジゴキシンのTDM，心エコー計測，メチルジゴキシン中止指示となりました．翌日判明したTDMの結果は3.6ng/mLと高値であり，心エコー結果を踏まえ，以降も再開することなく中止指示となりました．

医師からのKey Message
一瀬 正志

ジギタリスは，和名がキツネノテブクロ（狐の手袋）という草花から発見された薬です．花の形が指のような形をしており，ラテン語で「ゆび」を表すdigitusに由来するといわれています．直腸診のことを医療用語でジギタールというのも，直腸指診（digital examination）からきており，語源は同じですね．

草花のジギタリスは強心利尿作用のある薬草として，古くは紀元前数世紀にインドで使用されており，「魔女の秘薬」の一つともいわれていたそうです．この薬草の使用により重い水腫がある患者の症状が改善することを，その当時から経験的に知っていたのでしょう．驚くことにジギタリスは1785年に臨床応用が報告されています．日本史で習ったことのあるシーボルトの持ち込んだ薬のなかに「十八道薬剤－利尿剤－志幾答亜利斯（ジギタリス）」として記述があります．

ジギタリスは現代の医学でも心不全の治療薬，頻拍の治療薬として古くから使用されています．心不全の治療薬として用いる場合は心収縮力を増強させる陽性の変力作用を，上室性頻脈の治療として用いる場合は迷走神経の感受性を亢進させ，房室伝導を抑制して徐脈を生じる陰性の変時作用を利用しています．

第2章　実践！３ステップで推論する副作用

　ジギタリスの有効性に関しては，ジギタリス投与中の心不全患者で，その投与中止により心不全症状が有意に悪化することが報告されました（PROVED試験；1993年，RADIANCE試験；1993年）。しかしDIG試験（1997年）では，左室駆出率が45％以下の慢性心不全患者に対してジギタリスが予後に及ぼす影響を検討しましたが，ジギタリス群では入院あるいは心不全増悪による死亡は有意に減少するが，生存率はプラセボ群と変わらないという結果が出ており，予後を良くできる薬剤と思って使用していた医師に少なからずインパクトを与えました。ジギタリスは，入院は減らし症状を改善するが，心不全患者の予後については上手に使用しないと改善しない薬ということになります。

　ジギタリス中毒は，血中ジギタリス濃度の上昇により起こります。誘因としては低K血症，低Mg血症，高Ca血症，腎不全などがあげられ，前述されている多彩な症状を認めます。このジギタリス中毒に関連する歴史上の人物として，画家ゴッホがあげられます。ジギタリスは19世紀末の欧州では，てんかん治療薬として大量に使用されており，ゴッホも統合失調症，てんかんの持病がありジギタリスの大量投与を受けていたといわれています。それによってジギタリス中毒の症状である黄視が出現し，ゴッホの絵に黄色が多いといわれていますが，真偽のほどは不明です。

　このように，ジギタリスという薬は歴史の長い薬です。そのため昔から多くの患者が内服を継続している現状があります。しかしよく考えてみましょう。10年前，20年前に処方された薬を，盲目的に継続していて大丈夫でしょうか？　歳もとるし体重も変化するでしょう。当然，病状自体も変化しているでしょうし，年齢とともに腎機能も徐々に悪くなります。それぞれの患者にあった薬の量，種類があって当然です。読者の多くが薬剤師でしょうから，服薬理由がよくわからない内服に出会ったことも多いと思います。次にそのような患者に出会った場合は，一歩踏み込んで，医師や看護師と一緒に，薬歴，病歴，採血データ，レントゲンなどを確認してみてはいかがでしょう。個々の患者のためになる提案が，いままでと違った形でできるようになるかもしれませんよ。

9 この「徐脈」はジギタリス製剤によるものですか？

【引用文献】
1) 日本循環器学会，他：不整脈薬物治療に関するガイドライン（2009年改訂版）
2) 大野能之：副作用について理解しよう．日本病院薬剤師会雑誌，50：1114-1116，2014
3) 日本循環器学会，他：2015年版 循環器薬の薬物血中濃度モニタリングに関するガイドライン

【参考文献】
- 小林義典，他・編：不整脈診療レジデントマニュアル．医学書院，2012
- 日本医師会：医療従事者のための医療安全対策マニュアル．日本医師会，2007
- 黒川　清：水・電解質と酸塩基平衡；step by stepで考える．南江堂，2004
- 柴垣有吾：より理解を深める！ 体液電解質異常と輸液．中外医学社，2007

第2章 実践！3ステップで推論する副作用

Case 10
この「過敏症状」はパクリタキセルによるアナフィラキシーショックですか？

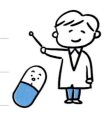

このケースを読み終わった後は

- パクリタキセルの過敏症状の特徴を説明できるようになる。
- アナフィラキシーを疑ったとき，そのもっともらしさを言えるようなる。
- 薬で過敏症状を起こしたという訴えを聴いたとき，その薬を再投与できるのか考えたくなって調べてしまう。

今回の一例

71歳男性。パクリタキセル（タキソール®；PTX）の初回投与時に掻痒感，吐き気，嘔吐，喘鳴が出現し，血圧と血中酸素飽和度（SpO$_2$）の低下も認めたため，点滴が中止された。患者は1年前に舌がん，両側頸部リンパ節転移でStage Ⅳと診断され，化学放射線療法，さらにシスプラチン（ブリプラチン®；CDDP），フルオロウラシル（5-FU），セツキシマブ（アービタックス®；Cmab）の併用療法（PF＋Cmab療法）が施行された。腫瘍は縮小し，外来にてCmab単剤による維持療法が続けられていたが，局所およびリンパ節ともに再増大を来たしたため，この日からPTXへ変更となっていた。

投薬内容は以下のとおり

①ジフェンヒドラミン錠（レスタミンコーワ）10mg　1回5錠　点滴開始前に服用
②デキサメタゾンリン酸エステルナトリウム注（デカドロン®）6.6mg＋ファモチジン注（ガスター®）20mg＋生理食塩液100mL　点滴静注　30分間
③パクリタキセル注（タキソール®）100mg/m^2＋生理食塩液250mL 点滴静注 60分間

他の服用薬は以下のとおり

ミノサイクリン錠（ミノマイシン®）50mg　1回2錠　1日1回　朝食後
　　　　　　　　　　　　　　　　　　　　　　（Cmabによるざ瘡様皮疹に対して）
レバミピド錠（ムコスタ®）100mg　　　　　1回1錠　1日3回　毎食後

■患者には気管支喘息の既往があったが，ここ数年喘息発作はなく，喘息の治療

10 この「過敏症状」はパクリタキセルによるアナフィラキシーショックですか？

薬も使用していなかった。

■ 点滴開始前の患者の体調は普段どおりであった。前投薬である①，②は問題なく投与された。

■ PTXを開始して5分経過したところで，患者が背中の掻痒感を訴えた。看護師が目視で背中を確認したが皮膚の変化は認めなかった。ほどなくして吐き気を訴え，嘔吐がみられた。喘鳴も出現したため，看護師は点滴を止めて生理食塩液に切り替え，担当医をコールした。バイタルサインは体温35.9℃，血圧80/40mmHg，脈拍116回/分，SpO2 94%，意識は清明であった。

■ 5分後に担当医が駆けつけたとき，橈骨動脈は触知できず，SpO2は80%台に低下していて，意識はあるがぐったりとした様子であった。酸素吸入と，ヒドロコルチゾンリン酸エステルナトリウム注（水溶性ハイドロコートン）100mgおよびメトクロプラミド注（プリンペラン®）10mgの静脈内投与が医師から指示された。

■ 30分後，バイタルサインは体温35.3℃，血圧112/67mmHg，脈拍95回/分，SpO2 95%であった。悪寒の訴えがあり，電気毛布とホットパックで加温した。

■ その後2時間程度安静にして経過観察し，バイタルサインは体温36.8℃，血圧99/57mmHg，脈拍100回/分，SpO2 97%，気分不快が持続していたため経過観察のために入院となった。

■ 幸い症状は軽快し，翌日に退院となった。担当医からは「PTXによる一過性のショックと思われます。来週もう一度PTXを点滴してみましょう」と患者に説明されていた。

Step 1 被疑薬が原因である「もっともらしさ」を考える

PTXは過敏症状を起こしやすい抗がん薬として知られています。タキソール®注射液の使用ガイドには過敏症状に関して，Ⅰ型過敏症と類似の症状を認め，重篤な症状としてショック・呼吸困難・胸痛・血圧低下・気管支痙攣など，その他の症状として浮腫・蕁麻疹・発疹・紅潮・発熱・発汗・腹痛などがあり，そのほとんどは投与開始から10分以内に発現すると記載されています[1]。本症例の患者は投与開始から5分で掻痒感をはじめとした症状が発現し，発現時期と症状から，PTXによる過敏症状がもっともらしいと考えられます。

CoombsとGellによるアレルギーの分類では，Ⅰ型は即時型過敏反応とさ

第2章　実践！ 3ステップで推論する副作用

れ，皮膚に起こる蕁麻疹が典型ですが，重篤なものとしてはアナフィラキシーが知られています。アナフィラキシーは「複数臓器に全身性にアレルギー症状が惹起されて生命に危機を与える過敏反応」と定義され，アナフィラキシーに血圧低下や意識障害を伴う場合がアナフィラキシーショックとされます[2]。この患者は，皮膚症状として背部の掻痒感，消化器症状として悪心・嘔吐，呼吸器症状として喘鳴とSpO_2の低下，循環器症状として血圧低下と頻脈というように，全身性に症状が出現していました。さらに，一時は橈骨動脈が触知できなかったことから収縮期血圧は80mmHg以下にまで高度に低下していたと推測され，アナフィラキシーショックであったと考えられます。

　なお，PTXの投与時には，重篤な過敏症状の予防のため前投薬が必須とされています。前投薬を施行した症例においても死亡例が報告されており，重篤な過敏症状が発現した場合は投与をただちに中止し，適切な処置を行うこととされています[1]。本症例も前投薬が実施されていましたが過敏症状が発現しており，大事に至らなかったのが不幸中の幸いでした。

副作用の基礎知識——アナフィラキシーってよく聞くけど…

> PTX投与開始後まもなく出現した全身性の過敏症状＝アナフィラキシー

と短絡的に疑うのも，悪くないかもしれません。アナフィラキシーは生命に関わる重篤な病態です。投与中止や再投与の可否を考えるうえで，アナフィラキシーと判断できるかが一つの鍵になると思います。ここで知識を一度整理します。

（1）アナフィラキシーの発症機序

　アナフィラキシーは抗原への曝露から数分以内（通常5〜30分以内）に発現します。症状としては，掻痒感，蕁麻疹，血管性浮腫，全身の紅潮などの皮膚症状が初めにみられることが多く，アナフィラキシーの90％に皮膚症状が伴うと報告されています。皮膚症状が認められない場合もありますが，その場合はしばしば重症化する傾向があるといわれます。皮膚症状に続き，腹痛，悪心，嘔吐，下痢などの消化器症状がしばしばみられます（発現率：25〜30％）。呼吸器症状（発現率：40〜60％）としては鼻閉塞，くしゃみ，

226

嗄声，咽喉頭の掻痒感，胸部の絞扼感などが比較的早期からみられ，進行すると咳嗽，呼吸困難，喘鳴などがみられます。動悸，頻脈などの循環器症状や，不安，恐怖感，視覚障害，発汗，めまい，震え，気分不快などがみられることもあります。さらにショックへ進展すれば，血圧の低下，意識の混濁を呈する場合もあります[3]。

アナフィラキシーはⅠ型（即時型）のアレルギー反応と理解されています。アレルギーの原因となる抗原が体内に侵入すると，生体において抗原に対するIgE抗体が作られ，これが主に臓器に存在するマスト（肥満）細胞や，血流中にも存在する好塩基球の表面上の高親和性IgE受容体に結合し「感作」とよばれる状態になります。その後，生体が同一の抗原に再度曝露すると，その抗原がマスト細胞や好塩基球上のIgE抗体と抗原抗体反応を起こすことで，これらの細胞からヒスタミン，トリプターゼ，ブラジキニン，システニルロイコトリエンなどの各種サイトカインが放出されます[3]。血管性浮腫および蕁麻疹の症状はヒスタミンの放出によるものと考えられ，システニルロイコトリエンは細気管支の収縮に関与していると考えられています[4]。これが代表的なアナフィラキシーの発症機序ですが，この他にも臨床的にアナフィラキシーを発症させる機序が存在していると考えられています。

(2) PTXとアナフィラキシーの関連性

医薬品のなかには初回投与時からアナフィラキシーを生じる薬剤があることが知られています。特に抗がん薬に多く，なかでもPTXで高頻度に報告されています。原因物質としては，PTXと溶解補助剤であるポリオキシエチレンヒマシ油のいずれか，あるいはその両方が考えられています。ポリオキシエチレンヒマシ油にはヒスタミン遊離作用があり，これを含有するシクロスポリン注射液など他の薬剤でも過敏症状が報告されています。ちなみにPTXによる重篤な過敏症状の発現頻度は，国内第2相試験で1%，国外第2相試験では1.3%と報告されています[1]。

アナフィラキシーの診断には，原因物質への曝露から数分以内に前述の症状や徴候が出現したという病歴が非常に重要になります。日本アレルギー学会による「アナフィラキシーガイドライン」[2]では診断基準が表1のように示されています。

本症例の患者はPTXの初回投与でした。投与開始から5分で皮膚症状（背

第2章　実践！３ステップで推論する副作用

表1　アナフィラキシーの診断基準

以下の３項目のうちいずれかに該当すればアナフィラキシーと診断する。

1. 皮膚症状（全身の発疹，掻痒または紅潮），または粘膜症状（口唇・舌・口蓋垂の腫脹など）のいずれかが存在し，急速に（数分～数時間以内）発現する症状で，かつ下記a，bの少なくとも1つを伴う
   a. 呼吸器症状（呼吸困難，気道狭窄，喘鳴，低酸素血症）
   b. 循環器症状（血圧低下，意識障害）

2. 一般的にアレルゲンとなりうるものへの曝露の後，急速に（数分～数時間以内）発現する以下の症状のうち，2つ以上を伴う
   a. 皮膚・粘膜症状（全身の発疹，掻痒，紅潮，浮腫）
   b. 呼吸器症状（呼吸困難，気道狭窄，喘鳴，低酸素血症）
   c. 循環器症状（血圧低下，意識障害）
   d. 持続する消化器症状（腹部疝痛，嘔吐）

3. 当該患者におけるアレルゲンへの曝露後の急速な（数分～数時間以内）血圧低下
   収縮期血圧低下の定義：平常時血圧の70％未満または下記

生後1カ月～11カ月	＜70mmHg
1～10歳	＜70mmHg＋（2×年齢）
11歳～成人	＜90mmHg

〔日本アレルギー学会 Anaphylaxis 対策特別委員会・編：アナフィラキシーガイドライン．日本アレルギー学会，p1，2014より〕

部の掻痒感）から始まり，消化器症状（悪心，嘔吐），呼吸器症状（喘鳴，SpO_2低下），循環器症状（頻脈，血圧低下）を認めています。原因物質と推定されるPTXの曝露から症状発現までの時間的関連性はアナフィラキシーを疑う病歴として合致していますし，発現した症状も上記の診断基準にあてはまっていました。一方で，アナフィラキシー発症時の第一選択薬であるアドレナリンが用いられておらず，それでも回復したという事実がありました。本症例で使用されたヒドロコルチゾンなどの副腎皮質ステロイドは作用発現に時間を要するため発症初期の救命効果はないとされ，遷延性または二相性アナフィラキシーの予防に用いられます[2]。また，本症例のように気管支喘息の既往がある患者では，呼吸器症状がみられた場合はアドレナリンとともに副腎皮質ステロイドを投与することが推奨されています[3]。

Step 2 被疑薬以外が原因である「もっともらしさ」を考える

もしPTX以外が原因の症状だったらどうか？　を考えていきましょう。

10　この「過敏症状」はパクリタキセルによるアナフィラキシーショックですか？

あう・あわない推論

皮膚・消化器症状もあることから，典型的な喘息発作とはあわない！

　本症例の患者は既往に気管支喘息がありました。喘息発作という可能性はどうでしょうか？　喘息発作はアナフィラキシーと同様に喘鳴や咳嗽，呼吸困難を生じえます。しかし掻痒感，蕁麻疹，血管浮腫などの皮膚症状や，悪心，腹痛などの消化器症状を喘息発作と同時に起こすことはほとんどありません。

　また，アナフィラキシーとの鑑別が特に重要とされる喘息にアスピリン喘息があります。アスピリンや非選択的NSAIDsの曝露後まもなく（通常30分以内に）起こる鼻炎，血管浮腫，蕁麻疹および気管支収縮などの症状は，喘息や鼻ポリープ，慢性蕁麻疹の既往がある患者に発症することが多いとされ，喘息を有する成人患者の約10%，鼻ポリープを有する患者の約40%にアスピリンやNSAIDsに対する過敏性があると報告されています[5]（NSAIDsによる喘息については本章Case 16を参照）。アスピリン喘息もまた，通常のIgEを介した即時型過敏反応とは異なる機序で起こるとされ，感作は必要なく，アスピリンまたはNSAIDsへの最初の曝露後から発現します。アスピリン過敏には呼吸困難を呈する喘息症状のほかに皮膚症状を主とするタイプがありますが，喘息と皮膚症状とを同時に生じることはまれとされ，また不整脈や血圧低下などの循環器症状は，発作による低酸素血症が著明でなければ通常生じないとされています[3]。この患者は気管支喘息の既往はあったもののNSAIDsは使用していませんでした。

あう・あわない推論

掻痒感，喘鳴，血圧低下があることから，典型的な不安・パニック発作，過喚起症候群とはあわない！

　心因性の症状はどうでしょうか。病気が徐々に進行していることや初めての抗がん薬を投与することなどから，不安やパニック発作，過喚気症候群を生じた可能性も考えられます。これらの症状としては，切迫した破滅感，息切れ，皮膚紅潮，頻脈，消化器症状などを生じる可能性があります。しかし，蕁麻疹や血管浮腫など皮膚症状を起こすことはなく，喘鳴は通常聴取されませんし，血圧低下も生じません。

第2章　実践！3ステップで推論する副作用

> **あう・あわない推論**
> 病院内で抗がん薬点滴中という状況から，食物や昆虫の毒などが原因とは考えにくい！

　アナフィラキシーの原因となる物質はもちろん医薬品だけではありません。小麦，甲殻類，果物，大豆，ピーナッツ，ナッツ類，ソバ，魚などの食物や，ハチやアリなど刺咬昆虫の毒などが原因となることも多いです。しかし病院内で抗がん薬の点滴中という状況を考えると，原因物質は医薬品と考えるほうが自然です。

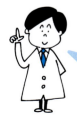

自分で思いつくその他の過敏症状に似た病態についても，このように患者情報と照らし合わせて考えてみましょう!!

10 この「過敏症状」はパクリタキセルによるアナフィラキシーショックですか？

考えをまとめてアクションへ

パクリタキセルのアナフィラキシーショックと考えられた今回の症例ですが，医師からはパクリタキセルを再投与してみようと患者に説明されています。それを知ったとき，あなたならどのように考えて行動しますか？

これは避けたい!?　期待されないコミュニケーション例

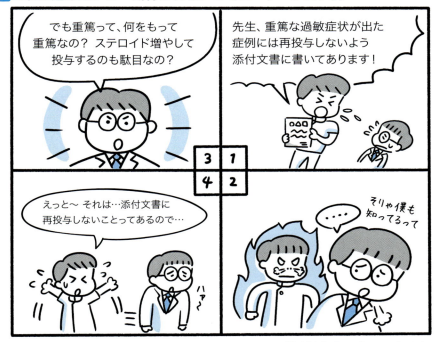

確かに添付文書に記載されてはいます。しかし，「添付文書に書いてあるから」だけでよいでしょうか？　何をもって重篤と判断したのでしょうか？添付文書はもちろん大切ですが，自分の考えもきちんと伝えられるようにすることが大切ですよね。

> **その他，薬剤師と看護師の避けたいパターン**
> ①「先生，PTXのアナフィラキシーショックです。再投与しないでください！」
> ②「先生，とりあえずステロイド増量しましょう！」

第2章　実践！ 3ステップで推論する副作用

①は一見正しそうに思えますが，断定的な言い方はカンにさわるかもしれませんね。医師も同じようにアナフィラキシーショックと考えているかもしれませんし，それでも再投与したい理由があるのかもしれません。舌がんなどの頭頸部領域はそもそも抗がん薬治療の選択肢が少ない領域です。PTXが使用できない場合の代替薬や治療方針を一緒に考えることも必要ですよね。

②のように安易な対処法の提示も良くないですね。ステロイドを増量する，点滴速度をゆっくりにする，PTXを減量するなど，このような対処法で重篤な過敏症状の再発を防ぐことができるのでしょうか。よく調べてから提案するようにしましょう。

症例の特徴をまとめる──不確かさもそのまま大切に

PTXの初回投与時に過敏症状を発症し，症状出現中に担当医が駆けつけPTXが原因の「一過性のショック」と診断しています。そして患者さんにはPTXを再投与することが提案されていました。はたしてPTXを再投与してよいのでしょうか？　ここでは再投与について検討していきます。

PTXなどタキサン系の抗がん薬では，初回の曝露時に発症した過敏症状が，有害事象共通用語規準（CTCAE）v3.0の「過敏症」の軽症～中等症（Grade 1～2）に相当する場合，点滴速度をゆっくりにしたり前投薬を強化したりすることで再投与が可能であったことが報告されていますが，重症（Grade 3～4）の過敏症状を発現した症例では再投与は行わず，その治療を中止することが推奨されています[6)-8)]。つまり再投与を検討するためには，過敏症状の重症度を適切に判定する必要があります。「アナフィラキシーガイドライン」[2)]の重症度評価（表2）によれば，本症例の患者は呼吸器症状（$SpO_2 \leq 92\%$），循環器症状（血圧低下），神経症状（ぐったり）でグレード3（重症）にあてはまり，重症のアナフィラキシーと考えることができます。アナフィラキシーはCTCAE v3.0でもGrade 4に相当するため，一般的に再投与は望ましくありません（注：現在，CTCAEはv4.0が広く使用されています。v3.0と異なりアナフィラキシーは過敏症とは独立した項目となっていますが，アナフィラキシーと診断された時点でGrade 3または4とされており，重症にあたることに違いはありません）。

また，再投与を考えるためのもう一つのポイントとして，その薬剤を使用

10　この「過敏症状」はパクリタキセルによるアナフィラキシーショックですか？

表2　臨床所見によるアナフィラキシーの重症度分類

		グレード1（軽症）	グレード2（中等症）	グレード3（重症）
皮膚・粘膜症状	紅斑・蕁麻疹・膨疹	部分的	全身性	←
	掻痒	軽い掻痒（自制内）	強い掻痒（自制外）	←
	口唇，眼瞼腫脹	部分的	顔全体の腫れ	←
消化器症状	口腔内，咽頭違和感	口，喉の痒み，違和感	咽頭痛	←
	腹痛	弱い腹痛	強い腹痛（自制内）	持続する強い腹痛（自制外）
	嘔吐・下痢	嘔気，単回の嘔吐・下痢	複数回の嘔吐・下痢	繰り返す嘔吐・便失禁
呼吸器症状	咳嗽，鼻汁，鼻閉，くしゃみ	間欠的な咳嗽，鼻汁，鼻閉，くしゃみ	断続的な咳嗽	持続する強い咳き込み，犬吠様咳嗽
	喘鳴，呼吸困難	―	聴診上の喘鳴，軽い息苦しさ	明らかな喘鳴，呼吸困難，チアノーゼ，呼吸停止，SpO$_2$≦92％，締めつけられる感覚，嗄声，嚥下困難
循環器症状	脈拍，血圧	―	頻脈（＋15回/分），血圧軽度低下，蒼白	不整脈，血圧低下，重度徐脈，心停止
神経症状	意識障害	元気がない	眠気，軽度頭痛，恐怖感	ぐったり，不穏，失禁，意識消失

血圧低下：1歳未満＜70mmHg，1〜10歳＜［70mmHg＋（2×年齢）］，
　　　　　11歳〜成人＜90mmHg
血圧軽度低下：1歳未満＜80mmHg，1〜10歳＜［80mmHg＋（2×年齢）］，
　　　　　　　11歳〜成人＜100mmHg
- グレード1（軽症）の症状が複数あるのみではアナフィラキシーとは判断しない。
- グレード3（重症）の症状を含む複数臓器の症状，グレード2以上の症状が複数ある場合はアナフィラキシーと診断する。
- 重症度（グレード）判定は，最も高い器官症状によって行う。

〔日本アレルギー学会 Anaphylaxis対策特別委員会・編：アナフィラキシーガイドライン．
日本アレルギー学会，p12，2014より〕

するうえでの臨床的有用性を検討することがあげられます。再投与によって重篤な過敏症状を再発する危険性がありながら，それでもその薬剤を投与するメリットがあるのか？　ということを検討しなければいけません。それにはまず，治療の目的をしっかりととらえましょう。抗がん薬治療の場合には，治癒を目的としているのか，それとも延命や症状緩和を目的としている

第2章　実践！3ステップで推論する副作用

のかによって，治療の重みづけが大きく異なります。また，一口に延命や症状緩和といっても患者一人ひとり病気の進行度合いは異なり，年単位の予後が望めるのか，はたまた月単位なのか，それによっても選択は変わってきます。さらには，がん種によっても異なります。例えば乳がんのように抗がん薬の選択肢が比較的多ければ，再投与の危険を冒さず代替薬を考慮しやすいですが，抗がん薬の選択肢が少ないがん種では，その抗がん薬のみが唯一残された治療ということもあります。

　この患者さんは舌がん，両側頸部リンパ節転移のStage IVで，延命・症状緩和目的の治療でした。PF＋Cmab療法と化学放射線療法を行った後に再増大を来しています。現時点ではすぐに生命に関わるというわけではありませんが，予後はとても厳しい状況です。頭頸部領域は抗がん薬治療の選択肢が少なく，標準的な一次治療とされているPF＋Cmab療法の後の二次治療以降は，有効とされる治療はありません[9]。行う場合は，PTX，ドセタキセル（DTX），テガフール・ギメラシル・オテラシルカリウム配合剤（S-1）などから選ばれているのが現状です。この患者さんはまだS-1は使用していませんでした。なお，当時はニボルマブは未承認でした。

デキると思われるかも？？　再投与の検討のポイント

1. 過敏症状の重症度は？　アナフィラキシーなのか？
2. 治療の目的は？
3. 代替可能な薬剤はあるのか？
4. 現在の患者の状態は？　予後は？

押さえておきたい医薬品によるアナフィラキシー

　医薬品でアナフィラキシーの報告が多いものとして，抗菌薬，造影剤，血液製剤，抗がん薬などがあります。抗菌薬ではβ-ラクタム系（ペニシリン系，セフェム系，カルバペネム系）が最多で，ニューキノロン系でも報告されています[2]。抗菌薬による即時型の過敏症状は，通常，IgEが関与していると考えられています。造影剤によるアナフィラキシーでは，IgEが関与するものとしないものの双方が存在します。気管支喘息は造影剤によるアナフィラキシーの重症化因子とされていて，既往がある患者では特に必要な場合のみ慎重に投与するのが原則となっています[2]。抗がん薬では，PTXのよ

うなタキサン系以外で報告が多いものに，プラチナ製剤（オキサリプラチン，カルボプラチン）があげられます。プラチナ製剤はIgEが関与していると考えられ，数回使用後にアナフィラキシーが発症することが知られており，感作によるものと考えられています[8]。

　ちなみに，Cmabやリツキシマブなどのモノクローナル抗体の点滴時に発症する過敏症状様の反応はinfusion reaction（注入反応）とよばれ，通常の医薬品の過敏症状とは区別されています（infusion reactionについては本章Case 3を参照）。詳細な発症機序はわかっていませんが，注入に伴うサイトカインの放出が関連していると考えられています[8]。過敏症状と注入反応は機序が異なりますが，発現する症状は蕁麻疹，悪心・嘔吐，咳嗽，呼吸困難，血圧低下，頻脈など双方で類似しています。

どうアクションするべき？　書いた人はこう考える

　すでに患者さんは退院した後で，担当医はPTXの再投与を1週間後に予定していました。しかし，アナフィラキシーショックと考えられる重篤な過敏症状を起こしたにもかかわらず再投与を行うことは，この患者さんには利益よりも危険性のほうが高いと考えました。ただ，アナフィラキシーショックであったのかどうかを判断するのは医師であり，過敏症状を目の前で治療していた担当医はそのように考えていないかもしれません。事実としてアドレナリンを使用しなかったということもあります。ですので，ただ自分の考えを押し付けようとするのではなく，担当医の考えを聴き，協議するというスタンスで相談しに行きました。

実際はこうなりました！

　相談に行くと，実は担当医も再投与についてまだ迷っている様子でした。薬剤師からは，今回の過敏症状について，皮膚症状，呼吸器症状，消化器症状があり血圧低下もみられたことからアナフィラキシーショックと考えられること，そしてアナフィラキシーショックであれば，延命と症状緩和が目的の治療にもかかわらず生命に危険が生じる可能性があるのはリスクが高く，ほかに有効な代替薬はない状況ではあるが再投与はしないほうがよいと考えていることを話すと，担当医も同感してくれました。今回の過敏症状はアナフィラキシーショックと担当医も考えていたそうです。しかし，ほかに有効な代替薬がない

ことから再投与を選択したということでした。
　協議の結果，PTXを無理して再投与したとしてもアナフィラキシーショックの再発の危険性を上回るメリットは見込めないという結論になり，使用歴のないS-1へ変更して治療を再開することになりました。

医師からのKey Message
佐野　次夫，久保寺　翔

　頭頸部がん治療は外科的切除が基本とされてきましたが，今日，形態機能温存を尊重し手術療法のみならず，放射線治療と化学療法を併用したいわゆる集学的治療が主体となってきており，臨床ではさまざまな方法がトライアルされています。頭頸部がんで使用される化学療法薬はCDDPが中心でした。数十年ぶりに生命予後を改善した分子標的薬である抗EGFR抗体のCmabが2012年に頭頸部領域に適応とされてからは，頭頸部がんの治療は劇的に変化しました。2017年には抗PD-1抗体であるニボルマブが保険承認となり，臨床における化学療法の使用方法はドラスティックに変化していくと期待されています。

　頭頸部がんで用いる標準的治療薬としては，プラチナ製剤のCDDP，タキサン系薬剤のDTX，PTX，フッ化ピリミジン系薬剤の5-FU，内服薬ではS-1などが従来から使用されており，近年ではCmabやニボルマブが保険承認され，日本臨床腫瘍学会などの各学会では各薬剤の使用法に対する基準を定め，併用療法や単剤使用に対する推奨度が定められています。現在でも本症例のような再発・転移頭頸部がんは治療抵抗性があり，生命予後は厳しいとされています。一次治療としてのPF（CDDP＋5-FU）＋Cmab療法は推奨度の高いレジメンとされていますが，セカンドライン以降の薬物療法は確立していません。

　本症例ではPF＋Cmab療法を3クール行った後，Cmabをweeklyで投与していましたが，PD（progressive disease）の診断となり，PTXをweeklyで投与することとしました。PTXは重篤な過敏症状（発現頻度1％）が，比較的発現頻度の高い重大な副作用とされており，初回の投与開始後30分以

10 この「過敏症状」はパクリタキセルによるアナフィラキシーショックですか？

内に発現することが多いと報告されています。当院での化学療法は化学療法センターで行い，いかなる副作用が起こっても迅速に対応できる体制をとっています。PTX初回投与の際には，投与開始30分間は厳重な経過観察を行うようにしています。本症例では問診でアルコール過敏症があることを確認したため十分な注意をしていましたが，投与開始5分程度でアナフィラキシー様症状が出現しました。原因としてPTXの溶剤であるポリオキシエチレンヒマシ油やエタノールによる過敏症を真っ先に考えました。意識レベルはJCS I-1，体温35.9℃，血圧80/40mmHg，脈拍116回/分，SpO$_2$ 80%台（room air）という状況でした。即時に酸素吸入，ベッドサイドモニターの装着，救急カートの配備，遷延性の反応予防のためのヒドロコルチゾン100mg，嘔吐による気道閉塞予防を目的としてメトクロプロラミド10mgの静脈内投与を行いました。アドレナリンは常に投与できる状態とし，意識レベルがII桁以上に低下した際は投与することとしていました。本症例は病態の改善が図れましたが，「アナフィラキシーガイドライン」[2]では呼吸器症状の発現時点でアナフィラキシーショックと診断し，第一選択薬であるアドレナリン投与が必要であったと振り返ることができました。

　また，腫瘍の浸潤傾向が著しかったことからPTXの継続投与が妥当と判断しました。しかしながら，過敏症の原因物質が確実に断定できないこと，過敏症予防のための前投薬および投与速度調整に明確な基準がないことから，PTX投与継続はアナフィラキシーの危険があると判断し，患者背景を考慮してS-1を投与することとしました。レジメンの変更にあたっては化学療法室薬剤師，認定看護師との協議を行い判断しました。

　抗がん薬治療中の患者は免疫力や生体の予備能が低下しているため，常に急変のリスクを考慮した準備が必要となります。具体的には，対応マニュアル作成とそれに沿った的確な対応，救急カート（救急用医薬品，心肺蘇生器具など）の準備，また化学療法に関わるすべてのスタッフ間での患者情報の共有を行うことが安全・安心な治療につながると考えます。

【引用文献】
1) ブリストル・マイヤーズ・スクイブ株式会社：タキソール注射液，使用ガイド（2016年6月）

第2章　実践！3ステップで推論する副作用

2) 日本アレルギー学会 Anaphylaxis対策特別委員会・編：アナフィラキシーガイドライン．日本アレルギー学会，2014
3) 厚生労働省：重篤副作用疾患別対応マニュアル；アナフィラキシー．2008
4) ハリソン内科学 第3版（福井次矢，他・監）．メディカル・サイエンス・インターナショナル，2009
5) Stevenson DD, et al：Clinical and pathologic perspectives on aspirin sensitivity and asthma. J Allergy Clin Immunol, 118：773-786, 2006
6) Markman M, et al：Paclitaxel-associated hypersensitivity reactions：experience of the gynecologic oncology program of the Cleveland Clinic Cancer Center. J Clin Oncol, 18：102-105, 2000
7) Peereboom DM, et al：Successful re-treatment with taxol after major hypersensitivity reactions. J Clin Oncol, 11：885-890, 1993
8) Lenz HJ：Management and preparedness for infusion and hypersensitivity reactions. Oncologist, 12：601-609, 2007
9) 日本臨床腫瘍学会・編：頭頸部がん薬物療法ガイダンス．金原出版，2015

Memo

Column　副作用に関して，こんなときは薬剤師を頼ってみよう

　医薬品情報管理（DI）室の担当となったばかりの私に，医師からこんな問い合わせが多くきました。それは，

「この症状は〇〇〇と△△△のどっちが原因の副作用ですか？」

「〇〇〇で副作用が出たけど，△△△に変更したら大丈夫？」

など，副作用に関連した問い合わせでした。当時の私は病棟での経験がほとんどなかったので，副作用が起こっているかもしれない患者さんの病態を評価する方法もわかりませんでした。そこで私がとった行動は，「副作用って医薬品に関する問い合わせだから，資料がたくさんある専門のDIに連絡がきたんだ！」と純粋に思い，疑うこともなく，患者さんを見ずに，添付文書や文献，書籍に書いてあることのみを参考にして回答を導き出すことでした。いまでは病棟での経験も積んだうえで副作用に対する適切なアプローチ方法を学び，考え方を大きく改めましたが，副作用と結論づけるために必要な病態生理の知識はまだまだ不足しており，医師とディスカッションをしながら勉強の毎日を過ごしています。

　一方で，ある症状が医薬品による副作用だとすでにはっきりしている場合は，ほかの医療従事者にはない，薬剤師だから気づける点があるのではないかと感じています。薬剤師は，薬理学，薬物動態学，製剤学などの薬を中心とした学問について，時間をかけて体系的に学んでいます。医師は，解剖生理学，病理病態学などのヒトを中心とした学問について時間をかけて学び，エビデンスや経験に基づいて副作用かどうかを判断することが多いと思いますが，薬についてメカニズムベースのアプローチを積極的に行う職種は薬剤師だけではないでしょうか？

　例えば以前，コリンエステラーゼ（ChE）阻害薬にコリン作動薬を併用した結果，下痢，腹痛，悪心・嘔吐，血清ChE値低下などの副交感神経亢進症状を主体とするコリン作動性クリーゼが疑われた事例がありました。薬の併用によってアセチルコリンが体内で増えることは作用機序的においても明らかであるため，薬理学をきちんと学んだ薬剤師が最も早くこのことに気づくことができました。このように，薬理学的な作用の重複や薬物

相互作用によって本来ある効能・効果が相加・相乗作用を示し，副作用につながる事例は多くあるのではないでしょうか。

　最近では，患者さんの病態をきちんと把握したうえで薬物療法の専門家として患者さんの役に立ちたいと強く思っている薬剤師が増えてきています。本書で紹介したような正しい副作用アプローチができる薬剤師は頼りがいがあると思いませんか？　副作用と疑わしい症例があれば，ぜひ，薬の専門家である薬剤師に相談してください。

鈴木　信也（神奈川県警友会けいゆう病院薬局）

第2章　実践！3ステップで推論する副作用

Case 11
この「痙攣」はニューキノロン系抗菌薬誘発性の痙攣ですか？

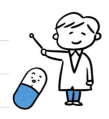

このケースを読み終わった後は

- ニューキノロン系抗菌薬誘発性痙攣の特徴を説明できるようになる。
- 頻度の高いその他の痙攣について知りたくなり，調べてしまう。
- ニューキノロン系抗菌薬誘発性痙攣を疑ったとき，そのもっともらしさを言えるようになる。

今回の一例

70歳女性。救命救急センターに全身性の強直間代性痙攣にて緊急搬送された。搬送時の意識レベルはJCS I-3A，呼吸数24回/分，血圧150/80mmHg，瞳孔1.5×1.5mm，体温36.0℃，既往歴は高血圧，糖尿病，肝硬変，脊柱管狭窄症であった。救急外来においても痙攣を認めたため，ジアゼパム注（セルシン®）10mgの投与を行い鎮痙した。意識レベルはJCS I-1まで改善して，従命および会話も可能となったが，同じことを繰り返すなど不穏症状が認められた。身体所見では手足の麻痺や感覚障害といった神経学的所見はなく，血液検査では電解質異常や炎症所見などは認めなかった。CTを施行したが脳内出血は認められなかった。ICU入室後に家族が服用薬を大量に持参したため医師から薬剤師が持参薬の確認依頼を受けた。

持参薬は以下のとおり

イソロイシン・ロイシン・バリン配合顆粒（リーバクト®）	1回1包	1日3回	毎食後
アルプラゾラム錠（ソラナックス®）0.4mg	1回1錠	1日2回	朝夕食後
ランソプラゾールOD錠（タケプロン®）15mg	1回1錠	1日1回	朝食後
ビルダグリプチン錠（エクア®）50mg	1回1錠	1日1回	朝食後
レバミピド錠（ムコスタ®）100mg	1回1錠	1日2回	朝夕食後
ロキソプロフェンナトリウム錠（ロキソニン®）60mg	1回1錠	1日2回	朝夕食後
スピロノラクトン錠（アルダクトン®A）25mg	1回2錠	1日1回	朝食後
フロセミド錠（ラシックス®）40mg	1回1錠	1日1回	朝食後
ラクチトール末（ポルトラック®）6g	1回2包	1日3回	毎食後

11 この「痙攣」はニューキノロン系抗菌薬誘発性の痙攣ですか？

L-アスパラギン酸カリウム錠（アスパラ®カリウム）
300 mg　　　　　　　　　　　　　　　　　　　1回1錠　1日3回　毎食後
ウラピジルカプセル（エブランチル®）15 mg　　　1回1Cap 1日2回　朝夕食後
レボフロキサシン錠（クラビット®）500 mg　　　1回1錠　1日1回　朝食後

■救急外来での不穏症状は消失しており，ICUのベッドサイドで面談を行い以下の内容を患者から聴取できた。
「いままで痙攣なんて起こしたことがないので驚いています」
「いまは気持ち悪さが少しありますが，問題ありません」
「●●診療所から薬を処方してもらっています。3日前に血尿が出て▲▲病院から抗菌薬を出してもらいました」
「薬はしっかり飲んでいます。昨日は足が痛くなり，どんどん痛みが強くなったので，手持ちのロキソプロフェンを追加で飲みました」
「転んで頭を打ったということはありません」
「普段の生活で頭痛や目がかすれるなんてことはありません」
「家族で痙攣を起こしたことがある人は聞いたことがありません」

Step 1　被疑薬が原因である「もっともらしさ」を考える

　ニューキノロン系抗菌薬とNSAIDsとの相互作用は多くの人が聞いたことがあると思います。ニューキノロン系抗菌薬による痙攣誘発の機序は，抑制性伝達物質γ-アミノ酪酸（GABA）のGABA受容体への結合を阻害し，GABA応答が抑制される結果と考えられています。さらにNSAIDsの併用はニューキノロン系抗菌薬のGABA受容体阻害作用を増強することが報告されており，痙攣誘発作用を増強することが示唆されています[1]。

　ニューキノロン系抗菌薬のGABA受容体阻害作用は濃度依存的といわれています。したがって，服用を開始したときより定常状態に達しているときに発症しやすいことが推察されます。レボフロキサシンの半減期は6〜9時間程度ですので，腎機能により違いはありますが，定常状態に到達するのは1〜4日ほどと考えられます。本症例はレボフロキサシン内服3日目に起きた痙攣ですので，薬物動態の観点からも被疑薬として疑わしく感じます。

　脊柱管狭窄症にてロキソプロフェンを内服しており，痙攣が起きる前に追加内服した情報を聴取しています。これにより，ニューキノロン系抗菌薬の

第2章　実践！3ステップで推論する副作用

GABAに対する作用が増強することで痙攣を誘発したと考えられます。また，ニューキノロン系抗菌薬誘発性痙攣を起こしやすい患者として腎機能障害のある患者が報告されています[2]。本症例の患者は糖尿病の既往があり腎機能の低下が考えられますので，リスクファクターが含まれています。

副作用の基礎知識──抗菌薬による痙攣ってどんなもの？

> レボフロキサシン服用開始後まもなく出現した痙攣＝ニューキノロン系抗菌薬誘発性痙攣

と短絡的に疑うのも悪くないかもしれません。特に薬剤師なら想起できなければいけない必須な考え方だと思いますが，一度立ち止まって知識を整理します。

痙攣とてんかんは症状が似ており，しばしば混同されますが，医学的には異なるものです。痙攣とは発作的に起こる手足や体の筋肉の不随意な収縮をいいます。痙攣発現の原因となる部位は，脳のほか，脊髄，末梢神経，筋肉とさまざまです。一方，てんかんは種々の原因により脳の神経細胞の異常興奮が起こり，発作性あるいは反復性に発作を繰り返す病態を示します。医薬品の副作用として現れる発作は，筋肉の不随意な収縮を主症状とし，主に脳に起源を有するものである点から，厳密にはてんかんの定義に当てはまりますが，単に不随意な筋の収縮を指す名称として痙攣という表現がよく用いられます。医薬品による痙攣は，もともとてんかんをもっている方が医薬品により発作を起こす場合と，何の素因もない方が医薬品によって発作を起こす場合があります。

ニューキノロン系抗菌薬の痙攣誘発機序は前述しましたが，好発時期は服薬後2日目での発現が最多で，4日目，1日目，3日目と続き，1〜4日間での発症が過半数を占めることが報告されています[3]。初期症状としてめまい，震え，頭痛，四肢の痺れ，ふらつき，顔面の痙攣，手足のぴくつきなどのさまざまな前駆症状に続き，30分〜12時間後に痙攣が現れるとされていますが，その前駆症状を欠くことも多いともいわれています。痙攣は身体の一部に限局するものから全身性のものまでさまざまであり，特異性に欠けます。ニューキノロン系抗菌薬による全身性痙攣は，発作鎮静後もしばらく不穏状

244

態が続いたり，繰り返し発作が発現する例があるので注意が必要です。本症例でも痙攣消失後にしばらく不穏状態が継続していました。

　ここからは，具体的な疫学をみていこうと思います。複数の市中病院におけるニューキノロン系抗菌薬とNSAIDsの併用調査によると，処方せんの0.8〜1.6％にニューキノロン系抗菌薬が含まれており，処方頻度が高いことがわかります[4]。また，それらの処方のうち，13.5〜30.6％にNSAIDsが処方されており，添付文書上は「併用注意」となっていますが，臨床ではよく併用されていることを頭に入れておく必要があると思います。さらに，合併症を有しない咽頭炎，扁桃腺炎，気管支炎患者7,597例を対象にしたレボフロキサシンとNSAIDs併用時の安全性を検討した研究では，NSAIDs併用，非併用ともに痙攣の発生は認められなかったことが報告されており[5]，基礎疾患を有しない症例では頻度の低い副作用であることが示唆されています。一方で，レボフロキサシンで痙攣が起きた症例を検討した結果，「てんかんなどの痙攣疾患を有する患者」，「腎障害（特にクレアチニンクリアランス＜40 mL／分）を有する患者」，「75歳以上の高齢者」が占める割合が極めて高いことが示されており，副作用を考えるうえでも患者背景をしっかり把握しておくことが大切です。

Step 2 被疑薬以外が原因である「もっともらしさ」を考える

　もしニューキノロン系抗菌薬以外が原因の痙攣だったらどうするの？　を考えていきましょう。前述しましたが，レボフロキサシンによる痙攣の発症頻度は決して高いものではありません。痙攣を引き起こす病態は臨床的には中枢神経系に原因があるものと，それ以外の身体の病態を原因とするものに大別して考えると理解しやすいです。痙攣の鑑別診断を表1に示します。高齢者における初発の痙攣は脳血管障害，頭部外傷，脳腫瘍の順に多いといわれています。特に脳血管障害発症から1年以内の痙攣発作の発症の危険率は，一般人口の23倍になるといわれています。

第2章　実践！3ステップで推論する副作用

表1　痙攣の主な原因

中枢神経系に原因のある痙攣	中枢神経系以外に原因のある痙攣
1）非症候性 　　てんかん 2）症候性 　　1. 頭部外傷：脳挫傷，外傷性頭蓋内 　　　　出血，慢性硬膜下血腫 　　2. 脳血管障害：脳内出血，脳梗塞な 　　　　ど 　　3. 脳腫瘍：神経膠腫など 　　4. 感染症：髄膜炎，脳炎，脳膿瘍な 　　　　ど 　　5. 神経変性疾患：アルツハイマー型 　　　　認知症 　　6. 精神疾患：ヒステリー，過換気症 　　　　候群	1. 心・大血管疾患：心筋梗塞，解離性大 　　動脈瘤，不整脈 2. 呼吸器疾患：低酸素脳症，CO_2ナル 　　コーシス 3. 肝疾患：劇症肝炎，肝性脳症 4. 腎疾患：尿毒症 5. 感染症：破傷風，敗血症など 6. 内分泌・代謝障害：脱水，低ナトリウ 　　ム血症，低カルシウム血症，高血糖， 　　低血糖，甲状腺機能低下症，下垂体機 　　能低下症 7. 薬物中毒・離脱：アルコール，抗うつ 　　薬，抗菌薬など 8. 体温異常：熱中症

あう・あわない 推論

痙攣発症前後で神経所見や頭蓋内圧亢進症状がないことから，脳血管障害とはあわないが，軽度の場合は否定する根拠も乏しい！

　脳血管障害の一つである脳内出血は，出血部位および血腫の大きさにより症状は違いますが，頭痛，嘔吐，意識障害，片麻痺，言語障害，高血圧などの症状が多くの患者にみられます。脳梗塞においても脳内出血と同様に梗塞部位により症状は異なりますが，意識障害，麻痺，言語障害などの症状が起きることがあります。本症例では痙攣の前後にこれらの随伴症状が認められていません。また，CTにて脳内出血はありませんでした。脳梗塞は発症直後だとCTでは診断できず，MRIでの診断が必要です。細い血管が詰まった場合は顕著な症状が出ないことも多く，随伴症状がないからといって脳梗塞がないとは言い切れませんのでさらなる精査が必要です。

あう・あわない 推論

病歴聴取で頭部を強打したということがないことから，頭部外傷とはあわない！

　病歴聴取で頭部をぶつけた記憶はないことを聴取しています。しかし，慢性硬膜下血腫は軽微の頭部外傷が原因とされており，外傷後3週間〜数カ月以内に発症することが多く，頭部外傷があったかどうかわからない患者が

10〜30％ほど存在することは考慮しておく必要があります。本症例では，病歴とともにCTにて急性および慢性硬膜下血腫などがないことは確認されています。

あう・あわない推論
痙攣発症前に頭痛や神経症状がないことから，典型的な脳腫瘍とあわない！

脳腫瘍は初期症状として慢性的な頭痛，原因不明の悪心・嘔吐，視覚異常，手足の痺れ，言語障害，耳鳴りや難聴などが起こります。痙攣発症前にこのような随伴症状がないことから典型的な脳腫瘍とはあわないですが，無症候性の場合もあることから，さらなる精査が必要です。

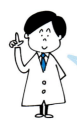

自分で思いつくその他の痙攣の病態についても，
このように患者情報と照らし合わせて考えてみましょう！！

Step 3 考えをまとめてアクションへ

これは避けたい!? 期待されないコミュニケーション例

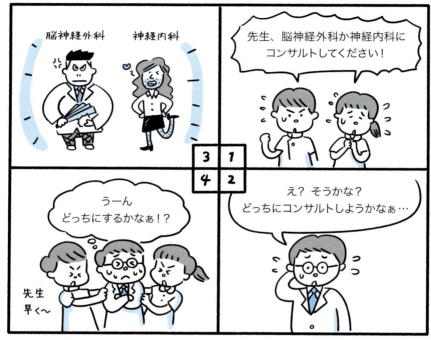

とりあえず痙攣だから中枢性の病態と考え，脳神経外科，神経内科に丸投げというアクションです。医師がコンサルトするかどうか決めるわけですし，それに必要な情報を提供するならともかく，コンサルトしてください！ は無責任すぎます。これはやめておきましょう。

> **その他，薬剤師と看護師の避けたいパターン**
> ①「先生，レボフロキサシンが原因です。中止してください！」
> ②「先生，原因不明のてんかん発作ですかね！」
> ③「先生，とりあえずフェニトインの予防内服で！」

①は薬剤師であれば一番に思いつき，考えれば考えるほどレボフロキサシンによる痙攣を疑ってしまうかもしれません。ただ医師としては，可能性の高い病態から疑って精査している段階でこれを言われると，「どうしてそう断定できるの？」って言いたくなりますよね。

②は，確かにてんかんの可能性はあります。しかし，まだ精査しない段階から原因不明もしくは根拠もなく「てんかん発作ですかね！」では，頼りになる医療者にはなれないと思います。やっぱり医師とディスカッションをしてさまざまな可能性を議論していく必要があると思いますので，簡単に原因不明の○○はやめておきましょう。

③のように対症療法だけ提示というのも良くないですね。一過性の痙攣発作というものも多く，原因によっては抗痙攣薬の投与は不要です。対症療法の提案も原因疾患，病態の目星をつけて行うべきだと思います。

症例の特徴をまとめる──不確かさもそのまま大切に

医師が救急外来で確認したことに加え，薬剤師・看護師がそれぞれ新たに聴取したこともあわせて患者さんの状態を的確に伝える必要がありますよね。

- 初発の痙攣発作
- ●●診療所より脊柱管狭窄症でロキソプロフェンを処方され継続して服用していた
- ▲▲病院で3日前からレボフロキサシンを処方され内服を開始した
- 痛みがあったので痙攣を発症した日にロキソプロフェンを追加内服した

今回のケースは，痙攣発作にて緊急搬送された患者さんに対して持参薬確認から関わった症例です。救急外来での薬剤投与歴，身体所見，心電図，CTの結果が電子カルテに記載されていました。その情報を踏まえて患者面談を行っています。面談前の情報を整理すると，全身性痙攣でジアゼパム投与にて速やかに発作は消失し意識レベルが回復。神経学的な異常所見や心電図異常はなく，CTでは脳内出血や頭部外傷は認められませんでした。既往歴は高血圧，糖尿病，肝硬変，脊柱管狭窄症でした。ここまでがカルテに記載されている内容です。ここから，薬剤師が持参薬確認を行い，患者さんから情報をさらに聴取しました。初発の痙攣であること，家族に痙攣を起こした人はいないことがわかりました。薬に関しては3日前からレボフロキサシンとロキソプロフェンを内服しており，痙攣の起きた日にNSAIDsを追加内服したということを聴取しました。このエピソードから薬剤性の痙攣も考慮に入れる必要が発生しました。しかし，まだMRIや脳波の検査を行っておらず，脳腫瘍，てんかんなどの疾患の精査が終わっていません。また，中枢

249

第2章　実践！3ステップで推論する副作用

神経系以外の疾患の精査も終わっていません。これらのことを考慮して，この時点では一つひとつ痙攣の可能性のある病態を検討していく必要があると考えます。

デキると思われるかも??　聴取のポイント

　全身性痙攣発作では意識がない（発作中の反応性減弱および発作後の想起困難）ため，患者本人からの情報収集には限界があり，家族からも情報を聴取したほうがよい場合が多いです。救急外来では家族が救急車に同乗してきていることも多く，医師が患者本人もしくは家族から下記のことを確認しています。薬剤師と看護師もこれらの情報を頭に入れて，持参薬確認の際に不足している患者情報を聴取することはチーム医療に必須ではないでしょうか。
　1. どんな状況で起きたのか，発作の始まりの様子，発作症状，持続時間（家族から聴取）
　2. 家族歴
　3. 既往歴
　4. 服用薬

押さえておきたい医薬品による痙攣

　薬剤により誘発される痙攣の頻度は決して高いものではありません。これまで痙攣の副作用が報告されている代表的な医薬品は，インターフェロン製剤，抗うつ薬，ベンザミド系薬，イソニアジド，ヒスタミン H_1 受容体拮抗薬，シクロスポリン，テオフィリン，ニューキノロン系抗菌薬があります。各々の医薬品で痙攣の誘発機序や好発時期，症状の出現に違いが認められます。例えば，テオフィリンは血中濃度が中毒域に達して発症する痙攣と，血中濃度が治療域にありながら発症する痙攣が知られています。中毒域で起こる痙攣は悪心・嘔吐などの症状がみられますが，血中濃度が治療域内で起こる痙攣では多くの場合，初期症状がみられないことが多いです。薬剤師が血中濃度を見ながら服薬指導を行っている際に，治療域であるが悪心・嘔吐が起きた場合も注意が必要で，対応を医師と協議する必要があります。

　各々の医薬品で痙攣は非特異的なものも多いので，すべて覚えるのは難しいと思います。「もしかして」と疑った場合にすぐに調べられるように資料を整備しておくことも重要かもしれません。

250

11 この「痙攣」はニューキノロン系抗菌薬誘発性の痙攣ですか？

どうアクションするべき？ 書いた人はこう考える

　今回のケースは，救急外来に痙攣発作にて緊急搬送された患者さんに対して持参薬確認から関わった症例です．救急外来での処置や検査結果の情報を踏まえて患者面談を行いましたが，その面談にてレボフロキサシン誘発性痙攣ではと考えさせられるエピソードを聴取しました．すぐに「レボフロキサシンの副作用が疑われます」と報告するのではなく，医師がいま最も疑っている病態を確認してみるのもよいかもしれません．本ケースでは，医師はMRIや脳波の検査オーダーを立てており，中枢神経系の異常を精査するプランを立てていました．そのことをよく理解して，薬の副作用だと決めつけるような情報提供ではなく，前述したレボフロキサシンの痙攣誘発の作用機序と患者さんから聴取した内容を伝えて，医師の鑑別の一つに加えてもらうような情報提供をしてみてはどうでしょうか．

実際はこうなりました！

　医師が鑑別にあげている脳腫瘍やてんかんなどの精査中であることを理解していることに軽く触れてから，痙攣誘発の可能性の一つとなる薬剤としてレボフロキサシンとNSAIDsを併用して服用していること，また痙攣発生前にNSAIDsを追加内服していることを伝えました．

　その後の精査により，痙攣を誘発するような脳腫瘍やてんかん，中枢神経系以外の異常は認められず，レボフロキサシン誘発性の痙攣疑いと診断されました．血尿に対する抗菌薬をレボフロキサシンからST合剤に変更とし，初発の痙攣であるため抗痙攣薬の処方はなく退院となりました．外来で定期フォローをしており，6カ月後の外来においても痙攣発作は認められていません．

医師からのKey Message
岸田　直樹

　副作用と判断するためにそれに関係した情報収集が適確にされています．その情報をもとに薬剤師なりのアセスメントが極めて論理的に提示されています．副作用らしさの情報収集だけではなく，類似する他の病態も踏まえた情報収集がされていて素晴らしいと感じます．特に"3日前からレボフロキ

第2章　実践！3ステップで推論する副作用

サシンとロキソプロフェンの内服および，痙攣の起きた日にNSAIDsを追加内服したという病歴の聴取，さらに薬物動態の観点も踏まえたもっともらしさの提示"は極めて説得力があり，医師としても返す言葉がないくらいです。このような必要十分と思われる情報提供にもかかわらず，他の類似する病態にも配慮した形で"医師の鑑別の一つに加えてみてはどうでしょうか"とコミュニケーションにも配慮したアクションが素晴らしいし，このような配慮が現場では意外に軽視されがちであることにも気がついてもらえたらと感じます。

　さて，本論ですが，「キノロン系抗菌薬＋NSAIDs＝痙攣」は有名な副作用ではありますが，意外に少ないのでそれを提示するのはかなり勇気がいると考えていただくことが大切と実臨床では思います。さらにレボフロキサシン，ロキソプロフェンともにキノロン系抗菌薬，NSAIDsのなかでも痙攣を起こしにくいとされます。つまり，「他の類似する病態の十分な除外」をしていただくようにお願いすることが重要です。この副作用であると判断するためにも，「被疑薬以外が原因である『もっともらしさ』を考える」の項に関わるところの諸検査をうまく医師にしていただくことが重要です。高齢者では脳梗塞の既往が明確になくても脳梗塞を起こしている人はいますので，MRIで特に痙攣を起こしやすい部位（皮質など）に隠れ脳梗塞？の既往がないかの確認は重要です。また，MRIで器質的な異常がなくても初発のてんかんも十分ありうるシナリオですので，脳波も必要でしょう。ただし，そこでてんかんが見つかっても初発であれば，今後抗痙攣薬を一生飲むか？は丁寧な議論が必要ですので，見つかったとしても抗痙攣薬の適正使用に関して医師のサポートも薬剤師さんにはお願いしたいところです。また，もし熱があったらやはり腰椎穿刺も必須です。急性の経過であり，髄膜炎・脳炎による痙攣も可能性は低いですが見逃してはいけない重篤な疾患ですので，髄液検査をすることが重要です。

　最後に，副作用は基本的には起こってはいけないものではありますが，起こったときはピンチではなく薬に関わる介入の絶好のチャンスであることに気がついてください。例えば本症例では，血尿に対してキノロン系抗菌薬はまったくもって必須ではありません。抗菌薬適正使用への介入の良いチャンスです。ポリファーマシーがある患者さんでは，その介入の絶好のチャンス

11　この「痙攣」はニューキノロン系抗菌薬誘発性の痙攣ですか？

です。例えば本症例で，ほかにキノロン系抗菌薬の血中濃度を上げる可能性のある必要ではなさそうな薬剤はないでしょうか？ NSAIDs，テオフィリン，ワルファリンが有名ですが，ほかにもあれば中止する良い機会です。副作用かどうかだけではなく，そこから薬剤を調整する絶好の機会と考えましょう。

【引用文献】

1）Kawakami J, et al：Inhibition of GABAA receptor-mediated current responses by enoxacin（new quinolone）and ferbinac（non-steroidal anti-inflammatory drug）in Xenopus oocytes injected with mouse-brain messenger RNA. Biol Pharm Bull, 16：726-728, 1993
2）小林宏行・編：ニューキノロン剤の臨床応用．医薬ジャーナル社，2001
3）日本病院薬剤師会・編：痙攣（ニューキノロン系抗菌剤，NSAIDs）．重大な副作用回避のための服薬指導情報集1，じほう，pp65-69，1997
4）木津純子・他：市中病院における処方せんからみたキノロン系薬と非ステロイド系抗炎症薬・解熱鎮痛約との併用に関する実態調査；中規模2市中病院と対象として．日本化学療法学会雑誌，51：561-568, 2003
5）内納和浩・他：Levofloxacinと非ステロイド性消炎鎮痛約併用時の安全性．日本化学療法学会雑誌，54：321-329, 2006

第2章　実践！3ステップで推論する副作用

Case 12
この「せん妄」はオピオイドの増量によるものですか？

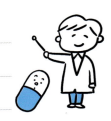

このケースを読み終わった後は

- せん妄の特徴を説明できるようになる。
- せん妄を引き起こす薬剤，およびそれ以外の要因について列挙できるようになる。
- オピオイドによるせん妄を疑ったとき，そのもっともらしさを言えるようになる。

今回の一例

　食道がんの増大による通過障害にて嘔気・嘔吐，食事摂取量低下があり，CV（中心静脈）ポート留置目的で当院消化器内科に紹介入院となった66歳の男性。

　2年前に大学病院で化学療法後に食道がんの手術を行い，その後，放射線療法を開始した。1年前に胸椎（T3, 4）に骨転移（脊柱管内浸潤）が出現しペインコントロール開始となり，現在は紹介医へ通院中であった。入院時のバイタルサインは意識清明，体温36.7℃，血圧90/65mmHg，心拍数74回/分，SpO$_2$ 97%（室内気）。既往歴は，高血圧（発症時期不明だが3年以上前），前立腺肥大症（1年前頃～）であった。身長170cm，体重38kgで，脊柱管内浸潤による下半身不随のため，排尿はオムツ内に行っている。

　入院後，下記の投薬内容で特に大きな変更はなかったが，第4病日にレスキューであるオキシコドン散（15mg/回）を1日4回服用していたため，第5病日の20時よりオキシコドン徐放錠が増量となった（80mg/日→120mg/日）。第6病日，疼痛の訴えはなくなったが，傾眠とせん妄の出現ありと主治医から相談された。病棟薬剤師は本人の状態と，家族（妻）と看護師から情報を収集した。

■面談時バイタルサインと本人への問いかけ
- 意識レベルJCS II-10，体温36.2℃，血圧95/41mmHg，心拍数50回/分，SpO$_2$ 92～94%（室内気），呼吸数14回/分
- 訪室時は目を閉じて傾眠傾向であった。話しかけると目を開けるが，目の焦点は合わず。「痛みはどうですか」などの質問に対してもあいまいな返答のみ。特

12　この「せん妄」はオピオイドの増量によるものですか？

に浮腫はなし。

■妻のコメント

「第5病日の日中から傾眠傾向となり，目がうつろになって，会話のつじつまが合わなくなりました。第4病日頃までは特に問題はありませんでした。おしっこが出にくいなどは特に訴えていませんでした。ここ最近，痛みの間隔は短くなったようですが，痛みが強くなったことなどはなかったようです。昨日より今日（第6病日）のほうが傾眠傾向な気がします。1日のなかでみると，症状の変化はあまりないですね」

■看護師のコメント

「いままでは本当にしっかりしていました。服薬管理は看護師で行っていますが，オキシコドン徐放錠・散ともに服用した時間を自分のノートに記載していました。でも，第5病日に朝のオキシコドン徐放錠を服用したことを忘れていて，ノートに書き忘れたのかなって本人が言っていました。また，第5病日の日中から傾眠となりました。第6病日にも，奥さんが傾眠と言っているような症状，そして興奮して話されるようになりました。オキシコドン徐放錠の服用後に症状が悪化するようなことは特に感じません。排便は第2病日にありました」

■入院時の血液検査結果

Alb 3.5g/dL，BUN 13.8mg/dL，血清Cr 0.70mg/dL，Na 138mEq/L，Cl 100mEq/L，K 4.4mEq/L，WBC 5,560/μL，Hb 12.9g/dL，血糖98mg/dL

💊 持参薬は以下のとおり

【大学病院ペインクリニック科】

オキシコドン徐放錠（オキシコンチン®TR）40mg	1回1錠　1日2回　8時，20時
オキシコドン散（オキノーム®）5mg	1回3包　疼痛時
ロキソプロフェンナトリウム錠（ロキソニン®）60mg	1回1錠　1日3回　毎食後
レバミピド錠（ムコスタ®）100mg	1回1錠　1日3回　毎食後
プレガバリンカプセル（リリカ®）75mg	1回1Cap 1日1回　就寝前
プレガバリンカプセル（リリカ®）75mg	1回1Cap 疼痛時
ナフトピジル錠（フリバス®）50mg	1回1錠　1日1回　夕食後
デュタステリドカプセル（アボルブ®）0.5mg	1回1Cap 1日1回　朝食後
プロクロルペラジン錠（ノバミン®）5mg	1回2錠　嘔気時
ピコスルファートナトリウム内用液（ラキソベロン®）0.75%	1回10〜20滴　便秘時
【紹介医】アムロジピン錠（アムロジン®）5mg	1回1錠　1日1回　朝食後
エソメプラゾールマグネシウムカプセル（ネキシウム®）20mg	1回1Cap 1日1回　朝食後

255

第2章　実践！3ステップで推論する副作用

ビフィズス菌製剤錠（ビオフェルミン®）12mg	1回1錠	1日3回	毎食後
モサプリド錠（ガスモチン®）5mg	1回1錠	1日3回	毎食後
チザニジン錠（テルネリン®）1mg	1回1錠	1日3回	毎食後
六君子湯	1回2.5g	1日3回	毎食後
酸化マグネシウム錠（マグミット®）330mg	1回1錠	1日3回	毎食後

■持参薬に関する情報
• オキシコドン，ロキソプロフェンナトリウム：前胸部・背部痛（がん性疼痛）
• プレガバリン，チザニジン：骨転移（T3，4）による下肢の痺れ
• レバミピド，エソメプラゾール：NSAIDs潰瘍の予防
• ピコスルファートナトリウム内用液，ビフィズス菌，酸化マグネシウム：便秘
• モサプリド，六君子湯：食欲不振

　処方内容はここ1カ月程度，特に変更なし。疼痛はオキシコドン徐放錠80mg/日とオキシコドン散10〜15mg/回（2回/日程度）で自己調節することでコントロール可能な状態だった。オキシコドン徐放錠80mg/日の服用開始直後は嘔気・嘔吐が強く，制吐薬が処方された。しかし，服用すると嘔気・嘔吐症状が増悪するとのことで，制吐薬は服用していなかった。入院後は嘔気・嘔吐症状はなく，制吐薬以外は継続となった。入院前の服薬管理は妻が行っており，服薬アドヒアランスは良好。入院中は看護師管理となっている。入院後，嘔気・嘔吐の出現はないものの，食事摂取は2〜5割程度だった。

Step 1　被疑薬が原因である「もっともらしさ」を考える

　せん妄は，急性に生じる意識障害を主体とした精神神経症状の総称をいいます。注意力や睡眠覚醒リズム（不眠など）の障害のほかに感情の変動，精神運動興奮，知覚障害，妄想などさまざまな症状が現れ，時間によって変動します[1]。せん妄には，①焦燥や不穏が激しい過活動型，②不穏が認められず，声かけへの反応が鈍く，うつ病や認知症と誤診されることが多い低活動型，③過活動型＋低活動型の症状がある混合型——の3つのサブタイプがあります[2]。せん妄はがん患者において最も高頻度に認められる精神神経症状であり，治療の初期段階から終末期まであらゆる時期に出現します。

　せん妄をみたことがない人は，そうは言われてもパッと浮かばないですよね。Memorial Delirium Assessment Scale（MDAS）（http://plaza.umin.ac.jp/~pcpkg/mdas/JpnMDAS.pdf）がありますが，この質問項目で，患者

256

12　この「せん妄」はオピオイドの増量によるものですか？

表1　がん患者における薬剤性せん妄の原因薬剤

原因薬剤	割合（%）
オピオイド	54
ベンゾジアゼピン系薬剤	24
副腎皮質ステロイド	21
H_2受容体拮抗薬	19
抗痙攣薬	6
抗コリン薬	6
抗ヒスタミン薬	4
その他	9

〔Tuma R, et al：Arch Neurol, 57：1727-1731, 2000 より〕

さんがどのような状態にあるか特徴を把握できますし，想像がつくかと思います。せん妄を疑ったときにも使えますよね。

　がん患者ではさまざまな要因でせん妄などの認知機能障害が出現します。例えば，入院中のがん患者におけるせん妄の有症率は15％との報告があります[1]。特に薬剤は直接原因として重要です。がん患者におけるせん妄の原因薬剤の内訳を表1に示します[3]。特にオピオイドは割合が多く，増量や切り替えの際には十分考慮に入れる必要があります。

　本症例では，オキシコドン徐放錠を増量した翌日（第6病日）に傾眠とせん妄が出現したとの連絡が主治医からありました。その他の薬剤の変更はなく，バイタルにも大きな変化はありませんでした。この時点ではオピオイドの増量に伴うせん妄発症と考えました。しかし，看護師と妻の情報を確認したところ，傾眠とせん妄はオピオイド増量日（第5病日）の日中から出現していたことがわかりました（増量は20時〜）。これらの情報を考慮すると，「オピオイドの増量に伴うせん妄」らしさに当てはまらないように思います。

副作用の基礎知識——薬剤性せん妄ってなぁに？

> オピオイド使用中のせん妄＝薬剤性

と誰もが思ってしまいがちですよね。確かに，せん妄の原因として薬剤性は

第2章　実践！3ステップで推論する副作用

表2　緩和ケアを受けている患者でのせん妄の原因

原　因	割合（%）
薬剤	57
低酸素	44
脱水	28
肝性脳症などの代謝性疾患	24
感染症	18

〔Lawlor PG, et al：Arch Intern Med, 160：786-794, 2000より〕

大きな割合を占めます。例えば緩和ケアでのせん妄の原因には表2のような報告があります[4]。また表1にあるように，オピオイドはがん患者の薬剤性せん妄の約半数を占めます。オピオイドによる中枢神経系の有害作用は，脳の複数の皮質および皮質下領域の中枢コリン作動活性の阻害（オピオイドの抗コリン作用）に関連しています。オピオイドによるせん妄では，特にモルヒネがせん妄のリスクが高いと言われています。モルヒネは活性代謝物であるモルヒネ-6-グルクロニド（M-6-G）と，不活性代謝物であるモルヒネ-3-グルクロニド（M-3-G）に変換されます。M-6-GとM-3-Gはともに腎臓から排泄されますが，腎機能低下時には蓄積されます。M-6-Gが蓄積すると眠気，重度の鎮静，嘔気・嘔吐，発汗などが起こります。また，M-3-Gが蓄積すると幻覚，せん妄，ミオクローヌス発作などが起こります[5]。これらの結果，せん妄をはじめとしたさまざまな副作用を起こすことがあるため注意が必要です。また少数例の報告ですが，オピオイドのなかでもせん妄の発生率が異なるとの報告もあります（モルヒネ28.9%，オキシコドン19.5%，フェンタニル8.6%）[6]。オキシコドンの代謝は主に肝臓ですが，腎臓から約20%程度排泄されるため，腎機能に多少は影響を受ける可能性があります。このように，オピオイドによるせん妄の原因（もっともらしさ）は入口（増量）と出口（体外への排泄）の問題がメインになります。すなわち，増量もしくは腎機能障害による血中濃度の上昇に伴うせん妄です。

　しかし，薬剤性はせん妄の原因の一つであり，その他の原因も多数あります。せん妄のリスク因子は表3のように分類されます[7]。せん妄は直接原因に準備因子と誘発因子が関与して発症します（図1）。そのため，安易に薬

12 この「せん妄」はオピオイドの増量によるものですか？

表3 せん妄の発現因子

因子	要因	具体例
準備因子	器質的な脆弱性の要因	年齢 脳の器質的病変の存在 認知機能障害	高齢（特に70歳以上） 脳血管障害の既往 認知症
誘発因子	直接せん妄を生じないが、脳に負荷をかけ機能的な破綻を誘導する	環境の変化 感覚遮断 睡眠覚醒リズムの障害 可動制限 不快な身体症状 心理的ストレス	慣れない入院生活 暗闇、視力・聴力障害 夜間の処置 身体拘束、強制臥床 疼痛、呼吸困難、便秘、排尿障害、尿閉 術前のうつ状態
直接原因	せん妄発症の引き金となる要因	腫瘍による直接効果 臓器不全による代謝性脳症 電解質異常 治療の副作用 薬剤性 感染症 血液学的異常 栄養障害 腫瘍随伴症候群	脳転移、髄膜播種 肝臓、腎臓、肺、甲状腺などの障害 高Ca血症、低Na血症 手術、化学療法、放射線療法 表1参照 肺炎、敗血症 貧血 全身性栄養障害（低タンパク血症） 遠隔効果、ホルモン産生腫瘍

〔Lipowski ZJ：Delirium：Acute Confusional States. Oxford University Press, 1990 より〕

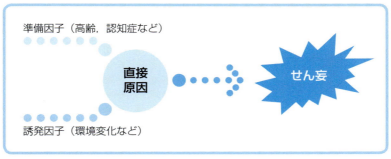

図1 せん妄発症の機序

剤性だと決めつけてしまうと思わぬ落とし穴が待っています。また、せん妄は原因と因子が絡みあって発症します。ハロペリドールやリスペリドンなどの薬物治療はあくまで対症療法であり、原因検索が最重要であることを認識しておく必要があります。

Step 2 被疑薬以外が原因である「もっともらしさ」を考える

せん妄の原因がオピオイド以外と考えてみましょう。表3の直接原因を順に見ながら，あう・あわない推論で確認してみましょう。

あう・あわない推論

腎機能障害の有無・程度によってはプレガバリンによる副作用もありうるが，オキシコドン増量のタイミングを考えると，疑う優先順位としてはオキシコドンが高く，プレガバリンの蓄積による精神症状とはややあわない（腎機能を確認したい！）。

オピオイド以外の薬剤性の可能性について考えてみましょう。入院後に変更となった薬剤はオキシコドン徐放錠の増量のみであり，症状は増量前から起こっています。尿は自己排尿しており，看護師の記録では1日4～6回と記載がありました。また，第3病日に研修医の記録に「最近急に増悪した下腹部の膨隆あり。現在，排尿感はあるが今後導尿を検討」とありました。ただし，臓器不全，例えば腎機能障害がある場合は薬剤の変更がなくともプレガバリンの蓄積はありえます。プレガバリンは中枢神経系に作用する腎排泄型の薬剤で，副作用として傾眠（20％以上）や精神障害の報告があります[8]。オピオイド以外の薬剤が原因となっている可能性も考えておく必要がありそうです。

あう・あわない推論

骨転移を有する患者であり，高Ca血症が出現している可能性はある（血清Ca値を確認したい！）。

もし高Ca血症や低Na血症といった電解質異常があれば，意識障害などが出現し，せん妄につながります。特に低Na血症では120 mEq/L未満にならないと自覚症状がないことがほとんどです。また，自覚症状出現には時間的な経過も重要で，急激な低下（＜24時間）で症状が出やすく，亜急性～慢性の低下は症状が出にくいといわれています。低Na血症は血漿浸透圧が低下し，脳細胞に水が流入することによる脳浮腫に関係するといわれています。症状として意識障害，傾眠，頭痛，嘔気などの精神神経症状が中心とな

ります[9]。しかし，本症例では電解質異常について最近の血液検査結果がなく，この時点では不明です。

高Ca血症の原因としては悪性腫瘍，副甲状腺機能亢進症，薬剤性などがあり[10]，このうち悪性腫瘍と副甲状腺機能亢進症が高Ca血症の原因の90％を占めます。本症例では骨転移があることから高Ca血症の可能性は考えておく必要があります。また，食道がんなど扁平上皮がんでは腫瘍随伴体液性高Ca血症（humoral hypercalcemia of malignancy）の可能性もあります。カットオフ値は明確ではありませんが，12mg/dL程度で倦怠感などの症状が出現し，精神症状を伴う場合があります。なお，低アルブミン血症がある場合は血清Ca値の補正が必要です。

Payneの補正式（低アルブミン血症のとき）：

補正Ca濃度（mg/dL）= 血清Ca濃度（mg/dL）＋〔4－血清アルブミン濃度（g/dL）〕

あう・あわない推論

腫瘍の直接効果，治療の副作用，感染症，栄養状態，腫瘍随伴症候群については，それぞれ特に強く疑う所見がないため，あわない！

腫瘍の直接効果（脳転移など）は検査で否定的と主治医より情報がありました。治療の副作用については，表2にあるような疾患に対する治療は現在行っておらず否定的です。感染症はここ数日で変化したパラメータがなく否定的です。栄養障害については，もともと食事摂取量が低下していることと，BMI 13.1を考えればrefeeding syndrome[a]を考慮します。しかし，入院時から食事摂取量は増加しておらず，強くは疑いませんでした。腫瘍随伴症候群では膀胱直腸障害を念頭に置きましたが，排尿機能とともに排便機能も認めるため否定的と考えました（膀胱直腸障害では通常，排尿・排便機能の両方が障害される）。

ここまで解説したいずれの可能性についても，この時点では情報が少なく

---

a) refeeding syndrome：長期間にわたり栄養摂取不良であった状態から急激に栄養摂取すると，体液量と電解質の変化に関連した重篤な心肺機能および神経系の合併症を起こす病態で，死に至ることもある。主な症状として浮腫，痙攣，脱力などがみられる。

判断しにくいと言わざるをえません。また，要因が複合的に重なっていると考えるとしっくりくる印象があります。単一の要因に絞らず，他のありうる可能性を複数考慮する必要がありそうです。

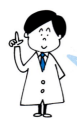

自分で思いつくその他のせん妄の病態についても，
このように患者情報と照らしあわせて考えてみましょう!!

12 この「せん妄」はオピオイドの増量によるものですか？

考えをまとめてアクションへ

これは避けたい!?　期待されないコミュニケーション例

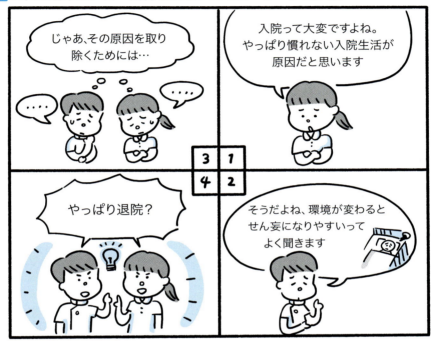

入院生活は誘発因子の一つとして考慮できますが，原因とは言い切れません。また，対応策として退院というわけにもいかず，もっとしっかり原因検索を行うべきです。

> **その他，薬剤師と看護師の避けたいパターン**
> ①「先生，オキシコドン徐放錠が原因なので減量してください！」
> ②「先生，とりあえず精神科にコンサルトしてください！」
> ③「先生，せん妄の治療としてリスペリドンを投与しましょう！」
> ④「先生，血液検査を行いましょう！」

①は薬剤性せん妄を決めてかかっていますが，オキシコドン徐放錠の増量前から症状が出ているところに疑問が残ります。そのため，薬剤性と決めつけてしまうのは時期尚早です。

②は，とりあえずせん妄で精神系の疾患だから精神科に丸投げ…と考えた

第2章　実践！３ステップで推論する副作用

のか，脳血管障害を考えたのか。医師がコンサルトするかどうかを決めるわけですし，それに必要な情報を提供するならともかく，「コンサルトしてください！」は言われたらカチンときますよね。これはやめておきましょう。

③も上で述べたようにせん妄の原因検索を行い，原因を除去することが第一選択です。対症療法だけを行うのでは不十分です。

④はいきなり検査を！　と考えたようですが，まずしっかりと病歴を聴取しているのでしょうか？　ある程度の病歴と使用薬を考慮し，起こりうることを検討してから検査を提案しなければ主治医も納得できず提案を受け入れてもらえないと思います。

症例の特徴をまとめる——不確かさもそのまま大切に

本症例は病棟で主治医から相談されたという状況でした。また，せん妄という意識変容のように他者が見て気づく症状の場合，患者の状態を把握するためには主治医の情報だけでなく，患者に接している時間が多い看護師や患者家族からの情報収集も重要となります。

症例の経過をまとめると，第4病日までは特に問題はありませんでした。第5病日のオキシコドン徐放錠を増量する前から本人の意識変容がみられ（朝のノートの付け忘れや，つじつまの合わない会話），傾眠傾向になりました。第6病日に興奮状態を認めるようになり，主治医より病棟薬剤師に連絡がありました。病棟薬剤師が連絡を受けた段階では，オキシコドン徐放錠の増量によるせん妄と考えました。「副作用の基礎知識」の項で紹介したように，オピオイドによるせん妄の原因としては入口（増量）もしくは出口（腎機能障害）の問題による血中濃度上昇が考えられます。しかし，看護師や患者家族からの情報を整理するとオキシコドン徐放錠の増量前からの症状だということがわかりました。病状は徐々に悪化しているようにみえます。そのため，緊急性は乏しいですが，早期対応が必要と判断できます。

オキシコドン徐放錠の増量のタイミングは症状の発現時期と一致しませんが，もし腎機能障害などが進行していたとすれば，そこにオキシコドン徐放錠やプレガバリンの蓄積があり，症状が徐々に出現していったと考えることもできます。しかし，その腎機能障害を把握するための尿量ですが，せん妄症状が発現する前の尿量はわかりませんでした。また最近の採血結果がない

12　この「せん妄」はオピオイドの増量によるものですか？

状態では，せん妄の原因として薬剤性の可能性があることは伝えられても，電解質異常などそれ以外の可能性も十分考えられる状況でした。

　がん患者に起こるせん妄の要因は複雑です。このような状況では薬剤性とそれ以外の可能性を考えることが極めて重要で，まずは原因となりうる薬剤とその特性をしっかり伝えられるようになることが目標となりますね。さらに，薬剤以外が原因の可能性があることも踏まえ，どんなに薬剤が疑わしくても，その伝え方には配慮が必要ですし，逆に薬剤が原因であることが否定的でも，血液検査などの必要性の伝え方もやはり配慮が必要です。

デキると思われるかも？？　聴取のポイント

1. オキシコドン徐放錠の増量前後で症状に変化はあったか？
2. 1日のなかで症状の変化はないか？（せん妄症状の詳細を確認）
3. 排便・排尿はあるか？（がんの転移による膀胱直腸障害の有無を確認）
4. ここ最近で尿の1日量の変化はあったか？（腎機能障害の有無を確認）
5. 嘔気や頭痛などの随伴症状はほかにないか？（電解質異常，感染症の可能性の確認）

押さえておきたいせん妄の原因となる医薬品

　せん妄を起こす可能性のある薬剤は表4に示すものなどがあげられます[11]。ほとんどの薬剤が継続的に服用し続けるものです。せん妄の原因を薬剤だと疑った場合は，投与開始時や増減時に症状の増悪・軽減がないかをみながら判断することが多いと思います。それら以外にも新規に処方された薬剤との相互作用（例：併用薬によってベンゾジアゼピン系薬剤のCYP代謝が阻害される）によって血中濃度が上昇することで，せん妄を助長する可能性もあります。また，準備因子や誘発因子も絡みあってせん妄を引き起こすため，いままで薬剤を服用していて問題がなくても，症状出現時には薬剤の継続の可否を再考する必要があります（準備・誘発因子を改善することも考慮する）。

第2章　実践！3ステップで推論する副作用

表4　せん妄を起こす可能性のある代表的な薬剤

分　類	薬剤例
抗コリン薬	アトロピン，三環系抗うつ薬，トリヘキシフェニジル
ドパミン作動薬	アマンタジン，ブロモクリプチン，レボドパ製剤
H_2受容体拮抗薬	シメチジン，ラニチジン，ファモチジン
副腎皮質ステロイド	プレドニゾロン，ベタメタゾン
抗不整脈薬	ジソピラミド，リドカイン，メキシレチン，プロカインアミド
β遮断薬	プロプラノール，チモロール
抗菌薬	アミノグリコシド系，アムホテリシンB，セフェム系
抗ウイルス薬	アシクロビル，インターフェロン系，ガンシクロビル
GABA作動薬	ベンゾジアゼピン系薬剤，バクロフェン
麻薬性鎮痛薬	モルヒネ，フェンタニル，オキシコドン，ペンタゾシン
その他	ジギタリス製剤，リチウム，テオフィリン，NSAIDs

〔ネッド・H. カセム・編著，黒澤　尚，他・監訳：MGH総合病院精神医学マニュアル，メディカル・
サイエンス・インターナショナル，pp99-100，1999より〕

どうアクションするべき？　書いた人はこう考える

　オピオイドを増量した患者で「傾眠とせん妄が出現した」と声がかかる
と，オピオイドの影響を強く疑ってしまいます。しかし，先に述べたように
せん妄は直接原因に準備因子・誘発因子が関与することで発症します
（図1）。そのため本症例のように，看護師や患者家族に病歴を確認すること
が重要となります。また，直接原因のなかには多くの鑑別すべき疾患（表3）
があるため，自分なりに「あう・あわない推論」で確認しましょう。

　そのうえで薬剤性と判断したり，もしくは血液検査などの必要性を感じた
りしても，医師に対して断定的な言い方は好ましくありません。診断や検査
の必要性などは医師が判断することです。薬剤師として考えた内容を「相
談」や「提案」する気持ちで医師と協議することが大切です。

266

12 この「せん妄」はオピオイドの増量によるものですか？

👉 実際はこうなりました！

　主治医に「オキシコドンの増量の影響も考えられますが，増量前より症状の出現があり，薬剤性だけでは説明がつきにくいです」と伝えました。そのうえで，徐々に腎機能障害や電解質異常が起こったことにより症状が出ている可能性もあり，血液検査を行うことはどうでしょうか？　と提案しました。

　翌日，血液検査を行った結果はAlb 2.6g/dL，BUN 38.2mg/dL，血清Cr 2.64mg/dL，Na 117mEq/L，Cl 85mEq/L，K 7.5mEq/L，Ca 8.8mg/dL，NH_3 20μg/dL，WBC 5,830/μL，Hb 11.3g/dL，血糖104mg/dLと，腎機能障害，低Na血症，高K血症を認めました。また，導尿すると700mLの排尿を認めました。その後，尿道カテーテルを留置しました。

　これらから，せん妄の原因は前立腺肥大症による腎後性腎不全（尿閉）に伴う電解質異常（低Na血症，高K血症）と，オキシコドンやプレガバリンなどの薬剤の蓄積と考えました。心電図モニターは装着されており，大きな心電図変化はありませんでした。そのため，K補正のためにフロセミドの注射にて治療を行いました。また，疼痛の訴えもなかったことからプレガバリンなどの薬剤は中止，オキシコドンはせん妄の原因の一つと考えフェンタニル貼付剤に変更されました。

　翌第8〜10病日にかけて尿量は1日2,500mL前後ありました。血液検査は第8病日の血清Cr 1.13mg/dL，Na 127mEq/L，K 4.9mEq/L，第10病日の血清Cr 0.62mg/dL，Na 133mEq/L，K 3.1mEq/Lと腎機能，電解質とも正常値に近づきました。せん妄症状も第12病日には改善されました。

医師からのKey Message
松山　宗樹

　私にとって今回の症例は感慨深いものです。というのも，緩和ケア研修を受けた直後に関わった症例であるがゆえです。研修でいただいた資料をもとに，あーでもないこーでもないと右往左往してしまいました。それまで疼痛コントロールに関しては漠然と行っていましたが，研修を受けたからには…と意気込んでいました。その矢先に患者がせん妄状態になり，不覚にも慌ててしまいました。

　ちょうどオキシコドンを増量したのと同時期であったために，それが一番の原因薬剤と短絡的に考えてしまいましたが，薬剤師より，オキシコドンの

第2章　実践！3ステップで推論する副作用

増量前から徐々にせん妄状態になってきていたとの情報提供がありました。となると，オキシコドンが原因である可能性は低くなります。そのため，オキシコドンが被疑薬である可能性は捨てきれませんが，オキシコドンだけに原因を求めるのは不可能であるとの考えに達しました。

そこで彼は，せん妄の原因をつぶさに調べてくれました。それと研修の資料を対比し，一から考え直すことができました。そうして電解質の補正，オキシコドンからフェンタニル貼付剤への変更（これにより便秘も解消されました），リスペリドンの投与により，早々にせん妄が改善されました。入院中に肺炎を併発したものの抗菌薬で軽快し，せん妄も起こしませんでした。そしてその後は問題なく軽快し，希望であった在宅での看取りのため退院しました（本項執筆時は私自身が往診しており，特に痛みの増強もなく経過しています）。

なお，患者自身は入院時のことを一切覚えていませんでした。このことから，入院によるせん妄と，いまでは考えています。

今回の症例で得た教訓

せん妄という現象が起こったとき，原因がただ1つだけではなく種々の原因が絡んでいるということを学びました。これは患者に起こる種々の症状の変化に応用できることです。普段の診療では多種の可能性を考慮し，患者を診察しています。しかし今回は，不慣れな緩和ケア＋講習を受けてきたという欺瞞が招いた結果と考えています。

彼が当院に来たときには，ただただ熱い男でした。しかし人一倍努力し，怒られてもめげませんでした。そして現在，日常診療において非常に頼りになります。しかも今回，原因はほかにも考えられますよというアドバイスのおかげで，治療がスムーズにできたと考えています。皆さんも彼のように努力し，後輩・他職種から一目置かれる薬剤師になっていただきたいと思います。

【引用文献】
1）小川朝生：がん・終末期のせん妄．月刊薬事，58：3463-3468, 2016
2）岸　泰宏：せん妄とは何か．月刊薬事，58：3423-3427, 2016

268

3) Tuma R, et al：Altered mental status in patients with cancer. Arch Neurol, 57：1727-1731, 2000

4) Lawlor PG, et al：Occurrence, causes, and outcome of delirium in patients with advanced cancer: a prospective study. Arch Intern Med, 160：786-794, 2000

5) Bush SH, et al：The assessment and management of delirium in cancer patients. Oncologist, 14：1039-1049, 2009

6) Tanaka R, et al：Incidence of delirium among patients having cancer injected with different opioids for the first time. Am J Hosp Palliat Care, 2016 ［PubMed：27034433］

7) Lipowski ZJ：Delirium：Acute Confusional States. Oxford University Press, 1990

8) ファイザー株式会社：リリカ，添付文書（2017年2月改訂，第10版）

9) Carroll MF, et al：A practical approach to hypercalcemia. Am Fam Physician, 67：1959-1966, 2003

10) 林　寛之：わけあり電解質の落とし穴Part3；低ナトリウム血症のちょい深いい話．レジデントノート，14：1949-1955, 2012

11) ネッド・H. カセム・編著，黒澤　尚，他・監訳：MGH総合病院精神医学マニュアル．メディカル・サイエンス・インターナショナル，pp99-100, 1999

Column　医師・看護師からも頼りになる薬剤師の存在

　4年前，私は退院調整の看護師として働くことになり，薬剤師の皆さんが病院内で大きな役割を占めていると感じました。医師・看護師が薬剤師に相談する場面を多くみることがあり，タイムリーに相談しあえる環境が整えられていると実感しました。

　在宅療養中の終末期のがん患者さんがオピオイド導入になり，外来受診をされたときのことです。前回から導入し痛みの軽減はあったのですが，強い眠気と軽度の吐き気が出現したため自己判断で中止されており，「この薬を飲むと自分ではなくなりそうで怖い」とおっしゃいました。以前から「自分で身の回りのことができなくなるのがいちばん怖い」と話されていた方で，痛みがあることよりも怖い思いをされているようでした。病状の進行は否めず，主治医は疼痛コントロールが必要と判断し入院を勧めましたが，ご本人は「夫が困るから入院は嫌」と話されました。主治医より外来担当薬剤師に電話で相談したところ，オピオイドの効果はあり，頓用では強い副作用の出現はないとの判断で，当面は疼痛時に頓用で使用する対応が外来でコントロールする分にはよいだろうという話でした。こうして薬剤師に相談したことも主治医からご本人に伝えて説明すると，安心されて帰宅され，その後しばらく痛みは増強することなく頓用の使用で過ごされていました。

　必要な薬を使用していくためには，患者さん本人や処方する医師にとっても副作用対策がとても重要で，副作用を予測し早期に発見し対応していく際には薬剤師の方々の力が大きいと思います。またその力を十分に発揮していくために，医師の医学的な判断や看護師が把握している患者さんの個別性など，それぞれの情報を互いに共有していくことが重要であると考えます。先の例はほんの一つですが，私が知る限りでは当院の薬剤師さんの多くは仕事に対して柔軟性があり，他のコメディカルと協同し，個々の患者さんの治療方針・目標に向かってそれぞれ何ができるのかという視点で取り組んでいると思います。

　患者さんたちが望むのは住み慣れた自宅で自分らしく生活をしていくこ

とですが，多くの患者さんが病気や障害を抱えて生活に戻ることになります。これから医療が発展していくなかで新しい薬が承認され使用も増えていき，それに伴い，より専門的な知識や情報による判断が必要になってくると思います。そのなかで薬剤師の皆さんの力は，いま以上に必要になってくると思います。

　今回このような執筆のお話があり，薬剤師さんのことを改めて考える機会をいただきました。院内にいて当たり前の存在であることを当たり前と思わず，私自身もチームの一員として多くのことを学び，今後も研鑽を積み重ねていきたいと思います。

　　　　　　　　　板垣　友子（昭和大学病院総合相談センター 退院調整看護師）

第2章 実践！3ステップで推論する副作用

Case 13
この「舌の動かしづらさ」はコリン作動薬によるものですか？

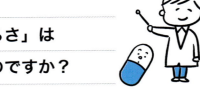

このケースを読み終わった後は

- コリン作動薬によるアセチルコリン過剰症状を説明できる。
- 病態生理学と解剖学と薬理学の教科書を読み直してしまう。
- アセチルコリン過剰症状がみられた場合の対応策を列挙できる。

今回の一例

53歳女性。11時前，「入院中の卵巣がんの患者さんが，舌が動かしづらいと言っている。内服している薬剤のなかに原因となるものはあるか？」と医師より電話にて薬剤師が問い合わせを受けた。ほかに症状があるかを尋ねたところ，「左肩がピクピクするようだ」との返答があった。この患者は7年前にStage Ⅲcの卵巣がんと診断され，手術療法を施行されている。その後，術後化学療法を約5カ月間施行した。5年前に右前縦隔部のリンパ節腫大，肺葉胸膜再発となり化学療法開始。3年前には上行結腸下部，右横隔膜下転移，腹膜播種が確認された。その後も，腹膜播種の増悪，腫瘍マーカーの上昇がみられ8次治療まで化学療法を行っていた。

21日前，8次治療であるドセタキセル（タキソテール®）単剤療法3サイクル目を施行。7日前，腹部膨満感，嘔吐，嘔気にて救急外来受診。イレウス疑いにて禁飲食，点滴加療目的にて入院となっていた。4日前，嘔吐消失，腸蠕動音聴取可能となり，排便・排ガスも認められ，昨日の朝より内服薬が開始・再開となっていた患者である。

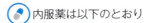内服薬は以下のとおり

プレガバリンカプセル（リリカ®）25mg	1回2Cap 1日2回　朝夕食後
トラマドールOD錠（トラマール®）25mg	1回2錠　1日4回　毎食後・就寝前
ロキソプロフェンナトリウム錠（ロキソニン®）60mg	1回1錠　1日3回　毎食後
レバミピド錠（ムコスタ®）100mg	1回1錠　1日3回　毎食後

13 この「舌の動かしづらさ」はコリン作動薬によるものですか？

ネオスチグミン散（ワゴスチグミン®）0.5%　　　　　1回3g　1日3回　毎食後

■患者に症状を確認するため病棟に向かうと，前傾姿勢で腹部をさすりながら医師と歩行している患者を見かけた。その顔には多量の発汗がみられた。患者がベッドに戻るのを確認後，舌の動かしづらさについて患者にOPQRST形式で聴取を開始した。聴取した内容をまとめると表1のようになった。

■問診後，看護師にバイタルサインの測定を依頼。血圧107/61mmHg，脈拍数65回/分 整，呼吸数16回/分，体温36.8℃，SpO$_2$ 98%（室内気），意識清明であった。その他の身体所見として，瞳孔は縮瞳（2mm/2mm），腸蠕動音が著明に亢進していることを追加情報として得た。また看護師へネオスチグミンとその他の薬剤の内服状況を確認すると，昨晩は腹痛が強くなったためネオスチグミンの内服を中止していた。

表1　舌の動かしづらさについて

O（発症様式）	2〜3時間かけて徐々に悪化
P（増悪・緩解因子）	増悪因子：ネオスチグミン内服 緩解因子：なし
Q（症状の性質）	
R（場所・放散の有無，関連症状）	嘔気がある 嘔吐なし 腹痛がある（いつもより強くなっている） 下痢なし 左上腕優位の両上腕の筋の攣縮 唾液が多量に出て止まらない 顔に発汗著明 呼吸苦なし 四肢に麻痺なし 視野欠損なし 頭痛なし めまいなし 構音障害なし
S（強さ）	
T（時間経過・日内変動）	昨日朝食後1時間後ぐらいから始まり，一度おさまるも昼食後にも同じタイミングで症状が出た。夕食後は症状がみられなかったが，本日朝食後は症状がひどくなった。いまは変わらない。

Step 1 被疑薬が原因である「もっともらしさ」を考える

　今回の患者さんには，舌の動かしづらさと，随伴症状として腹痛増悪，両上腕の筋の攣縮，流涎，多量の発汗といった症状がみられました。身体所見では，縮瞳がみられ，腸蠕動音が著明に亢進していました。バイタルサインは異常がないように思えますが，この患者さんの入院中の脈拍数は85回/分前後を推移しており，65回/分は徐脈傾向と考えました。以上の情報から，副交感神経が優位になっている状態を疑いました。服用をしている薬剤のなかで，副交感神経が優位となる原因薬剤は，コリンエステラーゼ阻害作用を有するネオスチグミンです。

　さらにネオスチグミンが原因であると考えた理由が，内服状況と症状発現の関係です。ワゴスチグミン®散のインタビューフォームによると，作用発現時間は45～75分，作用持続時間は3～6時間とされています[1]。この患者さんは症状が2～3時間かけて徐々に悪化し，次の食後である内服タイミングまでに症状は一度消失していました。食事の間隔が5時間程度であることを考えると，ネオスチグミンを内服してから症状発現までの時間と持続時間に相関があると考えます。またこの患者さんの場合，前日の夕食後分のネオスチグミンを，腹痛の悪化を理由に休薬していました。結果として，前日の夕食後分の内服中止時に症状は認められておらず，再度内服した翌日の朝食後には症状が認められていました（図1）。以上の理由から，今回の症状はネオスチグミンが原因の可能性が高いと考えました。

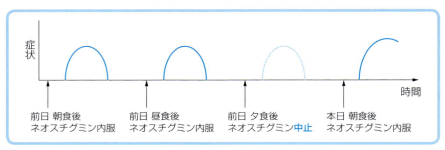

図1　ネオスチグミン内服状況と症状の推移

13 この「舌の動かしづらさ」はコリン作動薬によるものですか？

📄 副作用の基礎知識──アセチルコリン過剰症状ってなぁに？

> ネオスチグミン服用開始後まもなく出現した舌の動かしづらさ
> ＝ネオスチグミンによるアセチルコリン過剰症状

と短絡的であれ疑えるようにしておくのも，悪くないかもしれません。まずは知識を一度整理します。

中枢神経系は脳と脊髄，末梢神経系は12対の脳神経と31対の脊髄神経から構成されます。神経系は身体機能の調節という面で，3つの主要な部位からなります。感覚入力部，中枢神経系，運動出力部です。感覚受容器は身体の状態や周辺環境の状態を感知します。中枢神経系は脳と脊髄からなりますが，脳は情報を収集し，思考を生じ，望みを抱き，感覚に応じて身体が行う反応を決めています。それから適当な信号が神経系の運動出力部を通して伝達され，その人の望みをかなえます。また，神経系には自律神経系とよばれる大きな部分があります。自律神経系は交感神経と副交感神経に大きく区別されますが，無意識の下で働き，心臓の拍出活動，消化管の運動，多くの腺組織の分泌など，数多くの内臓機能をコントロールしています[2]（表2）。

アセチルコリンは，上記の神経系における多くの領域のニューロン，特に①運動皮質の大錐体細胞の終末，②大脳基底核の数種のニューロン，③骨格筋を支配する運動ニューロン，④自律神経系の節前ニューロン，⑤副交感神経系の節後ニューロン，⑥交感神経系の一部節後ニューロンから分泌されま

表2　身体各器官に対する自律神経の効果

	交感神経刺激の効果	副交感神経刺激の効果
眼（瞳孔）	散大	収縮
汗腺（エクリン腺）	多量発汗（コリン作動性）	手掌発汗
血管	多くは収縮	多くの場合ほとんど無効または無効
心筋	心拍数増加	心拍数減少
肺（気管支）	拡張	収縮
腸管腔	蠕動運動と緊張の低下	蠕動運動と緊張の亢進

〔御手洗玄洋・総監訳：ガイトン生理学 原著第11版．エルゼビア・ジャパン，2010より〕

275

第2章　実践！3ステップで推論する副作用

す。アセチルコリン過剰症状が疑われる場合は，表2に示したような自律神経で考えるのであれば，副交感神経刺激の効果が出ているかを確認していけばよいことになります（汗腺を除く）。

　この基礎知識をもとに，もう一度，患者さんの症状を考えてみましょう。患者さんの主訴は「舌の動かしづらさ」です。舌は第XII脳神経である舌下神経によって舌筋が支配されています。舌下神経は運動神経です。また，左上腕優位の両上腕の筋攣縮がみられました。上腕の筋肉は骨格筋ですから，運動神経によって支配されています。ネオスチグミンのコリンエステラーゼ阻害作用により，神経終末から放出されたアセチルコリンの分解が抑制された結果，筋の全般的興奮が惹起され，末梢神経症状として舌の動かしづらさと両上腕の筋線維束収縮が起きたものと考えられます。

　腹痛増悪，流涎，多量の発汗についても考えてみます。アセチルコリンが過剰となった場合，表2に示したように腸管の蠕動運動の亢進がみられます。患者さんには，下痢症状がないかの確認とともに腹痛の有無の確認をしました。問診上で気をつけた点は，この患者さんの場合，腹膜播種もあり，がん性疼痛コントロールのためロキソプロフェンやトラマドールを使用していたことです。ただ単に「腹痛はありますか？」では，通常に比べて腹痛に変化が起こっているかがわかりません。そのため，「いつもに比べて腹痛の増強がないですか？」と確認しました。唾液腺は副交感神経により強力に刺激され，多量の漿液性分泌を行います。患者さんも問診中にさらさらの唾液が出ており，ハンカチでぬぐうようなしぐさが数回みられました。汗腺は交感神経の刺激により多量の汗を分泌しますが，副交感神経の刺激にはまったく反応しません。汗腺を支配している交感神経の多くはコリン作動性です（手掌と足底を支配するアドレナリン作動性の発汗性交感神経は例外です）。他の交感神経線維がアドレナリン作動性であることとは対照的ですね。この患者さんの顔にも多量の発汗がみられました。

　呼吸困難は患者さんには認められませんでした。副交感神経が優位になると気道分泌過多になり，気管支収縮が起こります。この患者さんには，この時点では訴えがなかったものの，さらに症状が悪化すると呼吸困難が認められたと考えます。

　瞳孔も縮瞳しており，脈拍数も低下していることから，やはりアセチルコ

13　この「舌の動かしづらさ」はコリン作動薬によるものですか？

リン過剰症状が考えられます。原因としてはコリン作動薬であるネオスチグミンが疑われますね。

Step 2　被疑薬以外が原因である「もっともらしさ」を考える

　もしコリン作動薬以外が原因で舌の動かしづらさが認められていたらどうするの？ を考えていきましょう。

　「舌が動きづらい」という情報で，薬剤以外だと中枢神経系へのがんの転移や脳梗塞を思い浮かべました。まずは，ざっくりと頭に何か問題があって舌の運動ができない状態を考えたわけです。人は舌を動かす場合，大脳皮質から延髄の舌下神経核に運動指令が伝わります。舌下神経は延髄から始まり，舌下神経管を通って頭蓋から出て，迷走神経のかたわらを下行し，舌骨の上で舌根に入り，舌に分布します[3]。腫瘍や運動ニューロン疾患などの髄内病変により，舌下神経核と舌下神経は障害されます[4]。この患者さんの場合，7年前に卵巣がんの診断となっており，化学療法も8次治療まで行っています。他のがん腫に比べるとまれではありますが，卵巣がん患者さんの中枢神経系転移は1〜4％との報告があり，近年は増加傾向にあります[5]。

あう・あわない推論
四肢麻痺，構音障害がないため脳梗塞とは考えにくい！

　はじめに患者さんを見かけたとき，腹部をさすりながら前傾姿勢でしたが，問題なく歩行をしていました。またベッドに戻った後も，テーブルの上の物を取ったり置いたりすることが問題なくできたことから，四肢麻痺はないように思えました。また，患者さんの訴えは舌が動かしづらいというものでしたが，会話中で発音に違和感を覚えませんでした。

　今回は患者さんの動作や会話をしている姿から四肢麻痺や構音障害はなさそうだと考えましたが，もし脳梗塞を強く疑った際には「シンシナティー病院前評価」という脳器質的疾患のスクリーニング評価を行うとよいと思います。①鼻唇溝の浅溝化，②上肢バレー徴候，③構音障害の3つの所見をとり，1つでも異常があればその8割は脳卒中といわれています[6]。詳細は省きますが，③の構音障害を確認するときには「パタカ」と発音してもらいましょ

277

う。「パ」の発音には顔面神経,「タ」の発音には舌下神経,「カ」には舌下神経と迷走神経が機能するので,これらの神経に障害があると患者さんはうまく発音できません。

あう・あわない推論
頭蓋内圧亢進症状がなかったために,中枢神経系へのがん転移とは考えにくい！

この患者さんでは,頭蓋内圧が亢進したときにみられる頭痛,嘔吐,視野欠損などの症状はありませんでした。頭蓋内圧の正常は仰臥位で60〜180 mmH$_2$Oといわれています。脳転移により頭蓋内圧が上昇すると,脳の痛覚感受性組織（血管,神経,硬膜など）の偏位・牽引などによる頭痛,嘔吐中枢の圧迫刺激による嘔吐,視神経乳頭の浮腫による視力障害がみられることがあります。脳転移の大きさや場所にもよりますが,これらの症状がみられなかったことにより,脳転移の可能性は否定できませんが,可能性は低いと考えました。

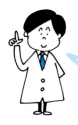

自分で思いつくその他の舌を動かしづらい病態についても,このように患者情報と照らしあわせて考えてみましょう!!

13 この「舌の動かしづらさ」はコリン作動薬によるものですか？

Step 3　考えをまとめてアクションへ

これは避けたい!?　期待されないコミュニケーション例

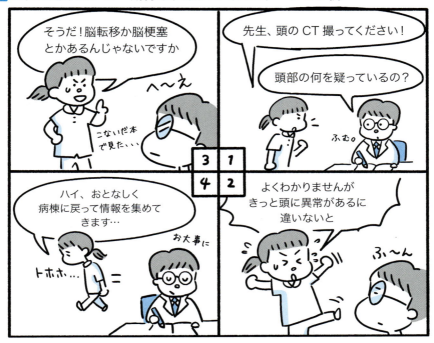

とりあえず頭に問題がありそうだから…と考えたのでしょうか。画像検査（血液検査も）は鑑別疾患をあげ，どのような結果が生じうるのかを想定できて初めて医師に依頼をするものではないでしょうか。病歴や身体所見を確認もせず，すぐに画像検査をお願いするのはやめましょう。

> **その他，薬剤師と看護師の避けたいパターン**
> ①「先生，舌の動かしづらさなんて添付文書にありません！」
> ②「先生，これってネオスチグミンが原因です。アトロピン注を処方してください！」
> ③「先生，何でこの患者さんにネオスチグミン使ったんですか!!」

　①はそのとおりですよね。舌の動かしづらさなどという副作用は添付文書に記載がありません。薬剤師は副作用を疑ったときに添付文書を確認しますが，該当する症状があろうとなかろうと，その可能性が起こりうるかどうか

279

を病態生理・薬理作用・薬物動態などからも改めて考えたいですよね。患者さんは自分に起きている症状をいろいろな表現で私たちに伝えてくれます。添付文書にそのままの副作用の記載があったから「その可能性は否定できませんね」、もしくは記載がなかったから「その可能性はありませんね」などという情報提供はやめましょう。

②は一見正しいように思いますが、本当にこれでよいでしょうか？　まずは、ネオスチグミンが原因と考えられるアセチルコリン過剰症状に、拮抗薬としてアトロピンは本当に必要なのかを考えましょう。拮抗薬を思いついたのは良いことですが、薬剤を提案する場合には適切な用量と用法、そして使用期間などをあわせて情報提供したいですね。そのような点でも、もう一歩というところでしょうか。

③は、どんな場合においても自分以外の他の医療者を責めてはいけません。この患者さんに対して、本当にネオスチグミンの内服を開始すべきだったかは大きな疑問が残ります。腹膜播種があり、がんによる腸管の癒着が起こっているとすれば、腸管を無理に動かすと痛みが増すばかりでなく、最悪の場合は腸管穿孔が起こる可能性もあります。このような患者さんの腸管は基本的には安静にしたいところです。実際は、処方が出る前に医師や看護師と薬剤師が、患者さんの病態を踏まえた薬剤のディスカッションができるといいですよね。薬剤師と看護師は、自分の考えとは異なる処方がなされたとしても、主治医の思いに配慮しつつ、適切にコミュニケーションをとりながら処方提案ができるとよいと思います。

症例の特徴をまとめる——不確かさもそのまま大切に

医師から問い合わせがあったことを踏まえて、さらに薬剤師の目線で患者さんの状態を的確に把握し、医師に考えを伝える必要がありますよね。

- 腹痛増悪，流涎，多量の発汗，両上腕の攣縮が認められる
- 呼吸困難感はない
- 脈拍が低下傾向であり，縮瞳が認められる
- ネオスチグミンを内服してからの症状発現までの時間と持続時間が，患者の状態と合致している
- ネオスチグミン内服のリチャレンジ・デチャレンジが陽性である

13　この「舌の動かしづらさ」はコリン作動薬によるものですか？

　今回のケースは，医師から他病棟入院中の患者さんについて薬剤師が電話相談を受けた症例です。医師は薬剤の可能性を疑っていたので，薬剤師として患者さんが内服していた薬剤5種類のなかから，「舌の動かしづらさ，左肩がピクピクしている」という情報で，可能性のある薬剤を考えていきました。脳転移などの中枢神経系の異常を疑いつつも，運動障害が起こりうる薬剤を考えたときに，5種類のなかからコリン作動薬であるネオスチグミンを疑いました。ネオスチグミンが原因であることを確認するために，アセチルコリンが過剰になった場合，どのような生体反応が起こりうるかを考えながら，病棟に赴き，OPQRST形式を使用し，現病歴を詳細に聴取しました。その結果，腹痛増悪，流涎，多量の発汗が認められ，さらに脈拍が低下傾向であり，縮瞳があることがわかりました。また内服状況を確認し，内服から症状発現までの時間と持続時間が患者さんの状態に合致していること，リチャレンジ・デチャレンジ陽性であることがわかりました。その結果，ネオスチグミンの可能性がかなり高いと考えました。

デキると思われるかも??　聴取のポイント

1. いつから症状が出ているのか，持続しているのか
2. 主な症状以外にどのような症状があるのか（オープンクエスチョンではなく，クローズドクエスチョンで聴くことも重要）
3. 薬剤の使用状況
4. 患者の様子全般

押さえておきたい医薬品によるアセチルコリン過剰症状

　アセチルコリン作用が過剰になることにより，平滑筋や腺の活動が異常に亢進して，気道分泌過多，気管支収縮などが起こり呼吸困難を伴う危険な状態になったものをコリン作動性クリーゼといいます。薬剤師としては絶対に知っておきたい知識です。そのためにもアセチルコリン過剰症状を起こす可能性のある薬を知っておくことは重要ですね。また，薬の専門家である薬剤師はアセチルコリン以外にも，薬剤を含む化学物質を摂取したときにみられる生体反応をまとめて整理しておきたいですね（表3）。

　さて，いろいろ考えてきた結果をどのように医師に伝えるのか，考えていきましょう。

第2章　実践！3ステップで推論する副作用

表3　トキシドローム

	血圧	脈拍	発熱	興奮	汗	腸蠕動	分泌	瞳孔
交感神経様作用					↑	↓	↓	○
抗コリン作用	↑	↑	↑	↑	↓	↓	↓	○
セロトニン作動性					↑	↑↑	↑↑	○
離脱症候群					↑	↓	↓	○
コリン作動性		↓			↑	↑	↑↑	○

どうアクションするべき？　書いた人はこう考える

　今回のケースでは，医師も医薬品を原因として疑っていました。その考えに同意するように，医薬品が原因であることがなぜもっともらしいか，患者の症状に照らし合わせて医薬品使用状況や特性についてより詳細に話をすれば，「おぉ！」と思ってもらえるかもしれません。

　追加したOPQRST形式で，患者さんは増悪因子を「ネオスチグミン内服」と言っています。患者さんもまたネオスチグミンが怪しいと思っているわけです。このようななか，薬剤師が「ネオスチグミンが原因だ！」などと言い放ったとしてもあまり役には立ちません。この患者さんが苦しんでいる症状はどのようにしたら軽快するのか，それはいつ頃なのか，また悪化する可能性があるとしたらどのような症状が出るのか，そのときの対処法はどのようなものを考えているのかを，医師・看護師そして患者さんに丁寧に説明する必要があります。

　一方，医師が医薬品以外を疑っていた場合，自分がいかに医薬品を疑っていてもっともらしい情報をもっていても，医師の考えをひとまず尊重するスタンスでいましょう。医薬品のことを熟知した薬剤師であっても，医薬品以外の可能性について熟知しているわけではありません。「自分の考えはいつも間違っているのかもしれない」くらいのスタンスがちょうど良かったりします。医師とのコミュニケーションが良好な場合はすぐに自分の意見を伝えてもうまくいくでしょうが，まだあまりコミュニケーションをとれていないような場合は特に，伝えるべき情報を客観的に伝え，医師の判断に任せましょう。

13 この「舌の動かしづらさ」はコリン作動薬によるものですか？

実際はこうなりました！

　まず，患者さんの症状（腹痛増悪，流涎，多量の発汗，両上腕の筋攣縮，縮瞳，脈拍数低下）がアセチルコリン過剰症状と考えられることを伝え，原因がコリンエステラーゼ阻害薬であるネオスチグミンであることを伝えました。医師にはネオスチグミンの中止を提案し，いままでのネオスチグミン内服後の経過，体内動態，コリンエステラーゼ阻害作用が可逆的であることを踏まえると夕方には症状が消失すると考えられることを伝えました。しかしながら，今後症状が悪化し，呼吸困難，徐脈が認められるようであれば，アトロピン注を1回0.5 mgで静脈注射することを伝えました。患者さんにも，ネオスチグミンを中止すること，現在の症状は夕方までに徐々に改善していくと考えられること，医療スタッフは頻回に症状が悪化してないかを確認しに来るけれども，もし呼吸が苦しいなどを感じるようなことがあれば，すぐに伝えてほしい旨を説明しました。

医師からのKey Message
岸田　直樹

　本症例は，医師がすでに薬剤性を疑っていたという背景はありますが，副作用の可能性を高めるためにも薬剤性以外の原因について情報収集し，もっともらしさの確認をしていたのは素晴らしいと感じます。医師から「薬剤性じゃない？」と言われると，つい薬剤のことばかりに目が行ってしまうでしょう。薬剤師が入ったことでより薬剤性に引っ張られ，非薬剤性の病態を見逃し重篤な転帰になることがありますので注意しましょう。「何でも薬剤のせいにするな！」と思うくらいがちょうどよいと思いますが，口には出さないようにしましょう。

　さて，本ケースで，薬剤性の疑いをより妥当なものとした一番の情報は，図1と，各薬剤に関する作用発現時間・作用持続時間の情報と被疑薬との相関性です。この客観的情報の説得力は極めて大きいでしょう。医師でもできるのでは？　と感じると思いますが，この情報収集は臨床では至難の業です。それぞれいつ飲んだか？　は看護師さんもきちんと把握していないことがあります。また，患者さんも正確に覚えていないということもあります。何よ

第2章　実践！3ステップで推論する副作用

り医師には「きちんと飲んでいないなんて言ったら怒られるのでは？」という感情を抱きやすく，嘘をつかれることが多々あります。実は看護師さんも，患者さんがきちんと飲めていないのに「きちんとやってます」と嘘をつくことがあります。こちらがうまく聞かないと，自分がとがめられていると感じやすいものです。例えばバンコマイシンの血中濃度がどう考えてもおかしいとき，看護師さんに「きちんと採血しましたか？」なんて聞くと，「私がちゃんとやってないって言うんですか（怒）」なんて言われることもあるのです。採血の時間がずれているのを怒られると思って隠す場面によく出会います。ということで，薬と症状発現のタイミングに関する詳細で正確な情報は，医師には意外に入手困難なのです。

　また，医師・患者に配慮した情報提供が素晴らしいですね。副作用かどうか？ は最終的には判断が難しいことが多いので，本ケースのように投与時間との関係についての決定的な情報を握っていても断定的な言い方をせず，医師を非難することなく情報提供することが大切と感じます。特に，「副作用＝薬剤中止」であるとは限りません。本当に必要な薬であれば，副作用があってもその程度により継続します。つまり，真に中止すべき副作用か？ 中止するのであれば代替薬の提示――ここまでできて副作用推論と考えます（岸田が執筆した巻頭レクチャーを参照のこと）。薬に関することは薬剤師さんにお任せしたくなる，そんな気にさせるケースだったと思います。ぜひ，皆さんも信頼される薬剤師になってください。

【引用文献】

1) 塩野義製薬株式会社：ワゴスチグミン散，インタビューフォーム（2016年12月改訂，第6版）
2) 御手洗玄洋・総監訳：ガイトン生理学 原著第11版．エルゼビア・ジャパン，2010
3) 坂井建雄，他・監訳：プロメテウス解剖学アトラス 頭頸部/神経解剖 第2版．医学書院，2014
4) 福井次矢，他・日本語版監修：ハリソン内科学 第3版．メディカル・サイエンス・インターナショナル，2003
5) Rodriguez GC, et al：Improved palliation of cerebral metastases in epithelial ovarian cancer using a combined modality approach including radiation therapy, chemotherapy, and surgery. J Clin Oncol, 10：1553-1560, 1992
6) 川口　崇，他・編著：ここからはじめる！ 薬剤師のための臨床推論．じほう，pp113-114，2013

第2章 実践！3ステップで推論する副作用

Case 14
この「低カリウム血症」は
利尿薬によるものですか？

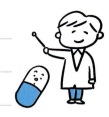

このケースを読み終わった後は

- 利尿薬による低カリウム血症の特徴を説明できるようになる。
- カリウムを低下させる薬剤，および薬剤以外の要因について列挙できるようになる。
- 利尿薬による低カリウム血症を疑ったとき，そのもっともらしさを言えるようになる。

今回の一例

　28歳の女性。10年前に原発性肺高血圧と診断され，呼吸器内科に通院中であった。定期外来受診日に，足の痺れおよび痛みのため1週間前より歩行も困難であるとの訴えがあり，重度の低カリウム血症（血清K 2.4 mEq/L）を認めたため緊急入院となった。

　3カ月前に肺炎に罹患し，1週間程度抗菌薬投与にて加療した。肺炎は改善したものの，その頃より食欲不振が出現し，やがて両下肢の痺れが出現した。痺れは両膝以遠に認められ，触るだけでピリピリするという。また，食欲不振のためゼリーや市販の栄養調整食品しか摂取できていないとのことであった。嘔気・嘔吐，下痢などの消化器症状は認めなかった。この3カ月で体重が8 kg減少していた（身長150 cm，体重40 kg，BMI 17.8）。

　原発性肺高血圧と診断された同年より，境界性パーソナリティ障害あるいは気分変調症が疑われ精神科にてフォローされている。現在は，双極性障害も考慮して処方されたバルプロ酸ナトリウム徐放錠200 mgが奏効したことから下記の薬剤を内服している。また，アルコール依存症があり，飲酒をしない日を設けるように指導されていたが，飲酒を入院の1週間前まで続けており，焼酎1日500 mL程度，多いときには1,000 mL摂取していた。消化器内科では腹部エコーにより脂肪肝も指摘されていた。

第2章 実践！3ステップで推論する副作用

 持参薬は以下のとおり

【呼吸器内科】

フロセミド錠（ラシックス®）20mg	1回1錠	1日2回	朝昼食後
ボセンタン錠（トラクリア®）62.5mg	1回1錠	1日2回	朝夕食後
タダラフィル錠（アドシルカ®）20mg	1回1錠	1日2回	朝夕食後
L-アスパラギン酸カリウム錠 （アスパラ®カリウム）300mg	1回2錠	1日3回	毎食後
ビタミンB_1・B_2・B_6・B_{12}配合錠 （ノイロビタン®）	1回1錠	1日3回	毎食後

【精神神経科】

レボメプロマジン錠（ヒルナミン®）5mg	1回2錠	1日1回	就寝前
フルニトラゼパム錠（サイレース®）1mg	1回2錠	1日1回	就寝前
バルプロ酸ナトリウム徐放錠（セレニカ®R） 200mg	1回2錠	1日1回	就寝前

■入院時バイタルサイン

血圧104/50mmHg，体温37.2℃，脈拍数93回/分，SpO$_2$ 97%（室内気），呼吸困難感なし

■検査所見（異常値のみ）

- 肝機能検査値異常（AST 81U/L，γ-GTP 164U/L）と低アルブミン血症（Alb 3.4g/dL），低マグネシウム血症（Mg 1.4mg/dL）が認められた。
- 尿生化学検査（随時尿）より，尿K 50mEq/L，尿Cl 27mEq/L，尿Cr 1.71mg/mLと尿中K排泄亢進が認められた。血液ガス分析（室内気）よりpH 7.55，pO$_2$ 67mmHg，pCO$_2$ 47mmHg，HCO$_3^-$ 41.1mEq/Lで代謝性アルカローシスであった。

■薬歴と血清Kの推移（臨床検査値は薬剤開始後または用量変更後最初の結果）

- 入院10年前にボセンタン錠開始，7年前にシルデナフィル錠開始し，開始前後の血清Kは基準値内であった。3年前にシルデナフィル錠中止，タダラフィル錠開始となっている。6年前にフロセミド錠を1日10mgから開始し，5年前に20mg，4年前に40mgへ増量するに伴い血清K 3.3mEq/Lまで低下した。
- 図1に直近5カ月の血清Kの推移を示す。入院4カ月前に血清K 2.4mEq/Lまで低下し，L-アスパラギン酸カリウム錠の内服が開始となった。肺炎罹患後に低K血症が進行したためL-アスパラギン酸カリウム錠が増量されたが，血清K 3.0mEq/L以下が続いていた。また，痺れに対しビタミンB_1・B_2・B_6・B_{12}配合錠が開始されたが症状の改善は乏しかった。入院後の精密検査にて原発性肺高血圧の悪化は認められなかった。薬剤師は，足の痺れと痛みおよび食欲不振の原因はフロセミドの副作用による低K血症と考えた。そこでフロセミドの内

14 この「低カリウム血症」は利尿薬によるものですか？

服継続について医師に相談することとした。

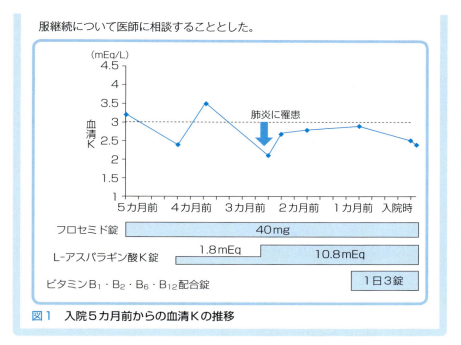

図1 入院5カ月前からの血清Kの推移

Step 1 被疑薬が原因である「もっともらしさ」を考える

　低K血症とは血清K値3.5mEq/L未満の場合をいい，2.5〜3.0mEq/Lが中等症，2.5mEq/L未満は重症と定義されます．2.5mEq/L未満の重症ないし急速な低下時には，心臓，筋肉，消化管，腎などに症状が出現します（表1）．特にジギタリス製剤内服中の患者では，低K血症による致死性不整脈が起こりやすいため血清K値のモニタリングが重要となります．また，低Mg血症を併発するとより不整脈の危険が高まるため注意が必要です．まれ

表1 低K血症の症状

心臓	不整脈*
筋肉	筋力低下，倦怠感，麻痺，横紋筋融解，テタニー，筋痙攣
消化管	イレウス，食欲不振，嘔気・嘔吐
腎	多尿，腎機能障害

＊：ジギタリス製剤内服時は不整脈を来しやすいため注意！

第2章　実践！3ステップで推論する副作用

な症状ですが，低K血症により神経障害を呈することが報告されています[1]。

　本症例では，低K血症の症状とみられる痺れ，歩行困難，食欲不振を呈していました。フロセミドはNa排泄亢進により尿量を増やすとともに，Kの排泄を亢進します。そこで，フロセミドによる副作用の低K血症を考慮します。しかしながらフロセミドを6年前より内服しており，用量は4年前より変わらないにもかかわらず約3カ月前より低K血症の増悪がみられ，薬剤性以外にも何らかの原因が存在すると考えられました。

副作用の基礎知識──利尿薬による低K血症ってなぜ起こるの？

> ループ利尿薬＝低K血症

　利尿薬は，尿量を増加させる薬物と定義され，代表的なものには，ループ利尿薬，サイアザイド系利尿薬，アルドステロン受容体拮抗薬があります。すべての利尿薬はNaの排泄を促進します。K保持性利尿薬は血清K値を上昇させますが，ループ利尿薬は内服によって血清K値が低下します（表2）。

（1）利尿薬によるK排泄の特徴

　ループ利尿薬は，Na再吸収の30％を担っているヘンレ係蹄上行脚のNa-K-2Cl共輸送体を阻害する最も強力な利尿薬です。ループ利尿薬で低K血症が起こるメカニズムは以下のとおりです。Na再吸収阻害作用により，集合管に到達するNaが増加します。その結果，遠位尿細管でのNaとKの交換が活発になりK排泄量が増加します。さらに，循環血漿量の減少がアルドステロンの分泌を亢進するためK排泄量が増加し，低K血症を起こします[2]。

表2　利尿薬による血清電解質の変化

薬剤	作用機序	Na	K	Cl	Ca	Mg
ループ利尿薬	近位尿細管のヘンレ係蹄上行脚のNa-K-2Cl共輸送阻害	⬇	⬇	⬇	⬇	⬇
サイアザイド系利尿薬	遠位尿細管のNa-Cl共輸送阻害	⬇	⬇	⬇	⬆	⬇
K保持性利尿薬	遠位尿細管のアルドステロン作用に拮抗（アルドステロン受容体拮抗薬）	⬇	⬆	⬇	⬇	⬆

14　この「低カリウム血症」は利尿薬によるものですか？

さらに，Ca，Mgの再吸収が低下して低Ca血症，低Mg血症が起こります。

　サイアザイド系利尿薬もループ利尿薬と同様に低K血症を起こします。しかし，ループ利尿薬と異なり高Ca血症が起こります。

　K保持性利尿薬のうち，アルドステロン受容体拮抗薬は，遠位尿細管でアルドステロンの作用に拮抗して働き，遠位尿細管におけるNaとKの交換を阻害し，Na排泄量を増加させます。利尿作用としては弱いですが，ループ利尿薬，サイアザイド系利尿薬と異なり血清Kを上昇させる作用をもつため，他の利尿薬と組み合わせて電解質を補正する目的で使用されることが多い薬剤です。

　尿生化学検査の結果より，尿中へのK排泄亢進があるかどうかを評価することができます。正確な1日K排泄量測定には蓄尿が必要ですが，ある1点の採尿結果（随時尿）でも評価の参考とすることはできます。低K血症があり，尿K 30〜40mEq/L以上，尿K/尿クレアチニン（Cr）比が13mEq/gCrを超えていれば，不適切な排泄亢進であるといえます[3]。本症例の場合，随時尿で尿中K 50mEq/L，尿中Cr 1.71mg/mLより，尿K/尿Cr比＝29.2mEq/gCrであったことから，尿中へのK排泄の亢進があることがわかりました。

（2）利尿薬による代謝性アルカローシス

　ループ利尿薬やサイアザイド系利尿薬は，H^+の排泄亢進とそれに伴う重炭酸イオン（HCO_3^-）の体内への吸収亢進やアンモニウムイオン（NH_4^+）の排泄亢進，塩素イオン（Cl^-）欠乏により，代謝性アルカローシスを来します。代謝性アルカローシスは，Hの細胞外への放出とそれに伴うKの細胞内への取り込みを誘発し低K血症の原因となるほか，腎臓でのK排泄の亢進にも関与します。

　本症例の酸塩基平衡を評価します。血清HCO_3^-またはpCO2の一次性変化があり，かつpH<7.4であればアシドーシス，pH>7.4であればアルカローシスとなります。血液ガス分析結果（室内気）より，血清HCO_3^- 41.1mEq/Lと著しく上昇しており，pH 7.55ですからアルカローシスとなります。また，pCO2 47mmHgと上昇が認められたことから，HCO_3^-が上昇して代謝性アルカローシスとなり，代償性に呼吸性アシドーシスを来しているものと考えられます。

第2章　実践！3ステップで推論する副作用

（3）利尿薬による低K血症のエビデンス

　上述のように，ループ利尿薬やサイアザイド系利尿薬の副作用により尿中K排泄亢進や代謝性アルカローシスが引き起こされ，低K血症を生じます。利尿薬による低K血症の出現は，フロセミドを平均75mg（20〜120mg）の使用で，約0.3mEq/LのK低下が認められたという報告があります[4]。したがって，Kの基準値である3.5mEq/Lよりは低下しますが，3.0mEq/Lを切るような治療を要する低K血症になる頻度はそれほど高くないと考えられます。出現時期に関しては，ループ利尿薬やサイアザイド系利尿薬による低K血症の多くは投与開始後2〜3週の間に起こることが多いといわれています[5]。したがって，本症例で数年来にわたりフロセミドを内服しているにもかかわらず，直近の3〜4カ月で重篤な低K血症を生じた点には疑問が残ります。

Step 2　被疑薬以外が原因である「もっともらしさ」を考える

　Kが低下する要因としては，①摂取不足，②細胞外から細胞内への移動，③喪失亢進が考えられます。Kは体内に約3,000mEqあり，主として細胞内に存在します。血漿では3.5〜5.3mEq/Lですが，細胞内ではその30倍以上の110〜150mEq/L存在します[6]。

（1）摂取不足

　通常の食事により1日に約50〜100mEq程度のKが経口摂取されます。正常な腎臓は，Kが欠乏している際には尿中のKの排泄を15〜25mEq程度まで低下させますが，完全に0にはなりません。そのため，摂取不足が長期間続くことにより低K血症が起こりえますが，摂取不足のみが原因となることはまれです。

（2）細胞外から細胞内への移動

　KはNa-K-ATPaseというポンプにより細胞内に取り込まれます。インスリンはNa-K-ATPaseポンプを活性化し，細胞外のKを低下させます[7]。また，アドレナリンもβ受容体を介してKを細胞内に取り込む作用を有し，β_2刺激薬も同様に血清Kを低下させます。

（3）喪失亢進

　Kの尿中への排泄は1日約60mEqで，原尿中のKの約90%が再吸収され

290

14 この「低カリウム血症」は利尿薬によるものですか？

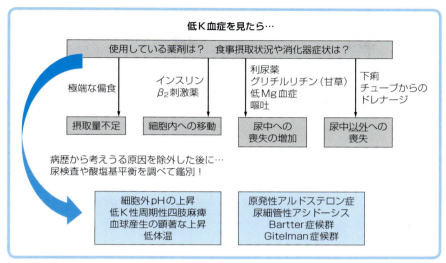

図2 病歴からの低K血症へのアプローチ

ます。尿中へのK排泄亢進の代表的な原因は多尿や利尿薬です。ほかには，Kを尿細管に分泌しているアルドステロンが過剰になってしまう原発性アルドステロン症などがあります。盲点としては，甘草に含まれるグリチルリチンという成分によっても低K血症を生じることがあります（後述の「押さえておきたい低K血症の原因となる医薬品」参照）。また，胃液中のK濃度は低いですが，嘔吐によって胃液を多量に失い水分量が低下すると，尿細管でのK分泌機構が働いてK排泄が亢進してしまいます。一方，腸液のK濃度は20〜50mEq/Lと高いため，下痢がひどい場合には腸液が多量に失われ，低K血症を生じることがあります[8]。

低K血症の原因は病歴で絞り込めることが多いため，まず病歴で考えられる原因をあげて，あたりをつけます（図2）。そのうえで，尿生化学検査結果や血液ガス分析のデータもあわせて低K血症の原因について考えていきます。

本症例では，利尿薬使用中であり尿中K排泄亢進と代謝性アルカローシスが認められるほか，約3カ月前から食欲不振があったこと，アルコール多飲があったというエピソードからいくつかの原因を考えました。

第2章　実践！3ステップで推論する副作用

あう・あわない推論

病歴より食事摂取量の低下あり，Kの摂取量が不足している!?　しかし，尿中へのK排泄量の亢進もあるので，摂取不足だけでは説明できない！

　本症例の入院時の聴取から，著しい体重減少を伴う食欲不振がありゼリーや栄養調整食品しか摂取できず，総カロリーは少なく，さらに偏った内容であったことがうかがえます。したがって，K摂取量が不足していた可能性は十分にあります。もともとフロセミドを使用していて血清Kが低く，ここに食事摂取不良が重なり，2.5 mEq/L以下に下がるような重篤な低K血症を生じたものと考えられます。一方で，低K血症の症状としても食欲不振が生じるため，食欲不振と低K血症のどちらが先に生じたかを決定づけるのは難しいと考えられます。

あう・あわない推論

アルコール多飲による低Mg血症が低K血症の原因か!?　尿中へのK排泄の亢進がある点もあう！

　KとMgは連動しており，低Mg血症により低K血症が誘発される場合があります[9]。そのため，低Mg血症も低K血症と同時に補正する必要があります。すなわち，カリウム製剤投与にもかかわらず反応に乏しい場合には，必ず低Mg血症を考慮する必要があります。低Mg血症は，ループ利尿薬やサイアザイド系利尿薬のほか，アルコール多飲によっても起こります[10]。本症例ではアルコール依存症の病歴があり，入院1週間前まで焼酎1日500 mL程度，多いときには1,000 mL摂取していました。さらに，入院時に低Mg血症（Mg 1.4 mg/dL）があり，血清Kと同時に血清Mgを補正する必要があると考えられます。

あう・あわない推論

実は原発性アルドステロン症で低K血症を来している!?　しかし，尿中へのK排泄が増加している点はあうが，高血圧など原発性アルドステロン症の特徴的な症状がない！

　原発性アルドステロン症は，副腎からアルドステロンというホルモンが過剰に分泌され，高血圧や低K血症を示す病態です。原発性アルドステロン症

292

14 この「低カリウム血症」は利尿薬によるものですか？

の診断にはアルドステロン濃度，レニン活性などを測定する必要がありますが，高血圧の病歴がないことからまずは否定的と考えてよさそうです。

ほかにも，尿中へのK排泄が亢進する疾患にはGitelman症候群やBartter症候群などもあります。しかし，まずはよくある原因を考え，改善しなかった場合にまれな原因について考慮するのが効率的だと考えられます。

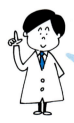

自分で思いつくその他の低K血症の病態についても，
このように患者情報と照らしあわせて考えてみましょう!!

第2章　実践！ 3ステップで推論する副作用

Step 3　考えをまとめてアクションへ

これは避けたい!?　期待されないコミュニケーション例

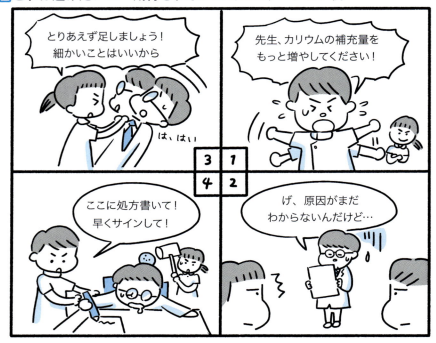

具体的ではありませんがKの補充量について指摘しています。緊急性があればまずKの補正をする必要性があるため，間違った介入ではないでしょう。しかし，そもそもの原因を解消しないと補充をしても改善しない場合があるので注意が必要です。

> **その他，薬剤師と看護師の避けたいパターン**
> ①「先生，内分泌代謝内科にコンサルトしてください！」
> ②「先生，フロセミドが原因なので中止してください！」
> ③「先生，アルドステロンとか調べたほうがいいんじゃないですか？」

①は，電解質異常だから内分泌代謝内科に丸投げと考えたのでしょうか。コンサルトに必要な情報を提供するならともかく，コンサルトするかどうかは医師が決めるわけです。これはやめておきましょう。

②は「フロセミド＝低K血症」という図式が頭に浮かんだのか，断定して

294

14　この「低カリウム血症」は利尿薬によるものですか？

います。薬剤の開始時期とその他の病歴も含めて，可能性を提示することはできますが，断定はやめておきましょう。また，治療上必要な薬剤を中止する場合は代替薬を提案する必要がありますね。

　③は，いきなり検査を！　と考えたようですが，しっかりと病歴を聴取しているのでしょうか？　ある程度まで病歴で原因を絞り込んでからでないと，検査をしてもかえって情報が増えて混乱してしまったり，まれな疾患に振り回されてしまったりすることになります。

症例の特徴をまとめる──不確かさもそのまま大切に

　まず低K血症の緊急性を判断します。K 2.5mEq/L以下となるような重篤な場合はすぐに対処すべき状態です。また，低K血症の症状がある場合は緊急性があるといえます。低K血症の原因探索時には，尿中への排泄亢進があるかどうか，および病歴による除外診断であたりをつけることができます。つまり，先ほどの図2に示したような低K血症の原因となりうる要因がないかどうかを調査します。そこで，本人や家族などから原因となりうる利尿薬，β_2刺激薬，インスリンの使用歴を聞くことが重要です。同時に，食事摂取状況や下痢，嘔吐の有無を聴取し原因を探索します。特にジギタリス製剤を内服中の場合は低K血症により不整脈が誘発されて致死的となるため，ジギタリス製剤の内服の有無も確認する必要があります。

　本症例では，入院時，不整脈はなく心電図上異常も認めなかったものの，低K血症が原因とみられる痺れや歩行困難といった症状が出現しており，早急にKを補正する必要があると考えられました。

　本症例の低K血症の原因として，数年来内服している利尿薬によりもともと軽度の低K血症があり，そこに食事摂取量の低下によるK摂取不足やアルコール多飲による低Mg血症が引き金となり，入院時K 2.4mEq/Lまで低下したと考えられます（図3）。

　本症例では入院前にもL-アスパラギン酸カリウム錠内服によりK補充が行われていましたが，低K血症の改善は乏しい状況でした。その理由にはK補充量が1日10.8mEqと，中等度の低K血症を来している患者に対して少なかった可能性が考えられます。また，利尿薬による尿中へのK排泄亢進や低Mg血症の合併があるため，K補充に対しても難治性であったことが考えら

295

第2章　実践！3ステップで推論する副作用

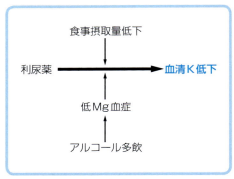

図3　本症例の低K血症発症のスキーム

れます。また，利尿薬による低K血症にはK補充よりもK保持性利尿薬の投与が有効であったとの報告があります[4]。そこで，利尿薬の中止・変更についても考慮する必要があると考えられました。

> **デキると思われるかも??　聴取のポイント**
> 1. 不整脈や筋力低下，食欲不振など低K血症の症状はないか？
> 2. 利尿薬，β_2刺激薬，インスリンの使用はないか？
> 3. 隠れた内服歴（下剤，漢方薬など）がないか？
> 4. 食欲不振，下痢，嘔吐はないか？
> 5. K補充がなされているにもかかわらず低値ではないか？

押さえておきたい低K血症の原因となる医薬品
——ステロイドやグリチルリチン酸含有製剤でも低K血症が起こる!?

え!?　こんな医薬品が低K血症を引き起こすの？　という医薬品がありますので押さえておきましょう。

低K血症は，副腎皮質ホルモン（ヒドロコルチゾンなど），グリチルリチン酸含有製剤の副作用である「偽アルドステロン症」でも起こります。この副作用は，グリチルリチン酸がアルドステロンと同じように塩分貯留とK排泄を引き起こす作用を示すことから，偽アルドステロン症といわれています。グリチルリチン酸は肝臓を保護する薬に含まれるほか，漢方製剤の原料生薬である甘草の主成分もグリチルリチン酸であるため注意が必要です。特に1日量として2.5g以上の甘草を含有する漢方製剤は偽アルドステロン症を

14 この「低カリウム血症」は利尿薬によるものですか？

起こしやすいといわれています。市販薬にもグリチルリチン酸や甘草が含まれる製剤があり，患者さんが自身の判断で内服している医薬品にも注意が必要です。

また，低K血症の副作用は，Kを低下させる薬剤を複数併用することでより増強されます。最近は「ポリファーマシー」という言葉も話題となっており，多剤併用の例も考えられます。最初に副作用の出現がなくとも，新たに薬剤が追加となった場合はより注意深くみていく必要があります。さらに，痩せるための下剤の乱用などによりK喪失が起こり，低K血症を来した例も報告されています。患者さんの体格や生活歴などもヒントになるかもしれません。市販薬を含めた薬歴聴取，面談を行ったときの自分の感覚も大切にして，原因を探っていきましょう。

どうアクションするべき？　書いた人はこう考える

入院後速やかに，塩化カリウム注とアミノ酸・ビタミンB_1加総合電解質液により補正が開始され，Kの補充量は30.8mEqと増量されました。しかし，入院3日後の血清Kは2.6mEq/Lと低値でした。

医師もフロセミドを低K血症の原因の一つとして考えていましたが，原発性肺高血圧の治療上必要な薬剤であることから，薬剤の中止については慎重に検討しているとのことでした。副作用のモニタリングも大切ですが，原疾患の診察を行っている医師の意見はもちろん尊重すべきです。頻繁に情報共有しながらともに考えていく姿勢が重要です。

実際はこうなりました！

医師との協議の結果，フロセミドは中止となり，代替薬としてK保持性利尿薬であるスピロノラクトンに変更となりました。フロセミド中止後2日間で血清K 3.8mEq/Lまで回復し，塩化カリウム注は中止となりました。1週間後には血清K 3.6mEq/L，血清Mg 2.1mEq/Lとなり，食事がほとんど摂取できるようになったため総合電解質液も中止となりました。

精神神経科に通院中でしたが，著しい気分の低下はないことから，食欲不振は低K血症により引き起こされた可能性が考えられました。同時に足の痺れや痛みが改善し，病棟内での歩行も可能となりました。低K血症の是正後に改善していることから，足の痺れや痛みに関しても低K血症が原因であったことが

考えられました。
　利尿薬変更により原疾患の原発性肺高血圧の悪化は認められず，血清K 3.5mEq/L以上を保てていたことから退院となりました。

医師からのKey Message
鋪野　紀好

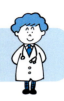

　本症例は，①ループ利尿薬，②アルコール多飲による低Mg血症，③食事摂取量低下が複合的に関連し低K血症を呈した症例です。生物・社会・心理的問題と多岐にわたる問題が併存しており，たいへん難渋した事例だったと考えられます。さらに，低K血症の症状のなかでもまれな神経症状が主訴であり，診断するのは非常に難しい症例です。

　"原因がよくわからない症状では薬剤による副作用を考える"というTipsがあり，臨床で非常に役立ちます。薬剤による副作用は，常に疑っていないと容易に見逃されてしまいがちです。そのため，薬剤師の視点から薬剤の副作用に関するアドバイスをいただけると，医師としては非常にありがたいと感じます。今回は薬剤内服歴と低K血症の関連に着目し主治医と相談されており，たいへん素晴らしいアクションだったと思います。

　単純に薬剤性と決めるのではなく，「低K血症が悪化したのは薬剤以外の原因もあるのでは？」と考えられたことにたいへん感心しました。これが原因だと思い込んでしまうと，なかなかその考えを改めることができません（アンカリング・バイアスと呼びます）。アンカリング・バイアスを避けるには"あわない点を推論すること"が重要になります。フロセミドの副作用が出現するまでの時間を理解し，副作用としてあわない点を検討できたことにより，アンカリング・バイアスを回避できたことが素晴らしいと思いました。

　カリウム製剤を補充したにもかかわらずなかなか改善しない低K血症では低Mg血症が背景にあることを疑いましょう。これはピットフォールになりがちですので，ぜひとも医師に血清Mg値の測定を提案してみてください。

　本文でも述べられているとおり，低K血症の原因は病歴で絞り込めることが多いため，まず病歴で考えられる原因をあげて，あたりをつけます。いず

14 この「低カリウム血症」は利尿薬によるものですか？

れも簡単な問診で確認できる内容ばかりです。ついついまれな疾患（Gitelman
症候群やBartter症候群など）の検索に走りがちですが，まずはよくある原
因を考え，改善しなかった場合にまれな原因について考慮するのが効率的だ
と考えられます。

　今後，さらなる高齢化が進むわが国において，生物・社会・心理的問題が
併存する事例は増加すると推察されます。医師と薬剤師が協働し，包括的な
患者の問題点にアプローチすることで質の高い患者中心の医療を実践できれ
ばと思います。

【引用文献】

1) Kuwabara S, et al：Axonal ionic pathophysiology in human peripheral neuropathy and motor neuron disease. Curr Neurovasc Res, 1：373-379, 2004

2) 髙折修二，他・監訳：グッドマン・ギルマン薬理書〈上〉薬物治療の基礎と臨床 第12版．廣川書店，2013

3) 髙野幸路：低カリウム血症．内科，117：1064-1069, 2016

4) Morgan DB, et al：Hypokalaemia and diuretics：an analysis of publications. Br Med J, 280：905-908, 1980

5) Maronde RF, et al：Response of thiazide-induced hypokalemia to amiloride. JAMA, 249：237-241, 1983

6) 河合　忠，他・編：異常値の出るメカニズム 第6版．医学書院，2013

7) Ewart H, et al：Hormonal regulation of the Na(+)-K(+)-ATPase：mechanisms underlying rapid and sustained changes in pump activity. Am J Physiol, 269（2 Pt 1）：C295-C311, 1995

8) 今井裕一：酸塩基平衡，水・電解質が好きになる；簡単なルールと演習問題で輸液をマスター．羊土社，2007

9) Iezhitsa IN, et al：Potassium magnesium homeostasis：physiology, pathophysiology, clinical consequences of deficiency and pharmacological correction. Usp Fiziol Nauk, 39：23-41, 2008

10) Elisaf M, et al：Pathogenetic mechanisms of hypomagnesemia in alcoholic patients. J Trace Elem Med Biol, 9：210-214, 1995

Column　真実はいつも一つ！　とは限らないけれど…

　ある日，回復期リハビリテーション病棟の担当医から連絡が入りました。

> 脳梗塞後の急性期治療を終え，リハビリテーションのために当院に3週間前に転院してきた83歳女性。3日前から下痢症状を訴え，ロペラミドを使用しても，下痢回数に改善がみられるどころか回数が増えてきた。

とのことでした。「現在服用中の内服薬で下痢症状に関連しそうな薬剤はないか？」というコンサルトです。既往に糖尿病とリウマチ性多発筋痛症がありました。薬歴を確認した後，「事件は現場で起きているんだ！」と心のなかでつぶやき，いざ出場！！

　病棟で診療録を確認すると，入院当初は1日1～3回で推移していた排便回数が1週間前から6回前後に増加し，3日前からは水様下痢便で1日7～9回とさらに増加していました。血液検査値は末梢血の白血球数が3,900/μL，CRPは0.21mg/dLと，感染症を強く示唆する所見もありません。

　訪室すると，意外にケロッとしている患者さん本人がベッドに腰掛けています。下痢の回数が多いので，お腹を痛がったり，もっとぐったりしているかと思っていましたが，拍子抜けです。しかし本人は下痢症状が続いていることに不安でいっぱいになっていました。脳梗塞になったうえに今度はがんだったらどうしよう…と。「いまは症状が良くなるように担当医と一緒に原因を探しているところなので，一緒にがんばりましょう」と伝えると，不安のなかに少し安堵の表情が伺えました。

　服用中の内服薬に下剤はなく，まず思いついたのが，ランソプラゾールによるcollagenous colitisです。この第1感を大事にしつつ，入院中の下痢ですので，*Clostridium difficile*（CD）トキシンのチェックもしてもらうよう伝えました。そして担当医と相談のうえ，ランソプラゾールを中止して経過観察してもらうことにし，消化器科の受診も検討していただきました。ランソプラゾール中止3日目には排便回数は1日3回に減り，便の性状も軟便に改善してきました。CDトキシンは陰性でした。

コンサルト5日後，消化器科を受診し，大腸内視鏡検査が実施されました。所見は「上行結腸に一部隆起性病変を認め，ほぼ結腸全域で血管透見消失，粘膜発赤，粒状粘膜の所見を認め，collagenous colitisを疑う」というもので，ランソプラゾールも原因の可能性が考えられるとのことでした。

　その後，大腸粘膜生検の結果が報告され，collagenous colitisとしては典型的ではなく，lymphocytic colitisの所見とのことでした。しかし消化器科医師，担当医，薬剤師ともに，ランソプラゾールの中止により症状が改善していることから，ランソプラゾールが原因の可能性が高いと判断しました。

　ランソプラゾール中止後は下痢症状も改善し，逆に排便回数が2日に1回と以前に比べたら便秘気味とさえいえる状態になりました。その後，入院中に下痢の再発はなく，リハビリを終え，目標としていた自宅に退院されました。

　ある症状に対し，病名や原因がわからないことは，臨床ではよく目にするかもしれません。患者本人にとって病名や原因が「わからない」ことは，医療従事者が思っているよりも不安で仕方のないものです。

　薬剤が原因による体調不良は，多くの場合，原因の除去により改善が見込めます。本人も原因が判明することで安心できます。薬剤性の有害事象が疑わしいと思ったときにはぜひ，薬剤師にご相談を！　ココロとカラダをケアします！！

山田　和範（中村記念南病院薬剤部）

第2章　実践！3ステップで推論する副作用

Case 15
この「下痢」は化学療法によるものですか？

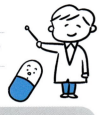

> **このケースを読み終わった後は**
> - 抗がん薬による下痢の特徴を説明できるようになる。
> - 下痢を生じさせる薬剤，および薬剤以外の要因について列挙できるようになる。
> - 抗がん薬による下痢を疑ったとき，そのもっともらしさを言えるようになる。

今回の一例

　68歳女性。健康診断にて肝機能検査値の異常およびレントゲンで肺の異常陰影を指摘され，当院にて検査を行うこととなった。血液および画像検査，気管支鏡による病理検査により原発性の肺がん（小細胞がん，多発肝転移，リンパ節転移あり，T2aN3M1b Stage Ⅳ，進展型）と診断され，化学療法（カルボプラチン＋イリノテカン）の導入目的で入院となった。入院当日に主治医から再度治療方針の説明があり，化学療法の導入が正式に決定，その後薬剤師よりレジメンのスケジュール，副作用，対応方法などの説明があった。

　化学療法初日は制吐薬，カルボプラチン，イリノテカンの順に投与され，著変なく点滴が終了した。投与終了1時間後に薬剤師が個室を訪問したところ，30分くらい前から急に軟便傾向がみられたと患者から申告があったため薬剤師はさらに聞き取りを行った。その結果，薬剤師はイリノテカンによる急性の下痢を疑い，看護師と情報共有してから主治医へブチルスコポラミン（ブスコパン®）の投与を提案し了承された。ブチルスコポラミンの投与後に看護師に症状を確認したところ，下痢症状は改善していた。

　翌日も軟便はみられず，若干の倦怠感，食欲不振があったもののその他は問題なく経過していた。day 4に訪室したところ，また下痢がみられたものの大丈夫との話を聴取したが，day 6に担当看護師より下痢が持続しており，腹痛を伴っていてつらそうであるとの話があり，以前に効果があったブチルスコポラミンを使うのはどうだろうか，との相談があったため，薬剤師が患者に話を聴いた。

■合併症と既往歴
- 高血圧症（7年前より）
- 腰部脊柱管狭窄症（腰痛，両下肢の痺れ　左＞右）（12年前より）

15 この「下痢」は化学療法によるものですか?

- 子宮がん（切除術および放射線治療）（25年前，詳細不明）
- 腸閉塞（子宮がん治療後）
- 神経因性膀胱（子宮がん治療後より）

💊 持参薬は以下のとおり

【当院】処方薬なし
【他院】ロサルタンカリウム錠（ニューロタン®）25mg　　　　　　1回1錠　1日1回　朝食後
　　　　ベニジピン錠（コニール®）4mg　　　　　　　　　　　　1回1錠　1日1回　夕食後
　　　　ラベプラゾールナトリウム錠（パリエット®）10mg　　　　1回1錠　1日1回　夕食後
　　　　ワクシニアウイルス接種家兎炎症皮膚抽出液錠
　　　　（ノイロトロピン®）4単位　　　　　　　　　　　　　　1回1錠　1日3回　毎食後
　　　　ビフィズス菌錠（ビオフェルミン®）12mg　　　　　　　1回1錠　1日3回　毎食後
　　　　大建中湯　　　　　　　　　　　　　　　　　　　　　　1回2.5g 1日3回　毎食前

💊 化学療法スケジュールは以下のとおり

身長147.8cm，体重47.2kg，体表面積1.383m²，PS 1（腰痛症のため）
【制吐薬】
　　　　グラニセトロン注（カイトリル®）　　　　　　　3mg　day 1, 8, 15
　　　　デキサメタゾンリン酸エステルナトリウム注
　　　　（デカドロン®）　　　　　　　　　　　　　　　5mg　day 1
　　　　デキサメタゾン錠（デカドロン®）　　　　　　　4mg　day 2, 3
　　　　アプレピタントカプセル（イメンド®）　　　　　125mg　day 1
　　　　アプレピタントカプセル（イメンド®）　　　　　80mg　day 2, 3
　　　　デキサメタゾンリン酸エステルナトリウム注
　　　　（デカドロン®）　　　　　　　　　　　　　　　10mg　day 8, 15
　　　　デキサメタゾン錠（デカドロン®）　　　　　　　8mg　day 9, 10, 16, 17
【抗がん薬】
　　　　カルボプラチン注（パラプラチン®）AUC5　　　258.5mg　day 1　1コース4週間
　　　　イリノテカン注（カンプト®）60mg/kg　　　　　82.98mg　day 1, 8, 15

■検査所見（異常値のみ）

- 入院時：腎機能検査値異常（BUN 28.7mg/dL，Cr 0.94mg/dL），肝機能検査値異常（AST 257U/L，ALT 217U/L，ALP 1,469U/L，γ-GTP 734U/L）が認められた。
- 化学療法day 6：腎機能検査値異常（BUN 23.1mg/dL，Cr 0.89mg/dL），肝機能検査値異常（AST 126U/L，ALT 119U/L，ALP 1,142U/L，γ-GTP 646U/L）が認められた。

■訪問時のバイタルサイン：体温36.0℃，血圧128/79mmHg，心拍数74回/分，呼吸数18回/分，SpO₂ 98%

第2章 実践！3ステップで推論する副作用

■訪室時（day 6）の様子
- 意識清明であり、受け答えはしっかりしているが、やや疲れている様子がみられる
  「抗がん薬の副作用で食欲は少し落ちたけど、これくらいなら大丈夫。倦怠感はちょっとあるが、下痢のせいだと思います」
- 本題である排便について聴取した（排便状況の変化は図1）
  「入院前は子宮がんの手術を受けてからずっと便秘傾向で、下痢になったことは記憶にないくらい」、「以前腸閉塞になったことがあって、それから漢方薬が処方されるようになりました。ちゃんと1日3回服用しています」、「排便は2日に1回程度だけど、お腹が張ることもほとんどなく、便秘と言われてもあまり実感がありません」、「入院後の下痢はいままでになかった感じで戸惑っています。腰痛なので歩くのが大変で、1日に何回もトイレに行くのがしんどいです」、「抗がん薬初日の下痢は前触れなく急に便が出てきて、漏らしてしまいそうでした。その後もお腹がグルグル鳴って、ちょっとした刺激でもすぐに出てしまいそうだったけど、下痢止めを注射してもらったらすぐに良くなりました」、「ここ数日の下痢は形のある便から水様便までさまざまで、今日みたいに調子が良いときもあり、自分でもよくわかりません。差し込むようにお腹が痛くなることもあります」
- その他に聴取した情報は以下のとおり
  「食べ物は病院の食事しか食べていません」、「熱はありませんが、ちょっと気持ち悪いと感じることがあります。吐いてはいません」、「海外旅行は1年以上行っていません」、「自宅でペットは飼っていません」

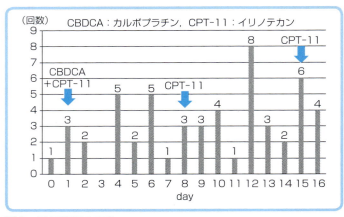

図1　排便状況の変化

15　この「下痢」は化学療法によるものですか？

Step 1　被疑薬が原因である「もっともらしさ」を考える

　一般的な薬物療法でも下痢を生じることをよく見かけると思います。その場合，下痢を生じる要因は薬物だけではなく生活や食事などさまざまであり，原因を一つに絞り込むことは難しいことが多いのですが，今回のような抗がん薬投与例では多くの症例で吐き気や倦怠感，骨髄抑制，脱毛などの副作用を生じるとされ，下痢もよくみられる副作用の一つであるため症状と被疑薬を結びつけて考えやすいと思います。

　カルボプラチン＋イリノテカン療法は小細胞肺がんに対して一般的に用いられるレジメンで，ともに細胞障害性抗がん薬であることから，腸管の粘膜障害による下痢を生じることが推察されます。その場合，発症のタイミングは一般的に投与後数日〜10日程度といわれており，粘膜障害による下痢のほかに骨髄抑制（好中球減少）が遷延することによって生じる感染症による下痢の可能性も考えられます。

　本症例では化学療法を開始してから数日後に下痢が始まり，症状がその後も遷延している点，下痢の症状発現時期などからカルボプラチン，イリノテカンの2剤が被疑薬として考えられます。

副作用の基礎知識——抗がん薬による下痢ってなぜ起こるの？

　薬剤性の下痢は，薬剤によって腸の粘膜が炎症を起こす，粘膜に傷がつく，腸管の動きが激しくなる，腸内細菌のバランスが著しく変化することなどが原因となって引き起こされます[1]。一般的に下痢を発症機序の点から分類すると表1のようになります[2]。本症例では，抗がん薬の投与を契機にそれまでの便秘傾向から下痢傾向に変化したところが注目ポイントです。

　一般的な抗がん薬の場合，

> 抗がん薬による下痢＝投与数日後に発症

と考える方が多いと思いますが，実際は薬剤や作用機序によって発症時期や回復時期はさまざまですので，抗がん薬による下痢について一度知識を整理しましょう。

　下痢は，排便回数の増加（24時間あたり3回以上の増加），便の粘稠度の

第2章　実践！3ステップで推論する副作用

表1　下痢の発症機序

滲出性	腸管粘膜の障害（炎症）に伴い，腸粘膜から滲出液や漏出液が分泌されること，水分吸収能が低下することで生じる下痢 例：細菌性腸炎，炎症性腸疾患，抗がん薬による粘膜障害，*Clostridium*（*Clostridioides*）*difficile*関連下痢症　など
分泌性	水分が腸管内に過剰に分泌されることで生じる下痢 例：エンテロトキシン腸炎，内分泌腫瘍，ルビプロストンによる下痢など
浸透圧性	高浸透圧物質によって水分の吸収が阻害されることにより生じる下痢 例：塩類下剤，膵炎などの吸収不良症候群，経腸成分栄養剤の急速投与による下痢　など
腸管運動異常	腸管の蠕動運動の亢進に伴い，便の腸管内滞留時間が減少することで生じる下痢 例：過敏性腸症候群，甲状腺機能亢進症，下剤やコリン作動性を有する薬剤による下痢　など
解剖学的異常	腸管切除などによる腸管粘膜表面積の減少に伴い，便の腸管粘膜との接触時間が減少することで生じる下痢 例：短腸症候群　など

〔福井次矢，他・日本語版監修：ハリソン内科学 第4版．メディカル・サイエンス・インターナショナル，p264，2013より〕

表2　CTCAE v4.0による下痢の評価

Grade 1	ベースラインと比べて<4回/日の排便回数増加；ベースラインと比べて人工肛門からの排泄量が軽度に増加
Grade 2	ベースラインと比べて4〜6回/日の排便回数増加；ベースラインと比べて人工肛門からの排泄量が中等度増加
Grade 3	ベースラインと比べて7回以上/日の排便回数増加；便失禁；入院を要する；ベースラインと比べて人工肛門からの排泄量が高度に増加；身の回りの日常生活活動作の制限
Grade 4	生命を脅かす；緊急処置を要する
Grade 5	死亡

低下，便重量の増加（24時間あたり200gを超える増加）によって定義されます[3]。臨床現場では，より具体的に症状の重篤度を判断するために，医療従事者共通の物差しである有害事象共通用語規準（CTCAE）を用いて評価されることが一般的です。現在のCTCAE v4.0では下痢は表2のように評価されます。しかし，CTCAEでは便の回数のみで評価されているので，臨床現場では回数に加えて便の性状や固さ（ブリストルスケール，図2）などを

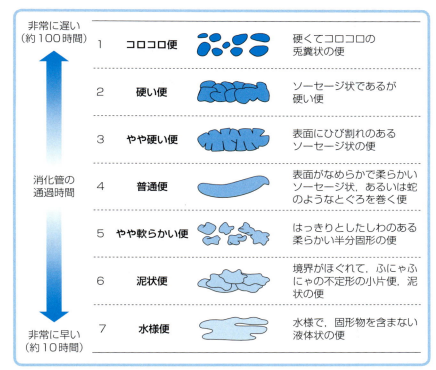

図2 ブリストルスケール

含めて評価されることが一般的です。

　化学療法施行時の下痢の対応として，Grade 1〜2で感染症や脱水などを伴わない場合はロペラミドが用いられることが多く，Grade 3〜4以上の下痢もしくはGrade 1〜2でも重篤な合併症が出現した場合は化学療法を一時中断して入院管理のもと，脱水，電解質異常，感染などの対応を考慮する必要がある[4]とされています。

　下痢を引き起こしやすい抗がん薬として，フルオロウラシルやイリノテカンなどの細胞障害性抗がん薬だけでなく，スニチニブやソラフェニブ，エルロチニブ，イマチニブ，ボルテゾミブなどの分子標的薬でも30〜60％の頻度で下痢を生じる[5]ことが報告されています。

　また，近年上市されたニボルマブやペムブロリズマブなどの免疫チェックポイント阻害薬による「免疫性腸炎による下痢」も10〜30％の頻度で報告

第2章　実践！3ステップで推論する副作用

されており[6]，下痢発症までの中央値が7週間と従来の薬剤の好発時期と比べてかなり遅れることから，これらの薬剤ではまた別の注意が必要とされています。

（1）カルボプラチンによる下痢

カルボプラチンはプラチナ系に分類されDNA合成阻害作用を有する抗がん薬で，主な副作用として骨髄抑制が用量規制因子となりますが，下痢は比較的少ないとされています。

下痢を生じる機序としては一般的な抗がん薬と同様に，腸管粘膜が障害されることによって水分を再吸収できなくなることであり，軟便傾向から始まり徐々に水様便に近づくような下痢が多く，一般的に発熱や腹痛は少ないとされています。発症時期は，抗がん薬の投与から腸管粘膜に障害が生じるまで数日〜10日間程度かかる遅発性のものが多く，症状の持続期間は化学療法のレジメンによって異なり，下痢発症後数日で改善傾向がみられる場合から1〜2週間継続する場合もあります。

（2）イリノテカンによる下痢

イリノテカンはトポイソメラーゼI阻害作用を有する抗がん薬であり，主な副作用として特に下痢に注意が必要とされ，用量規制因子となっています。下痢の発症機序は他の抗がん薬と異なり，イリノテカンのもつカルバミル基によるアセチルコリンエステラーゼ阻害作用（＝腸管運動作用）で生じる早発性の下痢と，イリノテカンの活性代謝物（SN-38）が腸肝循環することによって腸管内に滞留することで生じる重篤かつ遷延しやすい遅発性の下痢の二相性を示すことが特徴とされます（図3）。

その他に，SN-38の主な代謝酵素であるUDP-グルクロン酸転移酵素（UDP-glucuronosyltransferase；UGT）には複数の遺伝子多型があり，そのうち2つの遺伝子多型（UGT1A1*6，UGT1A1*28）のどちらかをホモ接合体，もしくはそれぞれをヘテロ接合体としてもつ患者では，UGT1A1のグルクロン酸抱合能が低下し，SN-38の代謝が遅延することにより，下痢や骨髄抑制などの重篤な副作用発現の可能性が高くなることが報告されています[7]。現在これらの遺伝子多型を調べる検査キットが発売されており，保険適用も認められています。

イリノテカンによる下痢を予防する研究も行われており，漢方薬である半

15 この「下痢」は化学療法によるものですか?

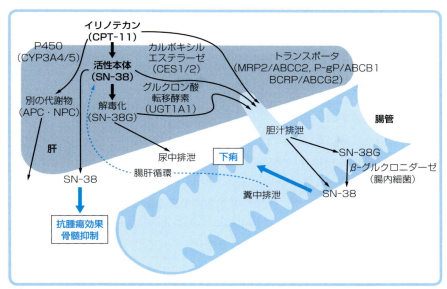

図3 イリノテカンの代謝経路
〔第一三共株式会社：イリノテカンによる下痢の発現機序．トポテシンによる下痢について，p1，2013より〕

夏瀉心湯の予防投与の報告[8]などもありますが，現時点で明確なエビデンスは確立されていません。

本症例でもday 4以降，下痢が遷延していることからイリノテカンによる遅発性の下痢の可能性が高いのではないかと考えました。

Step 2 被疑薬以外が原因である「もっともらしさ」を考える

本症例ではどうしても副作用の発症頻度の高い抗がん薬に意識が集中してしまいがちですが，化学療法を除いて考えると，感染性腸炎，自己免疫疾患，大腸がん，放射線治療による炎症性腸炎，過敏性腸症候群などの鑑別疾患や，それ以外の日常生活で見かける軽微な軟便までさまざまな原因が考えられます。

今回のような発症から数日で症状が進む「急性発症の下痢」では，前後の状況から原因となりうる疾患を絞り込み，そこから病歴をもとに検討した頻度の高い疾患や見逃したくない疾患を疑っていくと考えやすいと思います。

第2章　実践！3ステップで推論する副作用

下痢はさまざまな要因によって引き起こされるため，前後の状況把握にはこれまでの排便の症状経過だけでなく，食生活や随伴症状まで幅広い情報収集が必要となります。

あう・あわない推論

感染症による下痢

　一般的な症例において，自己免疫疾患や大腸がんなどの基礎疾患がなく突然下痢が発症した場合は感染に関連していることが最も多いとされています[2]。感染性の下痢には，ノロウイルスやカンピロバクター（*Campylobacter*）属などによる感染性腸炎，免疫抑制状態の患者に生じる日和見感染，抗菌薬投与による *Clostridium*（*Clistridioides*）*difficile* colitis，性交渉による性感染症などが鑑別疾患としてあげられます。

（1）感染性腸炎による下痢

　感染性腸炎は細菌やウイルスなどの感染性病原体が食事，ペットとの接触，性行為によって腸管に感染するもので，潜伏期間はカンピロバクター属の2〜10日間のほかは1〜2日であることが多く，自覚症状が1〜3日間持続した後に自然軽快することが多いとされています。また，汚染された食事が原因の場合は，一緒に食事をした人に同時に同様の症状が確認できることが知られています[2]。

　問診時には上記の感染症の鑑別も含めて，①食事の内容，②家族など周囲に同様な症状の人はいないか，③旅行歴（特に東南アジア方面），④服薬歴（下剤，酸分泌抑制薬，抗菌薬など），⑤性行為の有無（特に男性同士の性行為），⑥動物の飼育（イヌ，ネコなど），⑦既往歴（胃切除後，回腸切除後など）といった確認を行います。

（2）日和見感染による下痢

　がん化学療法において骨髄抑制に伴う血球減少は注意が必要な副作用の一つであり，特に好中球数が減少した状況で発熱するリスクが高いことが知られています（発熱性好中球減少症）。多くの場合，発熱の原因は不明であり，好中球減少時に発熱したケースでは急速に重症化して死に至る危険性があります。発熱後直ちに広域スペクトラムの抗菌薬を投与することによって症状が改善し，死亡率が低下することが経験的に知られています[9]。

15　この「下痢」は化学療法によるものですか？

　今回の患者さんでは問診や状況などから食事やペット，性交渉など該当する項目がないことや，下痢が落ち着いている時間帯もあって一定していないこと，抗がん薬投与後ではありますが白血球・好中球の減少，発熱がみられないことから，上記のような感染症の可能性は少ないと判断しました。

あう・あわない推論

薬剤による下痢

　実際のがん治療では，抗がん薬だけでなく副作用対策（支持療法）として制吐薬や輸液，利尿薬なども用いられることから，今回のようなケースでは抗がん薬以外にも検討が必要です。

　まず，支持療法のグラニセトロンとデキサメタゾン，アプレピタントに着目してみると，添付文書では3剤とも副作用として下痢の報告がありますが，個々に薬理学的な点からは下痢の説明がつきません。逆に，グラニセトロンは同じ薬理作用を示すラモセトロン（イリボー®）が下痢型の過敏性腸症候群の治療で承認されており，アプレピタントも下痢よりも便秘の頻度が多いことから，どちらかというと消化管運動を抑制して便秘傾向になる薬として知られています。上記の点から支持療法関連の薬剤による下痢の可能性は少ないのではないかと判断しました。

　続いて持参薬では，大建中湯は消化管運動を亢進することから，消化管切除後の腸閉塞予防目的で処方されることをよく見かけます。今回の患者さんも腸閉塞の再発予防として処方されていると考えられますが，入院前から長期間継続服用している薬剤が入院後の急激な排便変化の原因になる可能性は少ないと考えます。もちろん生じている下痢症状を増悪させている可能性は否定できないので，服用の継続については検討が必要であると考えます。

　このほかにも本症例ではプロトンポンプ阻害薬（PPI）であるラベプラゾールの処方があることから，*Clostridium*（*Clostridioides*）*difficile* 関連下痢症や膠原線維性大腸炎（collagenous colitis）なども列挙できます。膠原線維性大腸炎は，長期的に繰り返される水様性の下痢が主症状であり，腹痛を伴うこともあるといわれています。大腸上皮直下に膠原線維帯が認められることにより診断されますが，異常所見を認めないこともあります。原因および発症機序，好発時期は不明ですが，PPIやNSAIDsを服用している患者

311

に報告がみられるため，これらの服用が関与している可能性が指摘されています。対処方法も確立されていませんが，基本的には被疑薬の中止および対症療法となります。

副作用としての頻度は多くないため，本症例では他の可能性が否定されてから可能性を考えてみるとよいと思います。

あう・あわない推論
放射線治療による下痢

患者さんの既往歴に，子宮がんに対する放射線治療の記録がありました。腹部や骨盤腔内への放射線治療では照射部位に腸管が存在していることから，放射線による粘膜障害が生じて下痢が起こることがあります。放射線による粘膜障害は急性ではなく遅発性で，治療開始から2～4週後に起こることが知られています。

今回は25年前の治療であること，また入院前の排便状況は便秘傾向であったことから，放射線治療の既往歴による影響は少ないと判断しました。

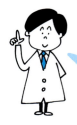

自分で思いつくその他の下痢についても，
このように患者情報と照らしあわせて考えてみましょう!!

15 この「下痢」は化学療法によるものですか？

Step 3 考えをまとめてアクションへ

📄 これは避けたい!? 期待されないコミュニケーション例

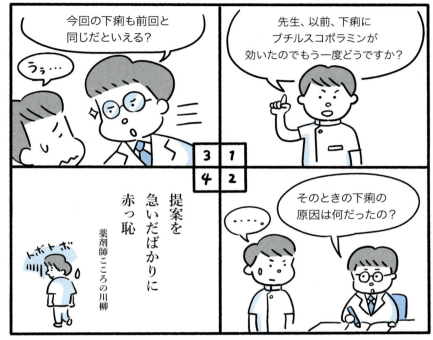

化学療法初日の下痢にブチルスコポラミンが効果的であったことを踏まえて処方提案を行っていますが，現在の下痢が同じ原因かどうかという評価が抜けています。「前に効果があったから」という考え方が正しい場合もありますが，思考停止せずにもう一度検討してみましょう。

> **その他，薬剤師と看護師の避けたいパターン**
> ①「先生，抗がん薬が原因です。一度中止しますか？」
> ②「先生，下痢がひどいそうです。一度診ていただけますか？」
> ③「先生，とりあえず止瀉薬を使いましょう」

①は，自分の考えを伝えているように見えますが，抗がん薬が原因であると判断した根拠や他の可能性については言及しないまま断言しています。また，抗がん薬による治療は利益（治療によって得られる効果）と不利益（副作用など）のバランスが難しく，治療方針の決定には医師を中心とする医療

チーム全体で判断する必要があるため，もし中止したほうがよいと思う場合は，その根拠を示して医師へ確認するというステップを踏んだほうがよいと思います。

②は，診察を医師に依頼しているように見えますが，実際は丸投げになっています。医師に診察を依頼する際は，緊急性の有無や診察を依頼した根拠，病歴などの情報を提供したうえで，原因となりうる薬剤に関する情報の提供と一緒に依頼するほうがよいでしょう。

③は，対処方法のみの提案になっています。そして処方内容に具体性がありません。止瀉薬もさまざまな作用機序の薬剤があるので，具体的な薬剤名と用法・用量，その薬剤を選んだ根拠を提示しましょう。また，下痢の原因はさまざまであり，感染性の下痢だった場合には止瀉薬の投与は適切ではありません。医師に提案する際は，症状の原因として薬剤以外の可能性についても議論できるよう情報収集しましょう。

症例の特徴をまとめる──不確かさもそのまま大切に

今回は看護師から相談があったことをきっかけとして，副作用と思われる症状の聴き取りを行いました。下痢は日常でもよく目にする症状で，対処が不要な軽微なものから生命に関わる重篤なものまで幅広い症状が存在することから，他の医療従事者に伝える際は，対応の優先順位を判断するために患者の状態や病歴など必要な情報を聴取して伝えることが重要です。

特に以下のようなときは脱水などの危険がある緊急な状態ですので，詳細な情報を集める前にすぐに医師へ連絡しましょう。

- 意識レベルの低下，痙攣などの神経学的症状，血圧低下，尿量低下など
- 倦怠感，頭痛，嘔吐，めまいなどの自覚症状
- 下痢が始まる前と比べて5%以上の急激な体重の減少
- 便に血液が混じっている
- 電解質異常の有無
- 患者さんがつらそうな様子を見せたとき

今回は化学療法施行という状況から，骨髄抑制時の下痢では敗血症につながる可能性もあるので，上記に加えて採血結果や発熱の状況など患者の病態の推移にも注意しておく必要があります。

15　この「下痢」は化学療法によるものですか?

　下痢は化学療法施行時によくみられる副作用の一つですので,患者から症状を聞き取った場合すぐに抗がん薬と結びつけて処方提案につなげていきたくなる気持ちは理解できますが,そういうときこそ落ち着いて他の原因の可能性をもう一度検討することが必要です。

　今回は,「化学療法開始を契機」として数日で進行する「急性発症」の下痢で,担当薬剤師が「投与初日にみられた下痢に対してブチルスコポラミンを提案した」という点から化学療法,特にイリノテカンによる下痢を疑っていると推察できますし,ブチルスコポラミンが有効であったことからその推察は間違っていないように見受けられます。

　しかし,day6の聴き取り内容から緊急性はそれほど高くない一方で,患者さんにつらそうな様子が見られることから追加の対応が必要であると考えられますが,下痢症状が一定せず日々変化している点など,化学療法による副作用としては非典型例に感じられるため慎重に検討する必要があると考えます。

デキると思われるかも?? 聴取のポイント

1. 倦怠感,頭痛,嘔吐,めまいなどの脱水に関する自覚症状はないか
2. いつから下痢なのか,排便の変化がある前後で変わったことはないか
3. 便に血が混じっていなかったか
4. 排便の量や回数,性状はどう変わったのか?(下痢と頻便を混同していないか)
5. 下痢以外の症状はないか(腹痛,嘔気,嘔吐,発熱など)
6. 隠れた内服歴(市販薬の下剤・漢方薬,サプリメントなど)がないか?
7. 下痢になる前の食事内容,生活状況,旅行歴
8. 発熱や関節痛などの全身症状の有無

押さえておきたい下痢を発症・増悪させうる医薬品

　下痢を生じやすい薬剤を分類すると表3のようになります。この他にも,メトホルミンの副作用である乳酸アシドーシスによる下痢,ジギタリス製剤やテオフィリン,コルヒチンなどの中毒症状による下痢なども注意が必要です。

　下剤や抗がん薬,ジスチグミン臭化物など,副作用として下痢を生じることがよく知られている薬剤はすぐに思い浮かびますが,主たる目的とは別に

第2章　実践！3ステップで推論する副作用

表3　下痢の原因となる主な薬剤

滲出性	抗がん薬（フルオロウラシル系，イリノテカン，EGFRチロシンキナーゼ阻害薬など） 抗菌薬，プロトンポンプ阻害薬，NSAIDsによる偽膜性大腸炎　など
分泌性	ルビプロストン　など
浸透圧性	塩類下剤（酸化マグネシウム，検査用下剤など） 経腸成分栄養剤の急速投与，α-グルコシダーゼ阻害薬　など
腸管運動異常	大腸刺激性下剤（センノシド，ピコスルファートなど） 腸管運動刺激薬（大建中湯，メトクロプラミド，モサプリド，アコチアミドなど） コリン作動性を有する薬剤（ジスチグミン臭化物，アジスロマイシン，ドネペジル，ミソプロストールなど）　など

　腸管運動を亢進する作用を有するアジスロマイシンやドネペジル，その他にもPPIや抗菌薬など，他の医療従事者が気づきにくい下痢の原因となる薬剤も多く，下痢を発症する時期も薬剤ごとにさまざまですので，常に薬歴から服用薬を把握しておき，実際に下痢の症状がみられた際は早めに検討を行い，医師へ報告相談できるようにしておくとよいでしょう。

　実際の症例では下痢を生じやすい薬剤だけではなく，ベンゾジアゼピン系薬剤や過活動膀胱の抗コリン薬など，便秘を引き起こしやすい薬剤と併用されているケースも多いと思われますので，医療従事者へ報告・相談するときには，排便に影響する薬剤をすべて報告して原因を探索していくことが重要です。くれぐれも下痢になりやすい薬剤だけを報告するということがないよう注意しましょう。

どうアクションするべき？　書いた人はこう考える

　本症例では，事前情報として初日の抗がん薬投与後に下痢がみられ，それに対してブチルスコポラミンが有効だったことがわかっていたため，その後みられた持続的な下痢について看護師から相談があった際には「イリノテカンによる下痢」が頭から離れないと思いますが，そこをぐっと我慢して，服用薬や病歴を確認してもう一度検討してみましょう。

　化学療法施行時の副作用対応で意識しなければならないのが，その化学療法を継続できるかどうかという点です。イリノテカンによる下痢は用量規制因子であり，副作用マネジメントができなければ治療の中止も検討しなけれ

15　この「下痢」は化学療法によるものですか？

ばならないため，下痢の原因がイリノテカンか否かという判断も慎重に行う必要があります。化学療法施行中の下痢はレアケースではないため，医師も対応を熟知しているケースが多く，だからこそ薬剤師が化学療法以外の薬剤について検討を行い医師へ情報提供することが重要になります。

　薬剤情報と患者から聴取した情報を医師へ報告し，下痢を生じる疾患および薬剤について医師と相談し，それらが除外された時点で初めて化学療法による下痢という共通認識ができます。その際，医師が化学療法以外に原因を検討している場合は，その考えを尊重して一緒に検討することも忘れないようにしてください。

👉 実際はこうなりました！

　医師との協議の結果，イリノテカンによる下痢の可能性が高いため，ロペラミドの下痢時服用が開始となりました。大建中湯については，化学療法による下痢は一定期間が経過すると改善がみられること，患者の理解が良いことを考慮して，一時的に服用を中止として下痢が改善したら服用再開という指示になりました。

　その後，ロペラミドを服用したものの下痢は改善せず，day 8のイリノテカン投与日に再度ブチルスコポラミンを投与しましたが効果なく，ロペラミド増量，タンニン酸アルブミン，ケイ酸アルミニウムの追加対応にもかかわらず1日1〜4回の泥状〜水様便が継続していました。day 10にラベプラゾール錠が胃粘膜保護薬へ変更となりましたが，それでも改善はみられませんでした。

　day 13にたまたま移動介助で患者個室を訪室した看護師より，排尿後にもかかわらず便臭がすることに疑問を感じて尿を確認したところ，尿が混濁しているようだったと医師へ報告があり，尿培養を行ったところ*Enterobacter cloacae*が検出されました。その後，尿中に食物残渣様の浮遊物も確認されたため，泌尿器科にコンサルトとなりました。尿道バルーンカテーテル挿入の後，膀胱造影検査を施行したところ膀胱と直腸に交通がみられたため膀胱直腸瘻の診断となりました。

　既往歴に子宮がんの手術および放射線治療という要因があることから，もしかすると以前から交通があったのかもしれないが化学療法による下痢が契機となったのではないか，下痢の原因としては膀胱から直腸に流れ込んだ尿による影響が大きいと推察されました。

　その後，呼吸器科と泌尿器科の検討によって，肺がんに対する化学療法中かつ合併症のリスクもあるため手術による膀胱直腸瘻の根治は困難との判断から，バルーンカテーテル挿入のまま化学療法継続となりました。

　下痢はカテーテル挿入後からやや改善して1日2回程度の軟便傾向で推移

し，イリノテカン投与後にみられる一時的な下痢に対してロペラミド頓用でコントロールが可能となりました。

　本症例に限った話ではなく，婦人科の骨盤腔内の悪性腫瘍に対する手術や放射線治療後の患者では，解剖学的な近接臓器である「膀胱と腟」や，「膀胱と直腸（子宮摘出後）」に交通を生じることがあるため，事前に既往歴を聴取した場合は排便や排尿に対する意識が必要である，ということを強く学んだ症例でした。

医師からのKey Message
西野　誠

　どの症候に出会ったときにもさまざまな鑑別診断を念頭に置いて患者さんに向き合うことが大切だと思われます．今回は進行がんに対する全身化学療法期間中の下痢について，本文を読んで，鑑別診断についてつぶさに考察できたのではないかと思われます．

　全身化学療法中の下痢となると，ついつい化学療法誘発性下痢（chemotherapy induced diarrhea；CID）を思い浮かべ，飛びつきたくなりますが，あえてその他の鑑別診断を吟味し除外していくプロセスは，腫瘍内科医のみならず，がん治療に携わる診療チームに不可欠であると思います．

　CIDは全身化学療法経過中にQOLを妨げる一つとなりますし，下痢を未然に防いだり早期に対応したりすることは，抗がん薬のdose intensityを落とさない，すなわち腫瘍制御効果を落とさずに済むので，対応はしっかり行いましょう．

　とりわけ下痢の頻度が多い抗がん薬（5-FUやイリノテカン，アファチニブ），そして腹部・骨盤部への放射線療法の既往がある際はさらなる注意が必要です．呼吸器内科医，胸部腫瘍内科医の私がCIDの理解を改めて深めることができたのは，EGFR遺伝子変異陽性非小細胞肺がんに使用する第二世代EGFRチロシンキナーゼ阻害薬であるアファチニブという比較的下痢の頻度が多い薬剤に出会ったときでした．上市後に大学病院で初めて使用する際にCIDを医療チームで検討し，マネジメントをした結果，免疫チェックポイント阻害薬のニボルマブ（やペムブロリズマブ）のCIDであっても，対応は

15 この「下痢」は化学療法によるものですか？

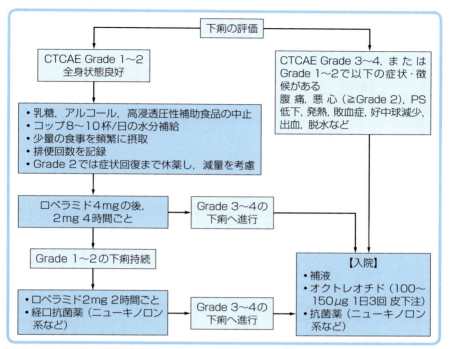

図4 がん治療に関連した下痢のアセスメント・マネジメントのアルゴリズム
〔Benson AB 3rd, et al：J Clin Oncol, 22：2918-2926, 2004 より〕

ロペラミドではなく，ステロイドを使用するにせよしっかりと管理することができました。その際にレビューさせていただいたのは，米国臨床腫瘍学会（ASCO）のアルゴリズムです（図4）[10]。これが一番わかりやすいと思います。

このアルゴリズムの肝は，本文にもあったようにCTCAEのGradeで下痢を評価するところです。感染性下痢症のリスク因子（Grade 3以上，もしくはGrade 1～2でもPS不良，発熱，好中球減少，血便など）を評価することとなります。リスクがない症例では，脱水予防の水分摂取，下痢誘発性物質の摂取中止，ロペラミド（免疫チェックポイント阻害薬にはステロイド）投与で12～24時間の経過観察とします。

本文で扱われた症例は比較的服薬数が多いので，薬剤師の介入としては，それぞれの内服薬が下痢の原因となっていないか必ず評価することがよいと思います。そして，薬剤性以外の感染やその他の吟味をしましょう。感染兆

第2章　実践！3ステップで推論する副作用

候を再度評価し，感染の合併がない場合には止瀉薬を投与します。今回の症例は最終的には，放射線照射歴があるために，膀胱直腸瘻による下痢の関与が判明しました。

　ロペラミドの重要性，放射線治療歴という問診・病歴が極めて重要であることが改めて勉強できたと思います。昨今，さまざまな新規抗がん薬が開発されています。CIDを契機に改めて医師，看護師，薬剤師の連携を深めていきましょう。

【引用文献】
1) 厚生労働省：重篤副作用疾患別対応マニュアル；重度の下痢．2010
2) 福井次矢，他・日本語版監修：ハリソン内科学 第4版．メディカル・サイエンス・インターナショナル，p264，2013
3) Chassany O, et al：Drug-induced diarrhoea, Drug Saf, 22：53-72, 2000
4) 日本臨床腫瘍学会・編：新臨床腫瘍学 改訂第4版．南江堂，2015
5) Cherny NI：Evaluation and management of treatment-related diarrhea in patients with advanced cancer: a review. J Pain Symptom Manage, 36：413-423, 2008
6) Spain L, et al：Management of toxicities of immune checkpoint inhibitors. Cancer Treat Rev, 44：51-60, 2016
7) Atsumi R, et al：Identification of the metabolites of irinotecan a new derivative of camptothecin in rat bile and its biliary excretion. Xenobiotica, 21：1159-1169, 1991
8) 森　清志，他：進行非小細胞肺癌のCisplatin, Irinotecan, Hydrochlorideに伴う下痢に対する半夏弾雨湯の有用性について．癌と化学療法，25：1159-1163, 1998
9) 日本臨床腫瘍学会・編：発熱性好中球減少症（FN）診療ガイドライン．南江堂，2012
10) Benson AB 3rd, et al：Recommended guidelines for the treatment of cancer treatment-induced diarrhea. J Clin Oncol, 22：2918-2926, 2004

Memo

第2章　実践！3ステップで推論する副作用

Case 16
この「呼吸苦」はNSAIDs過敏喘息によるものですか？

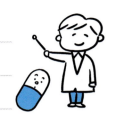

このケースを読み終わった後は

- NSAIDs過敏喘息の特徴を説明できるようになる。
- 頻度の高いその他の呼吸苦について知りたくなり，調べてしまう。
- NSAIDs過敏喘息を疑ったとき，そのもっともらしさを考えるようになる。

今回の一例

62歳女性。直腸がん術後，転移性肝がんと診断され，2日前に開腹肝部分切除術を施行した。術後経過は良好で，1日前から術後リハビリとして歩行を開始していた。本日夕方に急に呼吸苦を訴え，徐々に増悪した。既往に気管支喘息がありブデソニド・ホルモテロールフマル酸塩（シムビコート®）の吸入を定期使用していたが，5年間発作はなかった。今回の症状発現の30分前にサリチル酸メチル配合のシップ薬を首に貼っていたため，薬剤師はNSAIDs過敏喘息（アスピリン喘息）を疑い，医師を呼んだうえで患者のもとへ向かった。

 薬歴は以下のとおり

【入院時の持参薬】

テルミサルタン錠（ミカルディス®）40mg	1回1錠	1日1回　朝食後
アムロジピン錠（アムロジン®）5mg	1回1錠	1日1回　朝食後
ロキソプロフェンナトリウム錠（ロキソニン®）60mg	1回1錠	首が痛いとき
ブデソニド・ホルモテロール吸入剤（シムビコート®）	1回3吸入	1日2回
市販薬：イブプロフェン配合薬	頓用　頭痛時	

【術後】Rp.1　中心静脈注射

肝不全用アミノ酸製剤（アミノレバン®）	200mL
グリチルリチン・グリシン・システイン（強力ネオミノファーゲンシー®）	80mL
グルタチオン注（タチオン®）	200mg
塩化カリウム注（KCL補正液）1mEq/mL	20mL
5%ブドウ糖液	1,200mL

Rp.2　硬膜外持続注射

ロピバカイン注（アナペイン®）	6mL/時

Rp.3　点滴静注
　　カンレノ酸カリウム注（ソルダクトン®）　　　　100mg
　　5%ブドウ糖液　　　　　　　　　　　　　　　　50mL
Rp.4　点滴静注
　　ヒドロコルチゾンリン酸エステルナトリウム注
　　（水溶性ハイドロコートン）　　　　　　　　　　100mg
　　5%ブドウ糖液　　　　　　　　　　　　　　　　50mL
Rp.5　点滴静注　1日2回
　　セフメタゾールナトリウム注（セフメタゾン®）　1g
　　5%ブドウ糖液　　　　　　　　　　　　　　　　100mL

■発症時の身体所見
・身長156cm，体重49kg
・HEENT：顔面〜頸部の紅潮なし，眼球結膜充血なし，粘膜疹なし，呼気時喘
　鳴あり（頸部）　　　　　　　　※HEENT：頭，眼，耳，鼻，口・咽頭の略
・頸部：頸静脈怒脹なし
・胸部：低音性連続性ラ音（前胸部から頸部），皮疹なし，起座呼吸（＋），乾性
　咳（＋）
・腹部：腹部症状なし，腹部聴診異常なし，皮疹なし
・四肢：浮腫，腫脹，疼痛なし，皮疹なし
■発症時バイタルサイン：体温37.5℃（同日朝37.9℃），血圧118/82mmHg，
　心拍数85回/分，呼吸数32回/分，SpO$_2$ 95%（O$_2$ナザール2L）
■胸部X線：異常なし（肺虚脱なし，心拡大なし，胸水なし，浸潤影なし）
■発症時動脈血血液ガス（O$_2$ 5Lマスク下）：pH 7.545，pO$_2$ 76.3Torr，
　pCO$_2$ 30.0Torr，HCO$_3^-$ 25.4mEq/L
■血液検査所見

検査項目	術後1日目	術後2日目（発症日）
WBC（×10³/μL）	13.2	15.4
好酸球（%）	<0.1	<0.1
Hb/Ht（g/dL/%）	10.5/31.4	10.4/30.6
Plt（×10⁴/μL）	24.8	21.9
AST/ALT（U/L）	227/103	207/139
BUN/Cr（mg/dL）	11.5/0.59	9.2/0.64
総Bil/直接Bil（mg/dL）	0.8/0.1	1.2/0.2
Dダイマー（μg/mL）	11.6	—
CRP（mg/dL）	5.0	12.26

第2章　実践！3ステップで推論する副作用

 被疑薬が原因である「もっともらしさ」を考える

　「非ステロイド性消炎鎮痛薬（NSAIDs）過敏喘息（アスピリン喘息）は，たとえシップ薬でも起こりうる」という知識があると，この症例で真っ先に浮かぶのはアスピリン喘息ではないでしょうか。タイミングとしてはピタリとあいそうです。まずは，NSAIDs過敏喘息の特徴を押さえてから，この症例がNSAIDs過敏喘息とあうのか，あわないのかを探っていきましょう。

副作用の基礎知識——NSAIDs過敏喘息ってどんな特徴？

　NSAIDs過敏喘息の発症機序はまだ不明な点がありますが，NSAIDsに対する「アレルギー」ではなく，プロスタグランジン（PG）合成酵素であるシクロオキシゲナーゼ（cyclooxygenase；COX）阻害作用，特にCOX-1阻害作用をもつNSAIDsにより強い気道症状（鼻閉，鼻汁，喘息発作）を呈する「非アレルギー性の過敏症（不耐症）」です。この説明だけだとわかりづらいと思いますので，図1を見ながら理解しましょう。

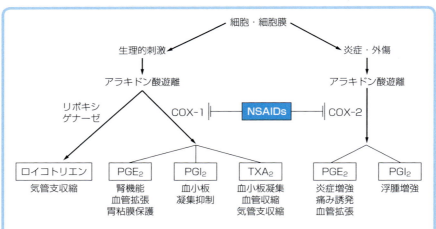

- NSAIDsは，アラキドン酸から炎症性生理活性物質であるPGを産生するCOXを阻害することで炎症を抑制する。
- NSAIDsによりアラキドン酸→PG産生が阻害されることで，アラキドン酸→リポキシゲナーゼ→ロイコトリエン産生が促進され喘息が誘発される。

図1　NSAIDsの作用機序

16 この「呼吸苦」はNSAIDs過敏喘息によるものですか？

COX-1もCOX-2もPGE$_2$の産生を抑制しています。これがロイコトリエン（特にLTC$_4$，LTD$_4$，LTE$_4$）の蓄積を招き，気管支収縮を招いてしまうためと考えられています。COX-2選択的阻害薬は，非選択薬と比較してNSAIDs過敏喘息を起こしづらいとされていますが，これはCOX-2選択薬の場合，COX-1側でアラキドン酸をロイコトリエン以外に代謝するルートが残るためです。

特定の薬剤のアレルギーではなく薬理学的な機序に基づいているので，NSAIDs過敏喘息を発症した患者では，他のNSAIDsでも喘息発作を起こしうることになります。

疫学的には成人喘息の約5〜10%を占め，男女比は1：2で女性に多いことがわかっています。発症は思春期以降で，多くは20〜40歳代に発症する非アトピーもしくは弱アトピー体質の喘息です。

臨床症状として特徴的なのは，鼻茸（74%）という鼻にできるポリープをもつ患者が多く，鼻茸に伴う好酸球性副鼻腔炎（84.4%）と，それによる嗅覚低下を起こしやすい（約90%）ことです。通常の喘息よりも血中の好酸球増多が多く，50%程度で高値となります。これらの特徴を踏まえると，以下の病歴を聴取することでNSAIDsらしさに迫ることができます。

> 喘息症状＋NSAIDsの使用歴と副反応 or 嗅覚障害の有無 or 副鼻腔炎の既往もしくは手術歴＝NSAIDs過敏喘息

ただし，「NSAIDsの使用歴」の聞き方には注意が必要です。必ず「喘息が先」か「NSAIDsが先」かを聴取しなくてはならないのです。理由は明確ではありませんが，多くのNSAIDs過敏喘息患者が，喘息発症前にはNSAIDsを服用可能であることがわかっています。つまり，NSAIDs過敏症は後天的に発現するのです。

さて，この患者さんはどうでしょうか。まず，喘息発症は約20年前です。この後（喘息発症後），頸椎症に対してロキソプロフェンナトリウムを頓服で使用しており，さらに市販のイブプロフェンを頭痛に対して使用していましたが，これまで喘息発作を起こしたことはありませんでした。

嗅覚障害もなく，副鼻腔炎や鼻茸の既往，手術歴もありません。NSAIDs過敏喘息としてあいません。

325

第2章　実践！3ステップで推論する副作用

　NSAIDs過敏喘息では上記のほかに顔面紅潮，眼瞼結膜充血を生じやすく，消化器症状（腹痛，嘔気，下痢），掻痒，蕁麻疹なども約1/3の症例に発現する[1]とされていますが，今回の患者さんではいずれもありませんでした。好酸球も検出感度以下です。

　次に薬剤の特徴から考えてみます。サリチル酸メチルは代謝されてサリチル酸となり抗炎症効果などを示しますが，COX-1阻害作用は弱く，「喘息予防・管理ガイドライン」[2]においても「多くのNSAIDs過敏喘息の患者で投与可能」とされており，添付文書上も禁忌に設定されていません。症例報告としては数例報告があるため，「絶対ない」とは言い切れないものの，他のNSAIDsが投与可能であった背景を踏まえると，可能性としては低そうです。一方，効果発現時間は30分ですので，NSAIDs過敏喘息の発現時期（1〜2時間以内）として一致します。貼付剤ではより発現が遅れるとされていますが，サリチル酸メチル配合剤のインタビューフォーム[3]でも30分程度で効果発現がみられたとしているので，「あってもおかしくない」という理解が適切でしょう。

　以上より，効果発現時間以外に積極的にNSAIDs過敏喘息を疑う根拠は乏しいようです。

Step 2　被疑薬以外が原因である「もっともらしさ」を考える

　それでは，NSAIDs過敏喘息以外にどのような疾患が考えられるでしょうか。「術後2日目（入院中）に発症した急性の呼吸困難」が現在の状況ですので，薬剤以外にも原因があるはずです（表1）[4]。

あう・あわない推論

皮膚症状（粘膜疹，皮疹，掻痒感，紅潮）がなく，血圧低下，悪寒戦慄・発熱を伴わない（解熱傾向）ことから，本患者の症状はサリチル酸のアナフィラキシーとはあわない！

　サリチル酸含有製剤を使った場合の急性呼吸不全であれば，必ずアナフィラキシーでないかを確認する必要があります。アナフィラキシーは88％に蕁麻疹，46％に紅潮など皮膚症状を伴う[5]のが一般的です。本患者は皮膚症

16　この「呼吸苦」はNSAIDs過敏喘息によるものですか？

表1　急性呼吸困難の鑑別リスト

よくある疾患	見逃したくない疾患
心不全	狭心症
気管支喘息発作	肺塞栓
肺炎	気胸
胸水貯留	アナフィラキシー
パニック発作，過換気症候群	気道狭窄（異物，急性喉頭蓋炎，気管内腫瘍など）
	心タンポナーデ

〔金城紀与史：呼吸困難．ジェネラリストのための内科外来マニュアル（金城光代，他・編），医学書院，pp244-247，2013より〕

状がなく，微熱はあるものの悪寒戦慄，発熱もありませんでした。アナフィラキシーでは30％に嘔吐，下痢，腹痛といった消化器症状を伴う[5]こともありますが，本患者では消化器症状もありませんでした。

血圧低下も認めず，アナフィラキシーとしてはあわない[6]点が多いようです。

あう・あわない推論

胸痛（胸膜痛），頻脈，血痰，深部静脈血栓症症状を伴わず，起座呼吸があることから，本患者の症状は肺梗塞とあわない！

　術後の呼吸困難で，薬剤師としても見逃してはいけない疾患は肺梗塞です。国内の術後肺梗塞の発生頻度は0.07〜0.9％と低いのですが，いったん発症すると死亡率は約40％と重篤です。肺梗塞の原因として深部静脈血栓症がありますが，本患者では片側性の下肢腫脹，疼痛などの症状がなく，離床も順調に進んでいました。深部静脈血栓症からの肺梗塞は考えにくい状況です。ただし中心静脈カテーテルが入っていましたので，これだけでは否定できません。

　さらに，肺梗塞の場合，胸膜痛として66％に胸痛（吸気時）を認める[7]とされていますが，本患者では胸膜痛がありませんでした。胸膜痛は，単に「胸が痛いか？」と聞くのではなく，「息を吸ったときに胸の痛みが強くなるか？」を聞き出す必要があります。私たちの体の中にあるさまざまな「膜」，

第2章　実践！３ステップで推論する副作用

表2　肺梗塞のWells score

特　徴	点　数
危険因子 　肺梗塞または深部静脈血栓症の既往 　過去４週間以内の寝たきり状態または外科手術 　がん	1.5 1.5 1
臨床所見 　喀血 　心拍数＞100回/分 　深部静脈血栓症の臨床所見	1 1.5 3
その他 　肺梗塞以外の診断となる可能性が乏しい	3

合計点数の解釈：
0〜1点：低確率（肺梗塞の確率は1％）
2〜6点：中等度の確率（肺梗塞の確率は16％）
7点以上：高確率（肺梗塞の確率は37％）

例えば腹膜，髄膜，胸膜，漿膜，肝臓の被膜などは，いずれも痛覚が多数分布しています。膜に炎症が起こると「引っ張る」，「振動など刺激を与える」ことで痛みが増強されるのです。胸膜炎であれば，深呼吸をすることで胸膜が引き伸ばされ痛みが増強します。本患者では胸膜痛はありませんでした。

　まだ決定的とは言えません。肺梗塞に特異的な症状や検査値は少ないのですが，「合わせ技」でスコア化したWells score[8)]がよく用いられます（表2）。

　本患者は，頻脈，喀血[9),10)]がなく，外科手術で1.5点，がんで1点の2.5点と点数は低めですが，まだ可能性は否定的できません。実は本患者は，呼吸困難が悪化した際，ベッドサイドのオーバーテーブルに顔をうずめて上半身を起こしていました。横になるよりも，座っていたほうが楽だったのです。起座呼吸陽性です。起座呼吸は心不全の特徴的な症状として有名ですが，気管支喘息や肺炎，気管支炎などの呼吸器疾患でも陽性になることがあります。一方，起座呼吸があると，「肺梗塞」の可能性はむしろ低くなるのです（尤度比0.1）[11)]。本患者は「肺梗塞っぽくない」ことになります。

あう・あわない推論

喀痰がなく，胸部Ｘ線が正常で，頻脈がなく，悪寒戦慄・発熱を伴わない（解熱傾向）ことから，本患者の症状は細菌性肺炎とあわない！

　ベッドサイドに行った際，患者さんは苦しそうに咳をしていたのですが，痰はからんでいませんでした。印象として肺炎という印象はありませんでした

し，むせこんだり誤嚥したりしている様子もないことを看護師に確認しました。

さらに胸部X線で肺炎像を認めませんでした。ただし，肺炎に関する胸部X線の感度は32〜65％と低く，「胸部X線に異常がないからといって肺炎を除外できない」のです[12),13)]。身体所見・バイタルサインを組み合わせて考えていきます。

本患者は微熱がありましたが，寒気や悪寒はありませんでした。著名な総合診療医である徳田安春先生の論文[14)]で，発熱している人の悪寒の程度を3つに分け，どの程度菌血症を予測しうるか検討した報告があります（表3）。

本患者は朝方37.9℃の発熱がありましたが，呼吸困難発症時は37.5℃と解熱傾向で寒気など一切ありませんでした。「あらゆる寒気」が陰性ですので，今回の呼吸困難の原因として「感染症」っぽさは薄れます（感度87.5％）。

肺炎に特徴的な固有のバイタルサインはありませんが，体温，呼吸数，心拍数を組み合わせていくと有用な所見となります（表4）[15)]。本患者は呼吸

表3　悪寒の程度と菌血症の感度・特異度

①寒気（上着を1枚羽織りたくなる）
②悪寒（厚手の毛布をかぶりたくなる）
③悪寒戦慄（厚手の毛布をかぶっても全身の震えが止まらない）

	感度（％）	特異度（％）
悪寒戦慄	45.0	90.3
あらゆる悪寒 （寒気，悪寒，悪寒戦慄）	87.5	51.6

〔Tokuda Y, et al：Am J Med, 118：1417, 2005 より〕

表4　バイタルサインの特徴と肺炎の感度・特異度

バイタルサイン	感度（％）	特異度（％）
体　温≧37.8℃	26〜67	52〜94
呼吸数＞30回/分	29	89
心拍数＞100回/分	50〜64	69〜72
体　温≧37.8℃	96	20
呼吸数≧30回/分		
心拍数≧100回/分		

〔Metlay JP, et al：JAMA, 278：1440-1445, 1997 より〕

第2章　実践！3ステップで推論する副作用

数に関しては30回/分を超えているものの，体温37.5℃，心拍数85回/分と，重症な感染症としてはあわない所見です。

あう・あわない推論

気管支喘息の既往があり，胸部X線の異常がなく，喀痰量の増加がなく，乾性咳・呼気時の喘鳴があり，起座呼吸が陽性であることから，本患者の症状は気管支喘息とあう！

　ここまで考えてくると，肺に異常はなく，呼気時に喘鳴，起座呼吸陽性，気管支喘息の既往があり，術後・リハビリの負荷，朝からの発熱などのストレス下であることから，単純に気管支喘息は「あう」所見と言えそうです。

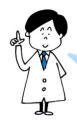

自分で思いつくその他の呼吸苦についても，
このように患者情報と照らしあわせて考えてみましょう！！

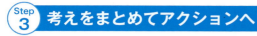

Step 3 考えをまとめてアクションへ

これは避けたい!?　期待されないコミュニケーション例

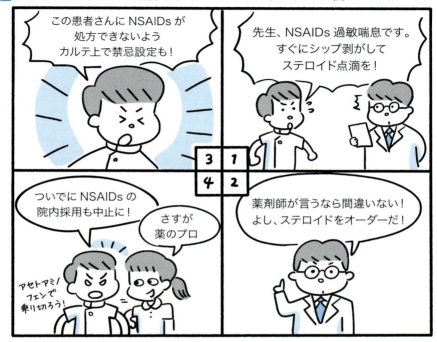

ついつい自分もやってしまいそうですが，薬を使って起きたから副作用！と飛びつかず，しっかり「そうだと思う根拠」を積み重ね，「そうでなかったらほかに何が考えられるか」を考えるようにしましょう．

> **その他，薬剤師と看護師の避けたいパターン**
> ①「先生，呼吸器内科にコンサルトしてください！」
> ②「先生，喘息再発ですね．すぐにステロイドを点滴してください」
> ③「先生，肺梗塞かもしれません．すぐに造影CTですね！」

　①は，よくわからない呼吸困難として専門家に丸投げになってしまいますね．いまの状態がどういう状態かを整理せず丸投げはないですし，そもそも本当に呼吸器内科の病気なのか議論されていないですね．

　②は「ズバリ病名」という飛躍したコメントですし，診断名ズバリというのは薬剤師として不適切ですね．さらにこのコメントは，他の疾患の可能性

第2章　実践！ 3ステップで推論する副作用

を完全に除外してしまっています。他の可能性が0ではないことを踏まえて臨床判断をしないと治療選択を誤る可能性がありますね。

③もズバリ診断名になってしまっています。肺梗塞を診断するためには造影CTは重要ですが，「実は喘息だった」場合，造影剤投与は適切でしょうか？　複数の可能性を考え，優先順位を付け，いまやるべきことを判断していきましょう。

症例の特徴をまとめる──不確かさもそのまま大切に

本症例は，気管支喘息の既往はあるがここ数年発作歴はない患者さんで，肝部分切除のためステロイドが投与されている状態で，サリチル酸メチルのシップ貼付から30分後に「喘息様の発作」を発症しました。開腹手術で術後2日目ですので，もちろん肺梗塞の可能性を考慮しなくてはなりませんが，喘息の可能性を考慮すると造影剤の使用は危険です。

発症日の朝から始まった発熱の原因もこのときは定かでありませんでしたが，臨床症状は乏しく夕方（発症時）には解熱傾向でした。

一見複雑に見える症例ですが，起きている事象は上記で考察したとおり，「肺病変，心不全，感染症の所見が乏しい呼吸困難」とまとめることができそうです。喘鳴を伴うことから気道の異常が疑われますので，NSAIDsとの時間関係と，「NSAIDs過敏喘息らしさ」の有無を明確にしなくてはなりません。NSAIDs過敏喘息を疑った場合，嗅覚異常の有無は必須聴取事項です。今回の症例は嗅覚異常が陰性でしたし，鼻茸，好酸球などNSAIDs過敏喘息特有の所見がことごとく陰性でした。

さらに，サリチル酸の場合は「アナフィラキシー」も鑑別にあがります。粘膜疹，皮疹の有無，血圧の変動が手がかりになります。今回の症例は皮膚異常がなく，バイタルサインも呼吸数以外は安定しており血圧低下を認めませんでした。

しかし，いずれも所見だけで判断するのは難しく，さらなる検査か診断的治療が必要な状況でした。喘息かもしれないから造影CTができず，NSAIDs過敏喘息かもしれないから注射用ステロイドの種類に配慮が必要（コハク酸塩を避ける）で，何らかの感染症が背景にある可能性も考慮しておく必要があります。

16　この「呼吸苦」はNSAIDs過敏喘息によるものですか？

デキると思われるかも?? 聴取のポイント

1. NSAIDsを使ったタイミングは？　被疑薬の血中濃度のピーク（Tmax）とあいそうか？
2. 「喘息発症後」のNSAIDs使用歴と有害事象の有無
3. 嗅覚障害を伴うか？
4. 鼻茸はあるか？　もしくは鼻茸を手術したことがあるか？
5. 喘息を発症したのはいつか？　小児期からか成人後の喘息か？

押さえておきたいNSAIDs過敏喘息に使用可能な薬剤

NSAIDs過敏喘息は常用量の1/5〜1/10程度で発症するとされています。少量だからよい，外用剤だから投与可能というわけにはいかないことがわかります。表5にガイドライン[1]で使用可能とされている薬剤をあげます。

どうアクションするべき？　書いた人はこう考える

病歴や身体所見からある程度可能性の絞り込みはできましたが，いずれも決定的なものではありません。「他の疾患であるかもしれない……」という

表5　アスピリン過敏喘息に対する使用可能な薬剤

多くのアスピリン喘息で投与可能	ただし，喘息症状が不安定なケースで発作が生じることがある（わずかなCOX-1阻害）。 特に④〜⑥は安全性が高い。 ①PL顆粒 ②アセトアミノフェン（1回300mg以下） ③NSAIDsを含まずサリチル酸を主成分としたシップ（MS冷シップ®） ④選択性の高いCOX-2阻害薬（エトドラク，メロキシカム：高用量でCOX-1阻害あり） ⑤選択的COX-2阻害薬（セレコキシブ：ただし重症不安定例で悪化の報告あり） ⑥塩基性消炎薬（チアラミド塩酸塩など：ただし重症不安定例で悪化の報告あり）
安　全	喘息の悪化は認めない（COX-1阻害作用なし） ①モルヒネ，ペンタゾシン ②非エステル型ステロイド（内服ステロイド） ③漢方薬（地竜，葛根湯など） ④その他，鎮痙薬，抗菌薬，局所麻酔薬など，添加物のない一般薬はすべて使用可能

〔日本アレルギー学会喘息ガイドライン専門部会・監：喘息予防・管理ガイドライン2015. 協和企画，p214，2015より〕

第2章　実践！ 3ステップで推論する副作用

なかでの判断が必要です。肺梗塞の可能性を否定しきれないが，この段階で造影CTを撮る必要があるか？ などは重要な判断です。

　優先順位という観点から，まずシップを剥がすことが「すぐにできること」です。治療薬として，NSAIDs過敏喘息であっても気管支喘息であっても，またアナフィラキシーであったとしても有効で安全な治療薬（ステロイド）を選択することも薬剤師としての役割だと思います。チームの一員として医師に必要な情報を提供しつつ，ともに思考して判断していくことが大切です。

☞ 実際はこうなりました！

　今回のケースでは，たまたま看護師に「薬剤師さん，病棟にあるシップってどれでしたっけ？」と聞かれていたので，「いつ誰に何の目的でシップが投与されたか」をキャッチしていました。そして，その30分後に「Aさんが呼吸苦を訴えてうずくまっちゃってるんです！！」という看護師同士の会話が耳に入り，即座に「NSAIDs過敏喘息」が頭をよぎりベッドサイドに向かったのです。正直，このときにはNSAIDs過敏喘息しか頭にありませんでした。消化器外科の医師に，シップを30分前に貼っていることと，喘息の既往があることを伝え，まずはシップを剥がし，喘息症状に対してシムビコート®の追加投与を提案し吸入してもらいました。

　消化器外科の医師が呼吸器内科の医師を呼んでいる間に，NSAIDs過敏喘息の可能性を考え，コハク酸でなくリン酸エステルのベタメタゾン注射を用意しておきました。

　最終診断ですが，喘息発症後もNSAIDs（ロキソプロフェン，イブプロフェン）を使用し問題なかった経緯から「気管支喘息発作」と診断され，NSAIDs過敏喘息は否定的となりました。今回のタイミングで喘息を発症した理由は，手術後で感染症を併発しつつリハビリなどの運動負荷が加わったことが原因と考えられました。発症日朝からの発熱は，血液培養でとらえられなかったものの，臨床症状が乏しく，中心静脈カテーテル抜去で解熱したことから，カテーテル関連血流感染症だった可能性が考えられました。

　今後の使用薬剤については，サリチル酸メチルのシップは薬剤アレルギーの可能性が否定しきれないことから禁忌とし，これまで使用して安全性が確保できたNSAIDsのみ使用可としました。患者は術後リハビリを続け喘息発作を発現することなく，術後20日で退院となりました。

16 この「呼吸苦」はNSAIDs過敏喘息によるものですか？

医師からのKey Message
高橋　良

　外用剤によるNSAIDs喘息の誘発，非常に勉強になりました。喘息の中発作の患者さんで，腰に貼られた外用剤に気づかずに点滴と吸入を繰り返し，2時間程度経過をみていた若かりし頃の苦い経験を思い出しました。

　本症例，良きチーム医療を考えるうえで非常に貴重なケースではないかと感じました。われわれ医師も，薬剤による有害事象は日常的に"疑いすぎ"なほどに疑う習性がある。トランスアミナーゼの上昇にしても持続する発熱にしても。薬剤が原因であることに安堵を求め，どうか改善してくれという気持ちを込めて薬剤中止の指示を出す。しかし，私たちの視点はおおむね新規開始薬やよく知られる有害事象をもつ薬剤に限定されがちであるということを認識することも大切です。外用剤や漫然と処方され続けている頻用薬に関しては驚くほど頓着していませんね。薬剤師目線，あるいは外用剤を直接貼付したであろうナース目線の秀逸な推論だと感じました。また，鑑別疾患を細かくあげ，それぞれに対し"あう・あわない議論"の展開にも深い学びがあります。私たち医療者の目線はどうしても"○○としてあう"から○○という思考過程に陥りがちです。診断基準なるものが存在し，当てはめてみればどれもこれも可能性がありそうに感じてしまうもの。鑑別を想起した時点で，まずは"あわない点"に的を絞って議論を展開していくと，危険な落とし穴を回避できることが多いですよ。

　本症例を診る際，どんな思考を展開すべきか。臨床医の目線で少しだけ加えるとすれば，まず，いかなるケースであっても，自分がいま"どんなヒト"を相手に推論をスタートするかを明らかにしておくことをお勧めします。これは，さまざまな報告データ（EBM）が目の前の患者さんに適応できるか否か（EBMのSTEP4）を評価する際に必要不可欠な武器になってくれます。例えば本症例では，①高血圧の既往⇒心負荷，動脈硬化，未診断の脂質異常症や糖尿病の存在があるかもしれない，②担がん患者⇒免疫抑制状態，③術後⇒長時間安静臥床，感染症の併発リスク，④術後点滴/利尿薬使用⇒体液過剰（あるいは減少）の可能性，⑤ステロイド使用中⇒痛みや炎症のマス

第2章　実践！3ステップで推論する副作用

ク，⇒⑥オピオイド使用中⇒痛みのマスク，傾眠のリスク。

　このような状態の"ヒト"を相手に推論を進めていく心のスタンバイを
しっかりしておくことをお勧めします。本症例，文字制限などもあり，実際
はさらなる考察があったであろうと推測できますが，臨床医として，誌面で
読んだ印象では，鑑別第一は心不全，第二に肺血栓塞栓症。心不全の診断
ツールとしては，浮腫や頸静脈波（決して怒張ではないところに注意）と
いった右心系の所見，S3音や心尖拍動の左方移動，呼吸苦や夜間尿などの
左心系の症状，身体所見など多くの診断エビデンスが存在しますが，その効
力はやや限定的です。どれもこれも心不全を除外するには精度が高くはあり
ません。心不全を臨床的に疑うポイントはリスクファクターの抽出と正確な
in-outの考察に尽きます。本症例でも高血圧という心疾患リスクがある以
上，術中・術後のin-out，飲水量や食事後の尿量や排便量に関しての情報は
必須だと思います。心不全であれば呼吸苦は比較的緩徐に出現するケースが
多いのですが，本症例では麻酔薬使用中であるため，軽微な呼吸苦はマスク
される可能性があります。

　同様に肺血栓塞栓症であっても，痛みや頻脈がマスクされうるケースであ
り，もはやWells scoreに当てはめることはリスクであるという認識から思
考を開始できると，なおいっそう議論を深めた推論が可能になると思いま
す。ちなみに本症例が心不全として"あわない点"は発熱です。心不全では
循環血漿量の減少を反映して末梢血管は収縮すべきであり，通常体温はむし
ろ下がるべきですね。しかし，これも本症例ではステロイド使用により交感
神経の感受性が低下したことに伴う頻脈の欠如，悪寒の欠如の可能性，術後
感染をトリガーとした心不全の可能性などなど，さまざまな要因をはらんで
おり，評価は困難。慎重すぎる診察を要します。

　そのような認識のもと，再度病歴・身体所見をとりなおし，画像検査，血
液検査，場合によっては心エコー検査などを的確に行いつつ，他の鑑別を考
察していければなお良し，ですね。

　薬剤師さんだからこそ疑える疾患。実に頼もしく感じました。最後に今日皆
さんにお伝えしたいことをまとめると，①まずはどんな患者さんを相手に考察
するのかを明確にする⇒そこからEBMに潜むピットフォールが発見できます，
②診断は"あわない点"の議論にも焦点を当てると誤診への暴走が防げるか

16　この「呼吸苦」はNSAIDs過敏喘息によるものですか？

も。ぜひともこの2つを頭の片隅に入れておいていただければ幸いです。

【引用文献】
1) 厚生労働省：重篤副作用疾患別対応マニュアル；非ステロイド性抗炎症薬による喘息発作. 2006
2) 日本アレルギー学会喘息ガイドライン専門部会・監：喘息予防・管理ガイドライン2015. 協和企画, 2015
3) サリチル酸メチル配合剤：各インタビューフォーム
4) 金城紀与史：呼吸困難. ジェネラリストのための内科外来マニュアル（金城光代, 他・編）, 医学書院, pp244-247, 2013
5) Tang AW：A practical guide to anaphylaxis. Am Fam Physician, 68：1325-1332, 2003
6) Harper NJ, et al：Suspected anaphylactic reactions associated with anaesthesia. Anaesthesia, 64：199-211, 2009
7) Lawrence M. Tierney Jr, 他・編, 山内豊明・監訳：聞く技術；答えは患者の中にある. 日経BP社, 2006
8) Wells PS, et al：Derivation of a simple clinical model to categorize patients probability of pulmonary embolism：increasing the models utility with the SimpliRED D-dimer. Thromb Haemost, 83：416-420, 2000
9) Hirshberg B, et al：Hemoptysis：etiology, evaluation, and outcome in a tertiary referral hospital. Chest, 112：440-444, 1997
10) Santiago S, et al：A reappraisal of the causes of hemoptysis. Arch Intern Med, 151：2449-2451, 1991
11) 柴田寿彦, 他・訳：マクギーの身体診断学；エビデンスにもとづくグローバル・スタンダード 改訂第2版. 診断と治療社, 2014
12) Esayag Y, et al：Diagnostic value of chest radiographs in bedridden patients suspected of having pneumonia. Am J Med, 123：88.e1-88.e5, 2010
13) Cortellaro F, et al：Lung ultrasound is an accurate diagnostic tool for the diagnosis of pneumonia in the emergency department. Emerg Med J, 29：19-23, 2012
14) Tokuda Y, et al：The degree of chills for risk of bacteremia in acute febrile illness. Am J Med, 118：1417, 2005
15) Metlay JP, et al：Does this patient have community-acquired pneumonia？ Diagnosing pneumonia by history and physical examination. JAMA, 278：1440-1445, 1997

【参考文献】
● 福井次矢, 他・日本語総監修：ハリソン内科学 第4版. メディカル・サイエンス・インターナショナル, 2013
● Scott D.C. Stern, 他・著, 竹本　毅・訳：考える技術；臨床的思考を分析する 第2版. 日経BP社, 2011
● Laidlaw TM, et al：Aspirin-exacerbated respiratory disease. UpToDate（last updated：May 05, 2017）

Column この薬を服用してから○○の症状が出た！薬の副作用では？

> 患　者：この新しくて強い作用があると言われた糖尿病の薬を飲んでから，夜起きると壁が波打つような幻覚が見えて怖いよ。薬の副作用ではないのかな？
> 看護師：先生には伝えましたが，薬とは関係がないからそのまま飲むように言われています。
> 患　者：それは俺も先生から聞いたよ。でも，本当に怖いんだよ。
> 看護師：わかりました。もう一度，先生に報告しますね。

　患者さんは入院中にいろんな訴えを看護師に投げかけてくると思います。その内容はさまざまですが，「この薬を飲み始めてから気持ちが悪くなった，副作用ではないか？」というような，薬に関する訴えは多いのではないでしょうか。主治医にその旨を伝えても，治療上問題のないものであれば継続してモニタリングの指示が出ることがしばしばだと思います。本症例は患者さんの不安や心配が募り，その対処に困った看護師から薬剤師に相談があった事例です。

　私は患者面談を行い，患者さんの訴える「夜起きると壁が波打つように見える」という現象に対してさまざまな質問をしました。その結果，患者さんが会社勤めをしていたときに同じ現象の経験があること，退職前は仕事のことを考えると眠れないことが多く睡眠薬を服用していたこと，その幻覚（？）以外に身体的な随伴症状がないこと，そして会話のなかで，患者さんは神経質で不安を感じていることが確認できました。

　被疑薬はSGLT2阻害薬であり，中枢移行性は少量であることから，薬理作用的には幻覚の可能性は低いと思いながらも，SGLT2阻害薬を飲んでから幻覚を見る頻度が増加したという訴えが引っかかりました。もしかしたら，高浸透圧性利尿を引き起こすSGLT2阻害薬により頻尿が起きて，夜間に起きる回数が増えているのでは？と考え質問すると，やはり夜間に目が覚めることが増えているとのことでした。

私は患者さんに，いま起きている現象の原因ははっきりわからないことをお話ししたうえで，以前から同様の症状があり，今回の新しい薬による頻尿のため夜間に目が覚める回数が増えたことによって，悪化している印象があるのかもしれないことを説明しました。患者さん本人は，原因がわからなくても，しっかり症状を聞いてくれたことに安心したのか，面談の最初とは表情が変わっていました。

　正直に言うと，患者さんの訴える「薬のせいによる〇〇の症状」のほとんどは，理論的に説明することは神様でも難しいと思います。薬剤師はもちろん神様ではありませんので，わからないことも多いです。ただ，薬に関連した症状を聞くのが大好きなマニアックな職能集団です。緊急度がないかどうか考えながら，必要な薬の服用継続をサポートしていきます。もし病棟で「この薬を服用してから〇〇の症状が出た！　薬の副作用では？」と言われたら，薬剤師に声をかけてください。すぐに飛んでいくと思いますよ。

今井　　徹（日本大学医学部附属板橋病院薬剤部）

第2章　実践！3ステップで推論する副作用

Case 17
この「めまい」はオピオイドによるものですか？

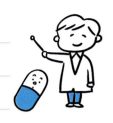

このケースを読み終わった後は

- オピオイドによるめまいの特徴を説明できるようになる。
- 頻度の高いその他のめまいについて知りたくなり，調べてしまう。
- オピオイドによるめまいを疑ったとき，そのもっともらしさを言えるようになる。

今回の一例

64歳女性。数年前より高血圧，腎機能低下が出現し腎硬化症と診断され，4カ月前に血液透析導入となった。夫からの血液型適合生体腎移植目的で入院し，1週間後に問題なく手術が施行された。一般病棟への帰室となった術後3日目，術直後から続くめまいがあるためリハビリが進まないということで，何か良い薬はないかと薬剤師が看護師から相談された。術後より気持ち悪さもあり，食事摂取もあまりできていないということであった。

術後3日目の処方内容は以下のとおり

【注射】メチルプレドニゾロンコハク酸エステル
　　　　ナトリウム注（ソル・メドロール®）　　1回80mg　1日1回　点滴静注
　　　　ニカルジピン注（ペルジピン®）　　　　1mg/時　持続点滴注
　　　　フェンタニル注　　　　　　　　　　　20µg/時 持続点滴注
【内服】タクロリムスカプセル(グラセプター®)1mg　1回2Cap　1日1回　9時
　　　　ミコフェノール酸モフェチルカプセル
　　　　（セルセプト®）250mg　　　　　　　1回3Cap　1日2回　9時，21時
　　　　ラベプラゾールナトリウム錠（パリエット®）
　　　　10mg　　　　　　　　　　　　　　1回1錠　1日1回　21時

■患者はめまいが出現しているものの，会話可能であったため面談を行った。「痛みはありますけど，それよりもめまいがします」，「気持ち悪さもあります」，「リハビリをするように言われているんですけど，ぐるぐると目が回るような感じ

17 この「めまい」はオピオイドによるものですか？

でなかなか進まないですね」、「これまでこういった症状になったことがなかったので、自分でもびっくりしています」と話された。相談された看護師から確認したバイタルサインは、血圧156/103mmHg、脈拍数77回/分、呼吸数15回/分、体温36.3℃であり、1日水分摂取量は約2,500mL、尿量は3,000mLであった。

■周術期の免疫抑制薬の投与スケジュール

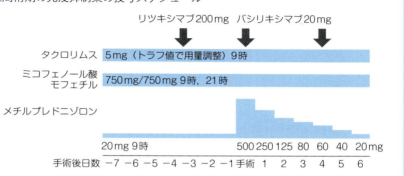

Step 1 被疑薬が原因である「もっともらしさ」を考える

今回のように医薬品の投与中に「めまい」を訴える患者さんは多いのではないでしょうか。めまいとは、体のバランスを保つための身体平衡維持システムの障害により感じるとされています。さまざまな病態によりめまいを自覚するとされていますが、その症状は回転・傾斜などの違和感を伴います。

めまいの分類としては、大きく「回転性」、「浮動性・動揺性」、「前失神」があります。「回転性」の症状としては、目が回る、身体がぐるぐる回る、身体が傾くなどの症状が多く、嘔気・嘔吐を伴うこともしばしばあります。一方、「浮動性・動揺性」の症状としては、ふわふわする、ふらふらするなどの症状があります。「前失神」は、気が遠くなる、失神、立ちくらみなどの症状を示します。このようにめまいと一言で言っても患者さんの訴えはさまざまです。そのため病歴聴取はめまいの原因を考えるうえで有益な情報となることが多く、訴えている症状をよく聴くことが大切になってきます。

今回の症例を考えてみましょう。いままで同じようなめまいが出現したことはなく、今回術後に発症しています。症状としては「ぐるぐると目が回る

第2章　実践！3ステップで推論する副作用

ような感じ」であり、「気持ち悪さ」も伴っています。症状自体も術直後ではなく、術後3日目に症状が増強しており、手術によるものだけでは説明が難しいと思われます。また、術後疼痛コントロールのため経静脈的自己調節鎮痛法（intravenous patient controlled analgesia；IV-PCA）を行い、フェンタニルを使用しています。フェンタニルによる副作用としては眠気（鎮静）、呼吸抑制、嘔気・嘔吐、便秘、掻痒感、排尿障害、めまい、血圧低下などが報告されており[1]、「めまい」とともに「気持ち悪さ」も生じていることからフェンタニルが原因となっている可能性が考えられます。また本人は術前から手術の不安が強いため、疼痛に対する閾値も低下しておりフェンタニルの使用頻度が高かったことも関与していると考えられます。

副作用の基礎知識——オピオイドってめまいを起こすの？

> オピオイド投与中に出現しためまい＝オピオイドによるめまい

と短絡的に疑うのも悪くないかもしれませんが、一度立ち止まって知識を整理します。

　まずはめまいが起こる機序を整理しましょう。人間は空間内で体のバランスを保つために、視覚と前庭感覚と体性感覚が、中枢（脳幹、小脳、大脳）に外部からの情報を送っています。これらの情報は中枢で統合・制御され、眼球、体幹、四肢などにフィードバックされて姿勢の維持や運動の調整を行っています（図1）。これらが障害されると「めまい」があると感じます。前庭感覚器や第VIII脳神経障害により生じるめまいを末梢性めまい、脳幹や小脳の前庭核および伝導路の障害によるめまいを中枢性めまいと大別します[2]。

　オピオイドによるめまいは、前庭器に発現しているオピオイド受容体を刺激することにより起こると考えられています[1]。前庭器は平衡を維持しているため、刺激されることで回転性のめまいの訴えが多くなると考えられます。しかしオピオイドには鎮静作用や血圧低下などもあり、画一的な症状はなく詳細な機序は解明されていません。

　術後疼痛におけるフェンタニルIV-PCAの使用報告によれば、頻度に違いはあるものの、めまい・ふらつきの報告は上位を占めています[3]-[5]。また、

17 この「めまい」はオピオイドによるものですか？

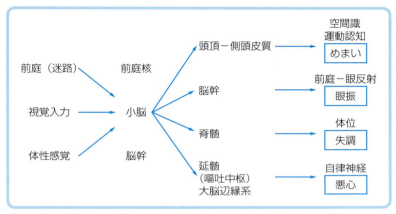

図1　平衡機能反射の経路
〔角南貴司子，他：めまいの発生機序と分類．医学と薬学，58：206-210, 2007 より〕

オピオイド鎮痛に伴う術後嘔気・嘔吐（post-operative nausea and vomiting；PONV）の検討で，めまいや浮遊感などの随伴症状を70％以上認めたとする報告もあります[6]。

Step 2　被疑薬以外が原因である「もっともらしさ」を考える

もしオピオイド以外が原因のめまいだったらどうするのか？ を考えていきましょう。

病歴からめまいを分類してみると表1のようになります。めまいでは見逃してはいけない疾患を鑑別することが大切であり，前失神や脳卒中に代表されるような中枢性めまいを除外することも重要なアプローチの一つとなります。

あう・あわない推論
神経学的症状がなく，脳梗塞とはあわない！

中枢性めまいの代表ともいえる脳梗塞は常に考えておく必要があります。脳梗塞は閉塞された血管や梗塞部位に関連して，運動障害や感覚障害，視機能障害，脳神経麻痺などの神経学的症状を合併することが一般的です。また

第2章　実践！3ステップで推論する副作用

表1　めまいの性質からの分類

	病歴（症状）	考えられる疾患群
前失神	気が遠くなる，意識を失いそうになる，風呂上がりに気が遠くなる感じ	出血，心血管系疾患，血管迷走神経反射など
回転性	ぐるぐる回る，「景色が流れる」でもよい	中枢性（脳血管障害，脳腫瘍など）末梢性（良性発作性頭位めまい症，メニエール病など）
動揺性	ふらふら，ふわふわ，体がふらつく，頭がふらふら	どれもあり

〔岸田直樹：めまい．総合診療医が教える よくある気になるその症状：レッドフラッグサインを見逃すな！じほう，p215，2015より〕

表2　脳梗塞の管理可能な危険因子

危険因子	高血圧 糖尿病 脂質異常症 心房細動 喫煙 飲酒 炎症マーカー
ハイリスク群	睡眠時無呼吸症候群 メタボリックシンドローム 慢性腎臓病

〔日本脳卒中学会脳卒中ガイドライン委員会・編：脳卒中治療ガイドライン．協和企画，pp24-45，2015を参考に作成〕

発症様式は突然発症であることが特徴とされます。今回の症例は痺れや脱力感などの神経症状を認めず，めまいを発症したタイミングも漠然としか把握しておらず，発症様式が突然というよりも急性であったと考えられます。

　その他，患者背景を把握することも脳梗塞らしさを考える際に有用です。脳梗塞の危険因子には表2のようなものがあります。本症例が該当する高血圧は脳梗塞最大の危険因子で，相対リスクが3～5倍とする報告もあります[7]。現在ニカルジピンを使用していますが，血圧は高値で持続しており引き続き確認していくことが大切です。

　リハビリが進まないという今回の患者さんですが，歩行ができないわけではなくバイタルサインは大きな変動なく経過していることも脳梗塞とあわない点かもしれません。

344

17 この「めまい」はオピオイドによるものですか？

　以上のようなことを考えると脳梗塞とはあわないですが，無症候性の可能性もあることから，この段階で除外することはできないかもしれません。

あう・あわない 推論
バイタルサインは正常であり心疾患の既往がないことから，心血管系疾患とはあわない！

　めまいを起こす心血管系疾患の代表として不整脈があげられます。一般に不整脈によるめまいは前失神に分類され，気が遠くなるようなめまいを自覚することが特徴的です。

　また，本症例は移植腎の血流再開後である術中から大量の利尿が得られ，体液喪失による血圧低下やそれに伴う腎血流の低下を避ける目的で積極的な輸液が施行されています。そのため大量輸液による心負荷や，利尿に伴う脱水および電解質異常を引き起こしやすい背景があります。脱水などの循環血流量低下に伴うめまいの場合も前失神に分類されます。

　本症例は術後早期であり，これら前失神を来す疾患を起こしやすい背景にあることは確かですが，水分のin/outバランスが大きく変動せずに経過しています。また心電図変化は認めておらず，脈拍数も正常です。こういった点から本症例の特徴とはあいません。しかしながら血圧は高値で推移していること，術後早期であることから引き続き注意は必要であると考えます。

あう・あわない 推論
病歴聴取でめまい発作が持続しているということからBPPVとはあわない！

　良性発作性頭位めまい症（benign paroxysmal positional vertigo；BPPV）はめまいを訴えて受診する患者において最も多くみられる原因とされていますので，めまいを主訴とした場合，除外しておきたい疾患の一つです。

　BPPVは頭位変換を伴う動作で数秒〜数十秒の回転性めまいと眼振を生じ，安静によって沈静化する特徴をもちます。患者はリハビリのために離床しようとするとめまいが増強すると訴えており，この点はBPPVと一致します。しかしながら，めまいは体動しない際にも持続すると話されており，1回の発作が1分以内に治まるとされるBPPVの特徴とはあいません。

345

あう・あわない推論
難聴や耳鳴り，耳閉感がないことからメニエール病とはあわない！

　メニエール病は内リンパ水腫による前庭と蝸牛の障害であると考えられています。蝸牛はリンパ液が入っており，揺れを感覚細胞が電気信号に変えて蝸牛神経に伝えています（図2）。これにより脳が音を識別しています。そのため，蝸牛が障害されるとめまいのたびに難聴や耳鳴り，耳閉感を伴うことが特徴とされています。本症例では，めまいが回転性であることや嘔気を伴っている部分はあっていますが，蝸牛が障害されることによる症状を伴っていません。また，メニエール病は症状を繰り返すことが特徴的とされますが，患者さんにメニエール病の既往がないことからもあいません。

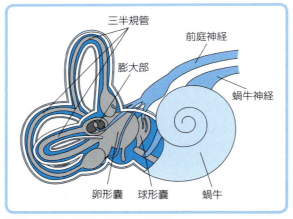

図2　内耳（前庭と蝸牛）の構造

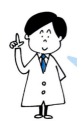

自分で思いつくその他のめまいの病態についても，このように患者情報と照らしあわせて考えてみましょう!!

17 この「めまい」はオピオイドによるものですか？

Step 3 考えをまとめてアクションへ

これは避けたい!? 期待されないコミュニケーション例

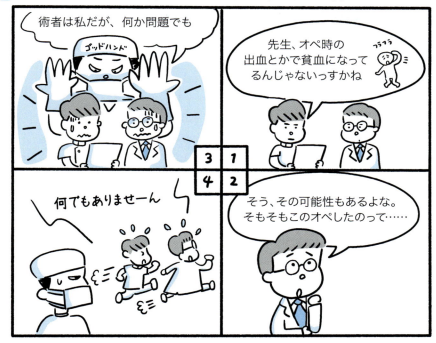

確かに手術による影響の可能性はあるかもしれません。しかし，まだ精査しない段階から根拠もなく「術後貧血」では，ちょっと頼りないと思います。やっぱり医師とディスカッションをしてさまざまな可能性を議論していく必要があると思います。

その他，薬剤師と看護師の避けたいパターン
①「先生，フェンタニルが原因です。中止してください！」
②「先生，耳鼻科にコンサルトしてください！」
③「先生，とりあえずベタヒスチンの内服で！」

---

①は特に薬剤師なら一番に思いつき，考えれば考えるほどフェンタニルによるめまいを疑ってしまうかもしれません。ただ，医師としては可能性の高い病態から疑って精査している段階でこれを言われると，「どうしてそう断定できるの？」って言いたくなりますよね。

第2章　実践！3ステップで推論する副作用

　②は，とりあえずめまいだから耳鼻科に丸投げというアクションです。医師がコンサルトするかどうかを決めるわけですし，それに必要な情報を提供するならともかく，コンサルトしてください！　は無責任すぎます。これはやめておきましょう。

　③のように対症療法だけ提示というのもよくないですね。一過性のめまいというものも多く，原因によっては薬剤の投与は不要です。対症療法の提案も原因疾患や病態の目星をつけてから行うべきです。

症例の特徴をまとめる――不確かさもそのまま大切に

　今回のケースには，めまいを訴えており術後リハビリが進まないという看護師からの相談をきっかけに関わっています。めまいは救急で比較的多い主訴の一つでもあり，多くのケースで直面する可能性がある症候といえます。そのため，前述したようにめまいを起こす病態を考えることももちろん必要ですが，危険なめまいのサインをつかむことも大切です。

- **めまいが突然出てきた**
- **安静にしていてもめまいが持続する**
- **バイタルサインが普段と異なる（血圧や脈拍が変動）**

　今回のケースはどうでしょうか。めまいの発症様式については，術直後からということはわかっていますが，「いつとははっきり言えないがめまいが出てきた」と話されていました。このように実際にいつから発症したのか記憶していないことも少なくないため，いつまでは問題がなかったかなど意図して聴くことも大切です。バイタルサインについては血圧高値で推移していますが，大きな変化はありません。このような確認のみで危険なめまいを完全に否定できるわけではありませんが，緊急性を判断する材料として有用になるのではないでしょうか。

　また，時に患者さんの情報をそのまま伝えることも必要になるかもしれません。オピオイドによるめまいでは，嘔気や嘔吐といった消化器症状が主症状となることのほうが一般的かもしれず，本症例のように典型的なめまいの症状を訴えてくるとは限りません。つい自分の考えた原因にあうような症状を探してしまいがちですが，不確かな情報というものも大切にしていきたいですね。

17　この「めまい」はオピオイドによるものですか？

デキると思われるかも??　聴取のポイント

1. どのように始まるめまいか（突然，急に，徐々に）
2. どのようなめまいか（ぐるぐる回る，気が遠くなる，など）
3. めまいに伴って他の症状があるか
4. めまいは持続的か，それとも時々起こるか

押さえておきたい医薬品によるめまい

　めまいを誘発する医薬品は多く，何らかの薬剤を定期内服していることがほとんどであることを考えると，意識して使用薬剤を確認することが大切です。

　めまいの原因となる薬剤は多数ありますが，代表的なものとして降圧薬があげられます。その種類によってめまいを起こす機序は異なりますが，血圧が低下することにより脳血流が低下し，結果としてめまいを引き起こす可能性があります。また利尿薬は浸透圧性利尿薬のように治療薬として使用されることもありますが，脱水などの循環血漿量低下を引き起こす可能性もあります。

　それ以外にも，抗精神病薬や睡眠薬などの中枢神経作用薬，ジスチグミン臭化物のような泌尿器系薬として使用されるコリン作動薬などによってもめまいが引き起こされる可能性があります。このように，めまいを引き起こす可能性のある医薬品は多くあります。特徴的な医薬品について把握しておくことも大切ですが，疑ったときに調べられるようにしておく姿勢が重要だと思います。

どうアクションするべき？　書いた人はこう考える

　今回のケースは病棟看護師からの相談がきっかけで関わった症例です。手術後の一般検査として心電図，検体検査は実施されていましたが，めまいに対する精査がされている状況ではありませんでした。患者面談を行って，術後疼痛に対して使用されているフェンタニルに起因するめまいではないかと考えられるエピソードを聴取しました。しかし，「フェンタニルによる副作用が疑われます」と報告するのではなく，医師がいま最も疑っている病態を確認してみるのもよいかもしれません。また，術後疼痛は患者の離床が進ま

349

ない要因の一つにもなるため、必要に応じて代替案も医師と協議することが大切です。

 実際はこうなりました！

医師とめまいに対する精査も検討することを協議したうえで、Ⅳ-PCAとして使用されていたフェンタニルが原因にもなりうることを伝えました。術後の疼痛は残存しており、フェンタニル継続のままジフェンヒドラミン・ジプロフィリン配合薬などの薬剤を併用するか他剤に変更するか検討した結果、Ⅳ-PCAを中止しアセトアミノフェンの頓用内服へ変更となりました。その後、夕方（中止後6時間ほど経過）に患者の病室へ再訪すると、めまいは改善を認めていました。

医師からのKey Message
羽田　圭佑

　めまいを訴える患者さんは日常診療で出会う機会が多く、皆さんも経験していることと思います。めまいの原因には、末梢性（内耳性・前庭性）、中枢性（脳幹性・小脳性）だけでなく、循環器系（不整脈、高血圧など）、全身性疾患（自律神経障害など）、心因性をはじめとした多様な要因が鑑別にあがります。そこで、鑑別診断に大きな役割をもつのが病歴聴取です。Key pointは、①回転性 or 浮動性めまいか、②症状の持続時間は突発的 or 周期的 or 持続的か、③頭位や体位との関係性はあるか、④耳鳴りや麻痺などの随伴症状はあるか、です[8),9)]。実際の鑑別診断に関しては、緊急性があるかどうか、次いで発症頻度の高い末梢性・前庭性を念頭に置きつつ、中枢性由来の有無を検討していきます。本症例でのめまいに対するアプローチは、前述の解説で十分に検討されていますのでご参照ください。

　さて、本症例では「術後から持続する嘔気」も併発しています。手術後の嘔気・嘔吐に関して、麻酔科領域ではpost-operative nausea and vomiting（PONV）と位置づけられ、術後嘔気は50％、術後嘔吐は30％の頻度と報告されています。PONVの発症メカニズムはいまだ不明な部分が多いとされていますが、創部痛とともに早期離床の妨げにもなり、手術や麻酔の質を左

右する重要な要因として認識されています。PONV発症のリスク因子として，以下の項目が報告されています（表3）[10]。

表3 PONVのリスク因子

- 患者要因：女性（OR 2.57），PONVの既往（OR 2.09），非喫煙者（OR 1.82），50歳未満（OR 1.79），乗り物酔いの既往（OR 1.77）
- 麻酔要因：揮発性麻酔薬の使用（OR 1.82），術後のオピオイド使用（OR 1.47），麻酔時間の延長（OR 1.46），亜酸化窒素の使用（OR 1.45）
- 手術要因：胆嚢摘出術（OR 1.90），腹腔鏡手術（OR 1.37），婦人科手術（OR 1.24）

（OR＝オッズ比）

実際の指標としては，Apfelら[11]によるPONVのスコアリングが有名です。①女性，②PONV and/or 乗り物酔いの既往，③非喫煙者，④術後のオピオイド使用の4項目を用いて，因子数が0，1，2，3，4と増加するたびにPONVの予測頻度は10％，20％，40％，60％，80％になると報告されています（図3）。

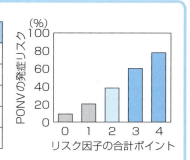

図3 PONVのスコアリング

本症例では，女性，非喫煙者，術後フェンタニルの使用と3因子を有し，PONVは60％と高いことがわかります。通常は「めまいに随伴する嘔気」と考えがちですが，本症例のように手術後の場合にはPONVの可能性を考慮し，めまいと嘔気は別々に検討する必要がありそうです。今回のように，薬剤師さんが得た情報を医師に提供してもらえると，薬剤性を含め鑑別するうえで参考になります。スムーズな初期対応につなげるためにも，今後もチーム医療を実践していきたいものです。

第2章　実践！３ステップで推論する副作用

【引用文献】

1) 日本緩和医療学会緩和医療ガイドライン作成委員会・編：がん疼痛の薬物療法に関するガイドライン2014年版．金原出版，2014

2) 小倉憲一・編：あなたも名医！このめまい，コワい？コワくない？日本医事新報社，2011

3) Yates BJ, et al：Physiological basis and pharmacology of motion sickness: an update. Brain Res Bull, 47：395-406, 1999

4) Ding Z, et al：Efficacy and tolerability of oxycodone versus fentanyl for intravenous patient-controlled analgesia after gastrointestinal laparotomy. Medicine, 95：e4943, 2016

5) 織田梨恵，他：術後疼痛におけるフェンタニルIV-PCAの有用性．医療薬学，35：495-500, 2009

6) 宮原誠二，他：術後オピオイド鎮痛に伴うPONV（術後悪心・嘔吐）予防策の検討；ジフェンヒドラミン・ジプロフィリン配合薬（トラベルミン注）の有用性．日本臨床麻酔科学会誌，33：70-74, 2013

7) Sharon E, et al：New evidence for stroke prevention. JAMA, 288：1388-1395, 2002

8) Furman JM, et al：Approach to the patient with vertigo. UpToDate（last updated：Jun 10, 2015）

9) 日本神経治療学会治療指針作成委員会・編：標準的神経治療 めまい．神経治療学，28：183-213, 2011

10) Gan TJ, et al：Consensus guidelines for the management of postoperative nausea and vomiting. Anesth Analg, 118：85-113, 2014

11) Apfel CC, et al：Evidence-based analysis of risk factors for postoperative nausea and vomiting. Br J Anaesth, 109：742-753, 2012

編著者が語るあとがき

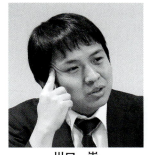
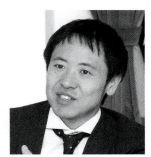

川口　崇　　　　　　　岸田直樹

❖ 白か黒かにこだわらず

【川口】 本書は『月刊薬事』の連載がベースになっていますが，こういうコンテンツが必要だと思ったきっかけの一つは臨床研究にあります。臨床推論の取り組みとは別に，臨床研究のデザインや支援をしているのですが，多くの臨床試験では有害事象の評価であって，副作用の評価ではないんですね。本書の第1章で小宮山先生も書かれていますが，副作用となると因果関係の評価が必要だからです。その時点で，大学で習った副作用の概念（目的として期待するのが主作用，それ以外が副作用）とは違うように感じたのですが，では副作用の評価ってどうやるんだと思っていろいろ調べたら，臨床推論と同じなんですね。ある症状が何の病気かを見極めるのと，薬の副作用かどうかを見極めるのは同じ思考プロセスだとわかりました。そんなところがきっかけになってコンテンツ作成が始まりました。

【岸田】 私も臨床推論，特に薬剤師向けには「薬学臨床推論」と言っていますが，この目的の一つに副作用の判断を挙げています。やはり副作用については薬剤師が中心的に関わるのがより効果的だと思っています。ただ，正確に判断するための神業はありません。医師も副作用かどうかは原則，除外診断です。白か黒かではなく医療者同士でディスカッションしてほしいですね。

【川口】 副作用だという最終的な判断は診断にあたると思いますので，最終的には医師の判断に委ねることになりますが，その判断に有用な情報を薬剤

師や看護師がどれだけ提供できるのか，そこが大切です。特に医薬品情報は薬剤師にとって当たり前でも医師や看護師には理解しづらいこともあるので，ポイントを押さえた情報にまとめる必要があります。そして病歴ですね。第2章ではどのケースも薬剤師が患者さんから積極的に病歴を聞いていますが，おそらく実際は病歴聴取というのは薬剤師にも看護師にも簡単ではないのだとも思います。しかし，病歴こそが医師の判断に大きな影響を与える重要な情報です。

　第2章ではそうやって病歴や薬の情報を提示したうえで鑑別が挙げられています。誌面の都合もあり，その数はある程度の制限を設けさせていただいたうえでの内容でしたが，薬剤師が自分で調べて考えて書きました。医師からみて，この鑑別はどうでしたか？

【岸田】副作用の可能性を吟味するうえで周辺の鑑別疾患をくまなくチェックできていたと思います。副作用の可能性を上げる・下げるという薬剤師ならではの視点でしっかり考察されていました。この本を読んだ医師のなかには，あれが足りない，これも挙げるべきという感想を抱く人もいるかもしれませんが，読んでいただくとわかると思いますが多くは医師とディスカッションできる力をもっていることは十分伝わると感じます。むしろここまでできるのかと驚く医師もいるでしょうね。

❖ 思考停止に陥っていないか

【川口】薬剤師が副作用について聞かれたとき，特に新人や若手だと添付文書の副作用の項にある％（割合）の記載だけを根拠に医師や看護師に回答することもあるのではないかと思います。少なくとも私にはそういう時期がありました。そんなNG対応を第2章ではあえて4コマ漫画で表現しました。誰でもネットなどで添付文書をすぐに見られる今の時代，それはもうやめましょうという本書のメッセージの一つです。

【岸田】「副作用の可能性は否定できません」と言って終わる薬剤師さんもそうですね。医師はその可能性を見極めるための情報がほしいのですが，残念ながらもらえない。以前，講演で「"副作用の可能性は否定できない"と言うだけなら何も考えていないのと同じ」と話したら，ある薬剤師さんから「こんな便利な言葉はないのに…」と言われたのですが，確かにその場をや

りすごすだけなら便利な言葉でしょう。でも，ではどうするか？の現場の問題は残ったままです。

【川口】医師から何か聞かれたら白黒つけなければいけないと考えている薬剤師や看護師が多いのかもしれませんね。しかし臨床には不確かさや曖昧さがつきものです。という自分も「副作用の可能性は否定できません」を多用していたわけですが，これを言うな，という意味ではなく，その言葉に加えてさらに，情報を集めて整理し，それをチームで共有して考えるという姿勢を大切にしていくことが重要ですね。

【岸田】巻頭レクチャーでも書きましたが，抗がん薬では副作用が起こってもすぐに投与中止になるわけではなく，支持療法薬を使いながら続けることが多いですよね。要は副作用といっても症状の程度や疑わしい可能性から「薬を中止するほどの閾値にある症状かどうか」が大事であって，そう考えると目の前の症状が真に副作用なのかどうかにこだわる必要性も下がってきます。

【川口】それを評価するためにも薬剤師はベッドサイドに行ってほしいですね。患者さんのもとに行って実際に患者さんをみて，病歴や薬歴を把握して，なおかつ医師の行間を読みながら自分の意見を伝えられることの大切さを，本書では見せることができたのではないかと思います。

❖ 患者から「これって副作用？」と聞かれたら

【川口】薬学の分野で初の臨床推論の本である『薬剤師のための臨床推論』をわれわれが発刊したのは2013年でした。光栄なことに多くの読者から好評をいただきましたが，薬剤師には難解な部分もあるとの声もありました。そこで本書では，第1章の総論にページを割いて，「そもそも副作用とは何か」という基本から解説し，第2章でも3つのステップに沿った解説や4コマ漫画，医師によるワンポイントレクチャーと，工夫を凝らしました。その結果，職種を問わず，また新人・若手でもすんなり読める内容になったと勝手に自負＆そう思われるようにと祈願しているのですが，本書であまり語られていないのが保険薬局の薬剤師です。

【岸田】かかりつけ薬剤師が必要とされるようになり，患者さんが薬局薬剤師に「これって副作用？」と聞くこともあるでしょうね。

【川口】むしろ医療者より患者さん自身のほうが気にされる印象があるのですが，薬局は患者情報が限られることもあって，白黒つけるべしというプレッシャーに悩む薬剤師は病院より多いかもしれません。

【岸田】私の専門である感染症でも，外来で風邪か風邪でないかという判断に迫られることがしょっちゅうですが，最初のうちは判断がつかない場合も多いのです。だから無理に決めつけず，「ひとまず風邪としたうえで，抗菌薬なしで経過をみる」という方針でよいかを患者さんとしっかり話し合うように心がけています。薬局もこれと同じではないでしょうか。訴えをよく聞いたうえで，患者さんが様子をみられそうな状態で，かつ中止するデメリットが大きく継続が必要な薬剤なら，「この段階では判断がつきませんが，大切なお薬ですので続けてみてください」と伝えられるかどうか。臨床推論は医療者と患者のコミュニケーションにこそ非常に役立ちます。

【川口】そうですね。そもそも小宮山先生が第1章で書かれているように，副作用にはタイプA〜Cがあって，特にタイプCはその場ですぐ判断できるものではありません。患者教育の一環として，副作用の分類をわかりやすい言葉で説明して理解してもらうのも薬剤師の大事な役割だと考えています。

❖ 副作用報告の質を上げる教育ツールに

【川口】いま，臨床研究の世界でも，データベースを使って安全性情報を解析する取り組みが増えています。一方で問われているのが，個別症例の副作用報告です。医療者からの報告内容が具体的なものでないと，行政や製薬企業は適切な因果関係評価ができず，添付文書にノイズ情報が増えるだけになります。ほとんどの医療者が副作用報告の書き方について教育を受けていないなかで，本書はその教育ツールとしても使えるのではないかと期待しています。副作用を疑ったときに医師に提供する情報と，報告書に記載する情報は同じはずなので，第2章で展開されている情報収集や推論のコツはそのまま報告書の書き方講座になっています。

【岸田】副作用報告については，報告書の様式が書きやすいものになっていないとか，報告者の負担が重いなどの課題があるとは思いますが，本書を読んだ人が報告を書くようになれば情報の質は大きく上がるでしょうね。

【川口】薬剤師にそれだけの力があることは本書の執筆陣が証明しています

ので，この本が多くの読者に読まれて，薬剤師に対する医薬品安全性への貢献に期待が高まるとよいですね。また，これを読んだ医師や看護師，薬剤師の皆さんのコミュニケーションがより円滑になることを期待しています。

＊　　　＊　　　＊

　最後に，多忙ななかで毎回質の高い原稿を書いていただいた薬剤師の先生方，その原稿をチェックしていただき暖かくも的確なメッセージを寄せていただいた医師の先生方，また製薬企業の立場から副作用の基本を書いていただいた小宮山先生と原先生，そして看護師の立場から副作用について書いていただいた増田先生，誠にありがとうございました。また，推薦の言葉をお寄せいただいた徳田先生，林先生，梅田先生，コラムをお書きいただいた看護師の柏谷先生，新田先生，板垣先生にも感謝申し上げます。

索 引

■英数字■

Ⅰ型アレルギー xvii
β刺激薬（またはβ₂刺激薬） 124, 295
β-ラクタム系抗菌薬 234
γ-アミノ酪酸（GABA） 243
AC療法 171, 177
adverse drug reaction 3, 12
adverse event 3
area under the blood concentration-time curve（AUC） 56
Austin Bradford Hill 13
Bartter症候群 293
benign paroxysmal positional vertigo（BPPV） 81, 345
body mass index(BMI) 112, 261
B型肝炎ウイルス 99
cancer-related fatigue 190
causal relationship 4
chemotherapy induced diarrhea（CID） 318
chemotherapy-induced nausea and vomiting（CINV） 176
CIOMS 40
──Ⅵワーキンググループ 13
clinical scenario 119
Clostridium（*Clistridioides*）*difficile* 310
collagenous colitis 300, 311
COX-2選択的阻害薬 173, 325
cytochrome P450（CYP） 52
──3A4 53
direct oral anticoagulant(DOAC) 102
Dix-Hallpike法 81
Dダイマー 115
EGFR遺伝子変異 93
erosion 173
erythema multiforme xv
Gitelman症候群 293
Helicobacter pylori 173
HMG-CoA還元酵素阻害薬（スタチン系薬剤も参照） 126, 134, 161
humoral hypercalcemia of malignancy 261

IgE 120, 227
Important Medical Event（IME）リスト 34
infusion（related）reaction 111, 235
ICH-E2Aガイドライン 12
intravenous patient controlled analgesia（Ⅳ-PCA） 342
Lexicomp 119
lymphocytic colitis 301
mechanism-based inhibitor（MBI） 54
medical dictionary for regulatory activities（MedDRA） 35
Memorial Delirium Assessment Scale（MDAS） 256
Meyboom 5, 42, 79
modified Wells criteria 115
Na-K-ATPase 290
one minute preceptor 46
OPQRST 281
OTC医薬品 103
Payneの補正式 261
PDCAサイクル 39
PF＋Cmab療法 234
pH 183
pharmacodynamics 51
pharmacokinetics 51
Pharmacokinetic Interaction Significance Classification System（PISCS） 57
post-operative nausea and vomiting（PONV） 343
potential adverse drug reaction 16
P-Q間隔 212
protein induced by vitamin K absence（PIVKA） 97
PT-INR 97
refeeding syndrome 261
Rubenstein分類 208
S-1 104, 143
Schellong試験 196
SGLT2阻害薬 338
SN-38 308
SOX＋BV療法 143

suspected adverse drug reaction 15
SU薬 191, 201
SWOT分析 39
UDP-グルクロン酸転移酵素（UGT） 308
ulcer 172
vascular failure 120
Wallenberg症候群 82
Wells score 328
Whippleの三徴 189

■和文■

あ

アカシジア 168
悪液質 98
悪性高熱 134
悪性腫瘍 261
悪性症候群 130, 156
──の診断基準 159
アコチアミド 175
あざ 103
アジスロマイシン 316
アスピリン 173, 181
アスピリン喘息 229, 324, 333
アセスメント 64
アセチルコリン 275
アセチルコリンエステラーゼ 175, 308
アセチルコリン過剰症状 275
アゾール系抗真菌薬 53, 54
アトルバスタチン 126
アドレナリン 118
アナフィラキシー 113, 226, 326
──の診断基準 114, 228
アナフィラキシーショック 224
アファチニブ 318
アプレピタント 311
アミノグリコシド系抗菌薬 86
アムホテリシンB 135
アルコール多飲 292
アルドステロン受容体拮抗薬 288
アルブミン 98
アルミニウム 55
アレルギーの分類 225
アンカリング・バイアス 298

索　引

あ
アンスラサイクリン系抗がん薬　114, 178
安全性シグナル　13
安全対策　23
アンモニウムイオン　289

い
胃潰瘍　178
医薬　69
イグラチモド　103
医行為　65, 69
胃酸　175, 183, 194
医師　65, 69
医師法　68
意識障害　147
移植　345
胃食道逆流症（GERD）　174
胃腸障害　172
一貫性　15
遺伝子多型　96, 308
意図しない副作用情報　31
胃内pH　55
医薬情報担当者（MR）　26
医薬品医療機器総合機構
　（PMDA）　21, 26
医薬品規制調和国際会議（ICH）
　12, 33
　──-E2Aガイドライン　12
　──国際医薬用語集日本語版
　（MedDRA/J）　35
医薬品副作用・感染症報告制度
　21, 28
イリノテカン　305
因果関係　4, 10
　──の判断基準　40
　──評価　17, 21, 22
インスリン　191, 295
陰性変時作用　208
インターフェロン　86, 250
インフルエンザ　129

え
栄養障害　261
エソメプラゾール　182
エビデンスレベル　7
エルロチニブ　55
延髄外側症候群　82

お
嘔気・嘔吐（または悪心・嘔吐）
　81, 142, 341
黄疸　99
嘔吐　278, 291
嘔吐中枢　144, 278
横紋筋融解症　124, 158, 161
　──の判断基準　128
悪寒　329
オキサリプラチン　143
オピオイド　151, 199, 254, 266,
　270, 340
オンコロジーエマージェンシー　146

か
回転性めまい　80, 88, 341
開腹手術　146
潰瘍　172
化学受容器引金帯（CTZ）　144
化学療法　142, 186, 200, 302
化学療法誘発性悪心・嘔吐
　（CINV）　144, 176
化学療法誘発性下痢（CID）　318
過換気症候群　229
蝸牛症状　81, 89
風邪　134
活性化部分トロンボプラスチン
　時間（APTT）　99
カテコラミン　189, 191
ガバペンチン　86
過敏症状　224
下部食道括約筋　175
カペシタビン　104
カリウム値　36
カルバミル基　308
カルボプラチン　305
がん関連の疲労　190
肝機能障害　99, 172
緩下薬　135
看護師　61, 71
感作　227
間質性肺炎　94
眼振　81, 89, 345
汗腺　276
感染症　329
感染性腸炎　310
甘草　135, 296
肝臓代謝　99

が
がん治療　94
　──に関連した下痢　319
がん転移　278
カンピロバクター属　310
肝不全　147
漢方　296
緩和ケア　258

き
偽アルドステロン症　296
既往歴　14
気管支喘息　228, 330
起座呼吸　328
基質薬　53
キシロカイン中毒　121
既知の知見の再現　15
機能性ディスペプシア　174
キノロン系抗菌薬　86
キメラ型抗体　118
逆流性食道炎　175
嗅覚低下　325
急性悪心・嘔吐　143, 176
急性冠症候群　178
急性呼吸窮迫症候群（ARDS）
　135
急性呼吸困難　327
急性腎不全　127
急性肺障害　94
急性腹症　146
急性片側性迷路障害　82
狭心症　177
胸痛　178
胸部X線　329
胸膜炎　328
胸膜痛　327
起立性低血圧　89, 195
キレート　55
緊急安全性情報　94
筋強剛　156
菌血症　329
筋弛緩薬　134
筋性防御　172
金属カチオン　55
筋攣縮　161

く
クエチアピン　157
クラッシュ症候群　128
グラニセトロン　311

359

グラフトレンド　215
グリクラジド　188
グリチルリチン酸　296
グルカゴン　191
グルクロン酸　53
グルタミン酸　97
クレアチンキナーゼ（CK）　126,
　157
グレープフルーツ　54

け
経静脈的自己調節鎮痛法
　（Ⅳ-PCA）　342
痙性の腹痛　146
経皮経肝胆管ドレナージ　99
傾眠　260
痙攣　242, 244
下血　103, 180
血圧上昇　120
血液毒性　194
血管性浮腫　226
血管内皮増殖因子（VEGF）　190
血漿グルコース　189
血小板減少性紫斑病　29
血中濃度　51
血中濃度時間曲線下面積（AUC）
　56
血糖値　191
ゲフィチニブ　55, 93
ゲムシタビン　188
下痢　291, 300, 302
　──の発症機序　306
健康被害　21
倦怠感　127, 188, 190
原発性アルドステロン症　291

こ
抗EGFRモノクローナル抗体　94
抗HER2薬　111
降圧薬　86, 349
抗うつ薬　151, 250
好塩基球　227
構音障害　277
高カルシウム血症　147, 261
交感神経　276
交感神経系症状　191
抗がん薬　57, 143, 234, 305
抗菌薬　234
抗痙攣薬　151

高血圧　292
高血糖　195, 201
抗原抗体反応　227
膠原線維性大腸炎　311
膠原病　130
抗コリン薬　175
好酸球性副鼻腔炎　325
甲状腺機能低下症　190
甲状腺（刺激）ホルモン　191
構成型酵素　173
抗精神病薬　134, 158, 161, 349
厚生労働省　62, 65, 67
紅潮　226
高度房室ブロック　208
口内炎　92
高ナトリウム血症　195
高熱　156
抗パーキンソン病薬　134, 158
抗ヒスタミン薬　175
交絡　5, 14
合理的な可能性　10
抗利尿ホルモン不適切分泌症候群
　（SIADH）　195
高齢者　94, 245
呼吸筋　135
呼吸苦　219, 322
呼吸困難　110, 112, 229, 281
黒質線条体　159
黒色便　194
骨格筋　126, 195
骨転移　261
コハク酸塩　332
個別症例での因果関係　6, 14
コリンエステラーゼ阻害薬　240
コリン作動性クリーゼ　240, 281
コリン作動薬　220, 240, 272, 349
コレラ　183
コンパートメント症候群　128

さ
サイアザイド系利尿薬　288
細菌性肺炎　130, 328
在宅医療　62
サイトカイン　111, 173, 227
サイトカインストーム　135
催吐性リスク　143, 176
細胞障害性抗がん薬　307
左室駆出率　114, 178, 222

サブスタンスP　145
サリチル酸メチル　326
酸塩基平衡　289
酸化還元酵素群　53
酸化反応　53

し
時間的関連性　14, 28
ジギタリス　206, 287
ジギタリス中毒　215, 222
シクロオキシゲナーゼ（COX）
　171, 173, 324
シクロスポリン　55, 227
刺激伝導系　213
四肢麻痺　277
視床下部　159
視床下部−下垂体−副腎系　190
ジスチグミン臭化物　315
システイニルロイコトリエン　227
失神前めまい　80, 86
自発報告　24
ジフェニドール　86
シメチジン　54
重層的な評価プロセス　10
重炭酸イオン　289
重篤　33
　──の定義　33
重篤副作用疾患別対応マニュアル
　15
十二指腸潰瘍　194
縮瞳　274
出血　194
出血傾向　97
術後嘔気・嘔吐（PONV）　343,
　351
腫瘍随伴症候群　261
腫瘍随伴体液性高カルシウム血症
　261
腫瘍増悪　200
循環血漿量　349
循環障害　86
消化管出血　173
消化器症状　226
消化性潰瘍　181
脂溶性ビタミン　100
小腸閉塞　146
小腸壁　55
小脳　342

索　引

小脳梗塞　82
上皮成長因子受容体(EGFR)　93
情報共有　63
情報収集　xvi
情報量　22
静脈血栓塞栓症　102
症例報告　21
除外診断　xv
食事　98, 189, 261, 290
食欲低下　98
食欲不振　177, 292
ショックバイタル　191
処方提案　71
徐脈　196, 206
徐脈性不整脈　208, 210
自律神経系　275
自律神経症状　158
視力障害　278
心エコー検査　178
心窩部痛　170
腎（機能）障害　172, 245, 260
心筋梗塞　177
心筋障害　114, 117
神経症状（または神経学的症状）
　85, 148, 193, 343
神経性胃炎　174
神経伝達物質　145
シンシナティー病院前評価　277
侵襲性　71
新鮮凍結血漿製剤　105
診断　71
心電図　178, 210
浸透圧勾配　195
浸透圧利尿　195
心拍出量　209, 211
深部静脈血栓症　115, 327
心不全　119, 178, 222, 336
蕁麻疹　226
信頼関係　61
診療の補助　64, 71
診療方針の決定　19

す
髄液検査　252
膵がん　194
水酸化アルミニウムゲル　56
随時尿　289
錐体外路症状　158, 161

水頭症　193
随伴症状　82, 148
髄膜炎　252
睡眠薬　349
スーパーレスポンダー　94
頭蓋内圧亢進　193, 246, 278
スタチン系薬剤(HMG-CoA還元
　酵素阻害薬も参照)　55, 59, 126
頭痛　148, 278
ステロイド　99, 172, 184
スナップショット　xvi
スポーツ心臓　216

せ
制酸薬　55
制吐薬　145, 176
喘鳴　229
製薬企業　21, 26
世界保健機関（WHO）　5, 14
舌下神経　276
セツキシマブ（Cmab）　235
セフェム系抗菌薬　113
セフジニル　113
セルフマネジメント　63
セレコキシブ　182
セロトニン　145
セロトニン作動薬　160, 167
セロトニン症候群　160, 167
潜在的な副作用　16
前失神　341
全身倦怠感　99
喘息　324
喘息発作　229
選択的セロトニン再取り込み阻
　害薬（SSRI）　151, 181
前庭感覚器　342
前庭障害　79, 89
前庭神経炎　81
前投薬　226
せん妄　254

そ
造影剤　234
搔痒感　226
阻害薬　56
組織トロンボプラスチン　97
速効型インスリン分泌促進薬　191
損害賠償訴訟　21

た
第Ⅷ脳神経障害　342
大建中湯　311
代謝性アルカローシス　289
大腸がん　146
体調のチェック　64
大動脈解離　82
大脳皮質　144
タイプA, B, Cの副作用　5, 42
タキサン系抗がん薬　232
タキソール®　225
多形紅斑　xv
多職種（連携）　62, 75
脱水　130
脱力感　187
多尿　291
胆汁　53, 99
胆道閉塞　99

ち
地域包括ケアシステム　62
チーム医療　65, 75
致死性不整脈　287
遅発性悪心・嘔吐　143, 176
中枢神経系　275
中枢性めまい　342
腸肝循環　308
腸内細菌　100
腸閉塞　146, 311
直接経口抗凝固薬(DOAC)　102
チロシンキナーゼ阻害薬　93, 318

つ
椎骨脳底動脈解離　82
ツロブテロール　126

て
低アルブミン血症　261
低カリウム血症　135, 195, 285
低血糖　188, 191
低ナトリウム血症　147, 194, 260
低マグネシウム血症　287, 298
テオフィリン　250
テガフール・ギメラシル・オテラ
　シルカリウム→S-1へ　104, 143
デキサメタゾン　172, 184
デチャレンジ　14, 80
テトラサイクリン系抗菌薬　79
電解質異常　130, 147, 194, 260,
　345

361

てんかん　244
点滴時間　112
添付文書　6, 23, 51, 140

と
頭位変換　81, 345
動悸　189
頭頸部がん　236
洞結節　210
洞性徐脈　208
洞停止　213
糖尿病　189
糖尿病ケトアシドーシス　195
頭部MRI　82
頭部外傷　246
動揺性めまい　80, 341
トキシドローム　282
ドキソルビシン　178
特定看護師　65
特定行為　65, 74
吐血　180
突然発症　150
突発性難聴　89
ドネペジル　165, 316
ドパミン受容体遮断作用　159
ドパミン神経系仮説　159
トラスツズマブ　110, 204
トランスポーターを介した薬物
　相互作用　55
トリアゾラム　199
トリプターゼ　227
呑酸　175

な
内リンパ水腫　346
内リンパ嚢　82
ナトリウム排泄　288
難聴　81, 346

に
乳がん　112, 176, 184
ニューキノロン系抗菌薬　55,
　134, 161, 234, 242
乳酸脱水素酵素（LDH）　127
尿カリウム/尿クレアチニン比
　289
尿量　288
ニロチニブ　55
認知機能障害　257
認知症　191

ね
ネオスチグミン　274
熱中症　130, 161
粘膜障害　312
粘膜疹　326

の
脳炎　252
脳幹　144, 342
脳血管障害　82, 89, 246
脳梗塞　246, 343
脳腫瘍　193, 247
脳卒中　192, 277
脳内出血　246
脳浮腫　147, 260
ノルフロキサシン　56

は
肺血栓塞栓症　115, 336
肺梗塞　327
肺障害　112
肺水腫　121
パクリタキセル　171, 224
発汗　189
白血球（数）　35, 161
抜歯　121
発熱性好中球減少症　310
鼻茸　325
パニツムマブ　118
バレー徴候　85, 277
半夏瀉心湯　309
バンコマイシン　86
反射亢進　161
反跳痛　172

ひ
比較　15
被疑薬が原因であるもっともらし
　さ　40
被疑薬以外が原因であるもっとも
　らしさ　41
非重篤　33
非小細胞肺がん　93, 102
皮疹　xv, 113, 326
鼻唇溝　277
ヒスタミン　227
非ステロイド消炎鎮痛薬
　（NSAIDs）　171, 229, 243
――潰瘍　102, 170
――喘息　322

――の作用機序　324
ビスホスホネート製剤　181
ビタミンK　96
ビタミンK依存性凝固因子　96
必要な薬学的知見に基づく指導
　72
非定型抗精神病薬　165
皮膚症状　226, 326
肥満細胞　227
日和見感染　310
びらん　173
貧血　172, 194

ふ
フィジカルアセスメント　64
フィブラート系薬剤　126, 134, 161
フェロジピン　54
フェンタニル　342
不可逆阻害　53
副交感神経　276
副甲状腺機能亢進症　261
副作用　xv, 2, 3, 42
副作用情報　24, 26
副作用の疑い　15
副作用の推論　39
副腎　292
副腎皮質ステロイド（ステロイド
　も参照）　228
副腎皮質ホルモン　296
腹痛　146, 276
腹膜播種　280
服薬アドヒアランス　97
不随意運動　128
不整脈　345
ブチルスコポラミン　313
プラチナ製剤　86, 234
ふらつき　186
プラバスタチン　126
ブリストルスケール　306
フルオロウラシル系薬剤　104
フルドロコルチゾン酢酸エステル
　135
プレガバリン　86, 199, 260
プロクロルペラジン　165
プロスタグランジン　173, 324
フロセミド　288
プロトコール　65
プロトロンビン　97

362

索 引

プロトンポンプ阻害薬（PPI）
　55, 175, 311
——テスト　175
分子標的治療薬　55, 190, 307

へ

米国連邦規則21条312
　（21CFR312）　13
ベタヒスチン　86
ペニシリン系抗菌薬　xvii
ベバシズマブ　143
ヘム鉄　54
ベラパミル　54
ペルツズマブ　111
勉強会　43
ベンザミド系薬　250
便潜血検査　172
ベンゾジアゼピン系　86, 199
便秘　147, 177
片麻痺　83, 192
ヘンレ係蹄上行脚　288

ほ

膀胱直腸障害　261, 265
膀胱直腸瘻　317
抱合反応　53
放散痛　178
房室結節　210
房室伝導　208
放射線治療　312
訪問調査　28
ホクナリン®テープ　126
保健師助産師看護師法　65, 71
ポリープ　325
ポリオキシエチレンヒマシ油　227
ポリファーマシー　297

ま

マウス型抗体　118
マグネシウム　55
マクロライド系抗菌薬　54
麻酔薬　134
末梢神経系　275
末梢性めまい　342
末梢前庭障害　82
慢性胃炎　174

み

ミオクローヌス　161
ミオグロビン　127
ミオグロビン尿　127, 158

ミコナゾール　103
ミノサイクリン　78
耳鳴り　81, 346

む

胸やけ　170

め

メトクロプラミド　165
メナテトレノン　103
メニエール病　81, 89, 346
めまい　xvii, 78, 340
免疫原性　118
免疫性腸炎　307
免疫チェックポイント阻害薬
　307

も

モニタリング　62
モノクローナル抗体　112, 118,
　235
モルヒネ-6-グルクロニド（M-6-
　G）　258
問診のポイント　xvi

や

夜間の徐脈　216
薬学的管理　71
薬剤師　59, 67
薬剤師法　72
薬剤性錐体外路障害（錐体外路
　症状も参照）　86
薬剤に関する相談体制　75
薬剤誘発性リンパ球刺激検査
　（DLST）　20
薬物相互作用　51, 96
——の発現機構　52
——の臨床的重要度　57
薬物動態学的相互作用　51
薬物の吸収，分布，代謝，排泄
　51
薬物の代謝　53
薬物療法　68
薬看連携　109
薬力学的相互作用　51
薬局　28, 62

ゆ

有害事象　2, 3, 13, 42
有害事象共通用語規準
　（CTCAE）　112, 232, 306

有機アニオントランスポーター
　（OATP）　55
誘導型酵素　173
誘導薬　56
遊離サイロキシン（FT4）　191
遊離トリヨードサイロニン（FT3）
　191
輸液　345

よ

腰椎穿刺　252
予期性悪心・嘔吐　143, 176

ら

ラクナ梗塞　61
ラポール　61
ラモセトロン　311
ランソプラゾール　300

り

リチウム　165
リチャレンジ　xvii, 14, 28
リツキシマブ　235
リテラシー　38
リトナビル　54
利尿薬　86, 135, 285, 349
リファンピシン　53
硫酸　53
良性発作性頭位めまい症（BPPV）
　81, 345
療養上の世話　64, 71
リン脂質　97
臨床検査値異常　35
臨床推論　38, 71
臨床判断　xv

る・れ

ループ利尿薬　86, 288
レボフロキサシン　243

ろ

ロイコトリエン　325
ローレンス・ティアニー　192
ロキソプロフェン　xvii, 171, 243
ロペラミド　307

わ

ワゴスチグミン®散　274
ワルファリン　92, 95
ワルファリンリバース　104

3ステップで推論する

副作用のみかた・考えかた

定価　本体2,900円（税別）

2018年 8 月25日	発　行
2018年10月25日	第 2 刷発行
2020年 4 月15日	第 3 刷発行
2021年 5 月20日	第 4 刷発行
2022年 8 月15日	第 5 刷発行

編　著　川口 崇　岸田 直樹

発行人　武田 信

発行所　株式会社 じほう

　　　　101-8421　東京都千代田区神田猿楽町1-5-15（猿楽町SSビル）
　　　　振替　00190-0-900481
　　　　＜大阪支局＞
　　　　541-0044　大阪市中央区伏見町2-1-1（三井住友銀行高麗橋ビル）
　　　　お問い合わせ　https://www.jiho.co.jp/contact/

©2018　　イラスト・漫画　オフィスシバチャン　　組版・印刷　永和印刷㈱
Printed in Japan

本書の複写にかかる複製，上映，譲渡，公衆送信（送信可能化を含む）の各権利は
株式会社じほうが管理の委託を受けています。

JCOPY ＜出版者著作権管理機構 委託出版物＞
本書の無断複製は著作権法上での例外を除き禁じられています。
複製される場合は，そのつど事前に，出版者著作権管理機構（電話 03-5244-5088，
FAX 03-5244-5089，e-mail：info@jcopy.or.jp）の許諾を得てください。

万一落丁，乱丁の場合は，お取替えいたします。
ISBN 978-4-8407-5110-0